地方高等医学院校发展战略研究

刘 军 著

北 京 大 学 出 版 社
北京大学医学出版社

DIFANG GAODENG YIXUE YUANXIAO FAZHAN ZHANLUE YANJIU

图书在版编目（CIP）数据

地方高等医学院校发展战略研究 / 刘军著.
—北京：北京大学医学出版社，2018.12
ISBN 978-7-5659-1901-5

Ⅰ.①地…　Ⅱ.①刘…　Ⅲ.①地方高等－
医学院校－发展战略－研究　Ⅳ.①R-40

中国版本图书馆 CIP 数据核字（2018）第 247919 号

地方高等医学院校发展战略研究

著：刘　军
出版发行：北京大学医学出版社
地　　址：（100191）北京市海淀区学院路 38 号　北京大学医学部院内
电　　话：发行部 010-82802230；图书邮购 010-82802495
网　　址：http：//www.pumpress.com.cn
E - m a i l：booksale@bjmu.edu.cn
印　　刷：北京信彩瑞禾印刷厂
经　　销：新华书店
责任编辑：韩忠刚　　责任校对：靳新强　　责任印制：李　啸
开　　本：787 mm×1092 mm　1/16　印张：14　字数：367 千字
版　　次：2018 年 12 月第 1 版　　2018 年 12 月第 1 次印刷
书　　号：ISBN 978-7-5659-1901-5
定　　价：80.00 元

作者简介

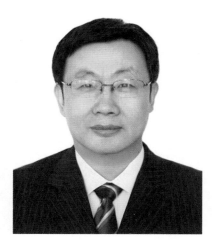

刘军，1968年生，山东诸城市人，研究生学历，教育学博士，律师，副研究员，硕士研究生导师，山东省生命伦理研究院教授，山东省医学伦理学会副会长、残疾人事业发展研究会残疾人健康管理专业委员会副主任委员，现为潍坊医学院副院长。先后获文学学士（山东师范大学政治系），法学硕士（清华大学法学院），教育学博士（北京师范大学教育学部）。主要研究方向为高等教育管理、卫生法学、医学伦理学等。承担宪法学、刑法学、民法学、卫生法学等课程的教学。在《法律适用》《中华医院管理》《医学与哲学》等全国中文核心期刊发表学术论文30篇，参编著作4部，主持山东省社会科学规划管理办公室、山东省教育科学规划领导小组办公室等课题10项，获山东省软科学优秀科研成果一、二、三等奖，山东省高校优秀科研成果一等奖，山东省档案学优秀科研成果一等奖，山东省级教学成果奖三等奖等多项。

序

  党的十九大号召"建设教育强国""加快教育现代化""办好人民满意的教育",要求"完善职业教育和培训体系,深化产教融合、校企合作。加快一流大学和一流学科建设,实现高等教育内涵式发展。健全学生资助制度,使绝大多数城乡新增劳动力接受高中阶段教育、更多接受高等教育",为新时代我国高等教育的发展指明了方向。

  我国地方高等医学院校大多是在20世纪50年代,参照前苏联办学模式,从综合性大学独立出来设置的。到了21世纪初,在教育部"共建、调整、合作、合并"八字方针指导下,借鉴欧美办学模式,一部分地方高等医学院校又陆续被合并到综合性(多学科)大学中。但是,仍有一部分地方高等医学院校独立办学,它们是我国高等医学教育的主力军。2016年8月,在全国卫生与健康大会上,习近平总书记强调,把人民健康放在优先发展战略地位,建设"健康中国"。地方高等医学院校在办学资源有限、办学实力不强、处于竞争劣势的条件下,坚持不断发展壮大,肩负着培育应用型医疗卫生人才的根本任务,在推进新医改和建设"健康中国"的惠民工程中发挥重要的智力支撑作用,凸显出不可替代的战略意义。

  改革开放以来,在高等教育大众化背景下和经济利益驱动下,地方高等医学院校大幅扩招,但是师资力量、教学设施、实践基地等办学条件远没有跟上,造成教学质量普遍下降,而且存在忽视医学教育特殊性,甚至违背医学教育规律的问题。同时,在地方高等医学院校发展过程中,也存在发展战略缺失或不实、办学模式趋同、学科专业泛化、人才培养类型同质化、办学特色丧失、办学与区域经济社会需求脱节等问题。造成这些问题的一个重要原因,即是高校自身的战略管理水平不高。战略管理是组织寻求成长和发展机会及识别威胁的过程,其实质是使组织能够适应、利用环境的变化,提高组织整体优化程度,注重组织长期稳定的发展。大学的发展既是大学组织内部发展变革的结果,更是大学与外部发展条件和社会环境相互交流、相互作用的结果。面对社会环境的巨大变化,大学应该重视战略管理,增强战略管理意识,提高战略管理水平。因此,如何更新办学理念,明确办学定位,突出办学特色,采取科学有效的发展战略,实现从规模扩张到内涵提升的转变,提高核心竞争力,是摆在地方高等医学院校面前的一个现实问题,亟需我们在理论和实践层面进行探究,《地方高等医学院校发展战略研究》这本新著,正好弥补了这方面研究的不足。

  该书按照"提出问题——影响因素实证分析——建立决策模型——提出发展战略及措施"的思路,以高等教育大众化理论、战略管理理论、组织系统理论、资源依赖理论为研究的理论基础和分析框架,结合地方高等医学院校发展特点和医学教育特殊性,把历史与现实、理论与实践、宏观与微观等方面结合起来开展研究。在分析地方高等医学院校发展面临诸多问题的基础上,通过地方高等医学院校发展影响因素实证分析和基于影响因素量化数据的战略性分析,建立了地方高等医学院校发展战略决策模型,提出了地方高等医学院校发展战略及措施。由此构建了一个地方高等医学院校发展战略研究的理论框架,开拓了一个高等医学教育管理研究的新领域。

该书总体上体现了以下几个特点：一是新。研究选题比较新颖，研究的方法和视角也具有新意，研究中构建的地方高等医学院校发展影响因素指标体系和发展战略决策模型也有许多创新的地方。二是实。针对地方高等医学院校发展现状和发展影响因素，本书利用大量翔实的资料与数据做了客观真实的分析论证，仅图与表就用了123张。用资料数据说话，言之有理，论之有据。三是深。该书的研究有较深的理论思考和理论建构，基于地方高等医学院校发展影响因素的定性、定量研究，进行了统一性、可能性、特异性、功能性分析等战略性分析，建立了以"战略定位"为核心、以"服务地方"为目标的发展战略生态决策模型与 SWOT 分析模型。该书不仅丰富了地方高等医学院校战略管理的研究内容，而且为地方高等医学院校的战略管理与发展提供了新的理论指导、发展模式和价值选择，还为地方政府和主管部门制定教育卫生政策，提供了很好的借鉴和依据。

该书是刘军博士在其博士论文的基础上修改而成的。在博士论文写作过程中，刘军博士查阅了大量的文献资料，访谈了很多高校的领导、院系管理者以及医学教育专家。研究中设计了专门的调查问卷，对地方高等医学院校的发展问题进行了系统的战略性分析，从理论与实践方面推进了大学战略管理的研究，为高等医学教育管理研究做出了自己的理论贡献。当然，由于作者水平、研究时间以及一篇博士论文容量上的局限，该书还存在着一定的不足，特别是在高等学校内涵发展、特色发展与医学精英教育背景下，地方高等医学院校发展战略仍有其他理论与实践方面的新问题需要研究和回答；在如何有效借鉴发达国家与地区的成功经验方面也需要进行更为系统、全面的研究。希望刘军博士以此书的出版为起点，进一步持续、深入研究地方高等医学院校发展的战略管理问题，在这个新的研究领域中取得更为丰硕的成果。

在《地方高等医学院校发展战略研究》一书付梓出版之际，作者嘱我写几句话，是为序。

刘复兴

2017 年 12 月 12 日于金城

前　言

  我国地方高等医学院校大多是 20 世纪 50 年代从综合性大学独立出来的。20 世纪末 21 世纪初，为适应创建世界一流大学的需要，响应教育部"共建、调整、合作、合并"八字方针，一部分地方高等医学院校又合并到综合性（多学科）大学中，但仍有一部分独立设置的地方高等医学院校不为所动，成为我国高等医学教育的主力军，在占有资源有限、办学实力不强、处于竞争劣势的情况下，坚持发展壮大，肩负着培育应用型医疗卫生人才的根本任务，对于促进我国医疗卫生事业进步和实现健康中国战略发挥着不可替代的作用。近年来，随着高等教育改革的推进、医学科技的进步、医学模式的转变、医药卫生改革的深化，地方高等医学院校发展面临着更为复杂、更为严峻的竞争和挑战。在高等教育大众化发展进程中，地方高等医学院校出于经济利益考量，忽视医学教育的特殊性，甚至违背医学教育规律，大幅扩招，而师资、教学设施等办学条件远没有跟上，造成教育教学质量下降；同时，地方高等医学院校在发展过程中，也存在发展战略缺失或不实、办学定位偏离、办学模式趋同、学科专业泛化、人才培养类型同质化、办学特色丧失、办学与区域经济社会需求脱节等问题，这不能不令人深思。所以，更新办学理念，明确办学定位，采取科学有效的发展战略，不仅关系到地方高等医学院校自身长久发展，关系到区域经济社会进步和医疗卫生事业发展，也关系到小康社会的全面建成。

  本书围绕我国地方高等医学院校发展战略这一主线，首先，分析地方高等医学院校发展的时代背景和现实状况，从发展历史、发展态势、发展现实三个方面阐述地方高等医学院校发展面临的问题。总结地方高等医学院校发展历史镜鉴；揭示地方高等医学院校发展面临的新形势新趋势；结合地方高等医学院校发展现状，分析地方高等医学院校发展中存在的问题；运用 SWOT 分析法，分析地方高等医学院校的优势与劣势、机遇与挑战。借助 Nvivo8.0 质性分析软件，对地方高等医学院校发展战略规划文本进行分析，指出地方高等医学院校发展战略规划存在的问题，从而验证地方高等医学院校发展中的现存问题与战略规划存在问题的一致性。这些为制定地方高等医学院校发展战略提供了实践基础。

  其次，通过对地方高等医学院校发展影响因素的理论分析，构建地方高等医学院校发展影响因素指标体系和影响因素测量量表，运用层次分析法对地方高等医学院校发展影响因素进行实证分析，从而得出地方高等医学院校发展的关键影响因素和不同因素的影响强度。这些为制定地方高等医学院校发展战略及措施提供了可靠的依据。

  再次，基于历史回顾、理论分析和各种定性、定量研究的成果，对地方高等医学院校发展战略进行统一性分析、可能性分析、特异性分析、功能性分析，建立起地方高等医学院校发展战略生态决策树模型。地方高等医学院校的组织性、公益性、差异性特征决定其在运用生态决策树模型的时候可以借鉴组织发展战略管理 SWOT 分析模型；而且支持生态决策树模型的各项有效数据，同时也支持组织战略管理的 SWOT 分析模型。由此建立以"战略定位"为核心、以"服务地方"为目标的生态决策树模型与 SWOT 分析模型的有机联结。基于各项数据、理论分析和决策模型的整合，分析得出地方高等医学院校的发展适用持续展望 SO 增长型战略和可持续拓展 ST 多元化战略，而不适用 WO 转型战略、WT 收缩战略。

最后，根据地方高等医学院校发展战略性分析和发展战略决策模型，针对 SO 增长型战略和 ST 多元化战略的具体化要求，提出地方高等医学院校发展战略及措施，以解决当前地方高等医学院校发展过程中存在的突出问题。适用 SO 增长型战略的有：科学确定地方高等医学院发展战略定位、完善地方高等医学院校基础环境；适用 ST 多元化战略的有：创新以医学精英教育模式改革为重点的医学人才培养体系、突出地方高等医学院校办学特色、建立"学科专业带头人＋团队"人才发展模式与"双师型"教师队伍建设的可持续发展机制、构建与区域经济社会发展互动的模式路径。

目　录

第一章 绪 论

第一节 问题的提出与研究意义

一、问题的提出

我国地方高等医学院校大部分在 20 世纪 50 年代，参照前苏联办学模式，从综合性大学中分立出来成为独立设置的单科性院校。这种单科性医学院校在学科发展和学生基础素质教育方面存在一定的缺陷。但是在过去的一段历史时期中，这些院校基本适应了我国社会、经济的发展需要，以较短的培养周期、低廉的教育成本与低水平的教育资源消耗，为改变我国过去缺医少药的落后局面提供了重要的人才和技术支撑。前些年，为适应创建世界一流大学的需要，促进学科交叉与渗透，在教育部"共建、调整、合作、合并"八字方针的指导下，着重借鉴欧美模式，掀起了医学院校与综合性（多科性）大学合并的高潮，众多地方高等医学院校也在合并中销声匿迹。合并给医学教育带来了一些优势：通识教育与人文、社会科学教育得到加强；与其他学科门类交叉融合，学科建设开始得到快速发展；大学能够吸引大量的国内外优秀人才，形成高水平的师资队伍；增加了对医学教育的投入；提高了医学院教师的待遇；生源质量有了普遍的提高[①] 等，形成马太效应。相反，没有合并、仍然独立设置的地方高等医学院校，就处于竞争劣势，面临发展困境，譬如政策支持力度不够、财政投入不足、人才汇聚不多、办学资源不优、学科单一、生源质量不高等，于是它们为生存发展展开了激烈的"突围"，采取了扩招、多学科发展等措施，取得了一些成效，但也出现了一些问题。随着高等教育的大众化、地方化、国际化和高校办学自主权的不断扩大，高等学校进入一个新的生存竞争境域，特别是随着现代医学发展新趋势和医药卫生体制改革的深化，地方高等医学院校的发展面临前所未有的挑战。从战略管理角度，研究地方高等医学院校的发展，显得尤为重要。本研究问题的提出基于以下几方面：

（一）新医改和全面建成小康社会的要求，为地方高等医学院校发展带来新的机遇

一个成熟的社会必定是以人为本、重视民生的。高等医学教育承担着培养卫生人才和维护人类健康的重要使命，关乎人民群众接受良好教育和享有医疗卫生服务这两个最重要、最直接的民生问题，其重要性不言而喻。在全面建设小康社会的背景下，从 1997 年中共中央、国务院作出《关于卫生改革与发展的决定》，到 2000 年国务院办公厅转发国务院体改办、国家计委等六部委《关于城镇医药卫生体制改革的指导意见》，再到 2009 年开始的新一轮全国医药卫生体制改革，我国医疗卫生事业的改革不断向纵深推进，公共卫生服务均等化措施逐步落实，分级诊疗逐渐实施，卫生资源迅速前移、下移，力争人人享有基本医疗卫生服务。党的十八大明确提出 2020 年全面建成小康社会的奋斗目标。2016 年 8 月，在全国卫生与健康大会上，习近平总书记强调，把人民健康放在优先发展的战略地位，建设

[①] 王德炳. 中国高等医学教育管理体制改革的思考与建议 [J]. 医学教育，2005（2）：2-3.

"健康中国"。我国是农业大国，广大农村和基层，特别是西部地区依然存在缺医少药，看病难、看病贵的问题。"健康不健康，关键在农村"，没有九亿多农民的健康，就谈不上建成小康社会；没有广大的基层卫生技术人员，就不会有九亿多农民的健康保障。这些给地方高等医学院校发展带来了新的契机。地方高等医学院校应当响应人民群众对医疗卫生事业的新期待，在推进新医改和建设健康中国的惠民工程中充分发挥智力支撑作用，培养一大批高素质的应用型医疗卫生人才，服务地方经济社会发展和满足基层农村医疗卫生需求。

（二）我国高等教育改革发展趋势，需要地方高等医学院校及时调整发展战略

我国高等教育改革发展趋势是大众化、地方化、职业化、信息化、国际化等，其中影响最大的是高等教育的大众化。自 1999 年开始，我国高等教育连续扩招，目前已经进入大众化阶段。大众化对高校发展提出了四个新要求。一是提高教育教学质量。无论是精英教育，还是大众教育，质量是高等教育的永恒主题。不少地方高等医学院校连年扩招，但由于教学经费投入不足、师资力量不足、实验设备不足、实践教学基地建设薄弱，造成教育教学质量滑坡。二是高等教育多样化。高等教育多样化是实现大众化的必经之路。"没有多样化的高等教育就不可能实现大众化"①。多样性主要表现在办学主体、办学形式、培养目标、教学内容、培养方式的多样化。三是克服同质化。不同类型不同层次的高校在扩招过程中，规模越来越大，学科专业越来越齐全，几乎都在追求"高、大、全"，办学目标几乎都是"国内知名""国内领先""世界一流"，特别是地方高等医学院校盲目模仿重点大学、研究型大学的办学理念、培养目标、教学模式、改革措施等，造成千校一面，培养出来的学生也千人一面。同质化造成国家教育资源的浪费，影响社会发展，带来就业压力，使高校面临生存危机。"模仿将是毁灭性的"②。四是特色化发展。特色是大学办学质量的重要标志，是其生存和发展的重要基石。一所大学如果没有形成自己的特色就容易处于危险状态，特色铸就优势，优势形成实力，实力促进发展。但是，我国大学同质化现象严重，一些地方高等医学院校随着对"高、大、全"的追求，原有的办学特色在慢慢丧失。

（三）我国高等教育大众化与医学精英教育属性的冲突，须要研究地方高等医学院校的发展问题

1998 年，我国普通高校招生总数为 108.36 万，在校生总数为 340.87 万，高等教育毛入学率为 9.8%，到 2008 年，全国普通高校招生 607.66 万人，在校生数为 2 012.02 万人，高等教育毛入学率到 23.3%，到 2015 年在校生数升至 3 647 万人，毛入学率达到 40%③。十多年的高校扩招，使我国高等教育发生了历史性变化。作为高等医学院校，特别是地方高等医学院校，在高等教育大众化的背景下和办学资金的利益驱动下，也有大幅度扩招。在目前 55 所地方高等医学院校中，42 所在校生超过 1 万人，地方高等医学教育的规模是偏大的。毫无疑问，大众化满足了人民群众日益增长的多样化的高等教育需求，也为卫生事业发展做了贡献，但高等医学教育是精英教育，有其内在发展规律和特殊性：高等医学教育是终身教育，医学生要经历院校教育、毕业后教育和继续教育；要求医学学科的高度综合；实践是高等医学教育的重要的教育过程，学生实践的时间超过 50%，包括实验，到医院见习、

---

① 王占军.高等院校组织趋同机制研究 [M].北京：北京师范大学出版社，2012：5.

② [美] 克拉克·克尔.高等教育不能回避历史——21 世纪的问题 [M].王承绪，等，译.杭州：浙江教育出版社，2001：260.

③ 教育部 2015 年全国教育事业发展统计公报.

实习等，早临床多临床反复临床成为常态；附属教学医院是医学院校不可分割的组成部分，没有高水平的附属医院，就培养不出高水平的医疗人才；职业道德培养、人文素养培养对医生尤为重要；高等医学教育是高成本教育，在国际上，培养一名医学毕业生的成本是 12.2 万美元，按 5 年制计算，平均每年 2.44 万美元[①]。原北京医科大学曾做过测算，培养 1 名医学本科生共需要 12 万~ 12.5 万元，远远高于其他类型专业[②]，这还是 10 年前的核算标准。所以，医学教育发展要适应其内在规律，才能确保教育教学质量和满足社会需求。地方高等医学院校办学的目标和宗旨，应以为地方经济和卫生事业发展培养高素质的应用型医学人才为己任。由于医学精英教育的理念与地方院校是大众化高等教育生力军的角色相矛盾，加上社会大环境存在的以规模、类型、层次论英雄并分配资源的状况，导致许多地方高等医学院校违背高等医学教育发展的内在规律，盲目攀比、盲目升格，单科性学校想办成多科性高校，多科性学校想办成综合性大学，以求得所谓的"综合化"，办学千篇一律；有的盲目增加非医学专业，盲目扩招，规模越搞越大，似乎规模越大，就越是"一流大学"。而教学设施、教学资源、师资队伍、附属医院建设远远跟不上，导致教学质量与人才培养质量下滑。面对高等教育的内涵建设要求和高等医学教育的规律特点，地方高等医学院校要正确处理好大众教育与精英教育的关系，正确处理好办学规模、教育质量和办学效益的关系，采用与其他类型高校不同的发展模式。

（四）地方高等医学院校的发展现状，也须要研究其发展战略问题

地方高等医学院校的发展战略遇到了不少急需解决的问题。

1．地方高等医学院校发展战略中的定位问题

目前相当多的地方高等医学院校在发展战略中对自身的定位存有误区。一是办学层次定位偏高。许多高校不顾自身办学条件，盲目追求高标准、高层次，办学目标过高、过大。例如，有些地方医学本科院校在升格之后即提出"进入省内一流水平""进入国内先进行列""建成综合性院校"等目标，竞相争做中国一流高校；原来的本科院校尽快争取成为硕士研究生教育院校，原来有硕士授予权的高校尽快努力成为有博士授予权的高校，原来医学单科高校尽快争取成为综合性的高校，等等。一些地方高等医学院校不顾当地经济基础、产业结构对人才的需求，不顾自身的办学历史与办学条件，盲目追求高水平、高规格，盲目攀比。这种做法致使学校迷失自我，失去特色，缺乏发展后劲。二是办学类型定位不清。地方高等医学院校一般应是定位于培养应用型人才的教学型院校，然而不少高校模仿全国"985""211"等名牌大学医学院的办学路径，走研究型的学术发展之路，有的高校干脆复制重点医科大学的人才培养方案，美其名曰向人家看齐，没有目标，就没有方向。岂不知两者在办学基础、办学传统、软硬件条件等方面都大相径庭，因而是一种违背实事求是的"大跃进"行为。三是发展规模定位贪大。有些高校受经济利益的驱动，不顾自身办学条件的限制，忽视医学教育规律与特点，盲目扩招，使得教学质量得不到保障。有些高校管理层对办学规模也存在误区，认为学校办学规模越大，越有成就感，这与当前高校内涵发展的要求是相悖的。四是学科专业定位求全。地方高等医学院校的办学基础大多数比较薄弱，应该集中优势力量发展医学及与医学相关的优势学科。但目前很多地方本科院校不顾自身条件，不加论证，盲目上专业，甚至上了计算机与信息技术、英语专业，造成学科专业泛

① 柯杨.21 世纪中国医学院教育改革再定位 [M].北京：北京大学医学出版社，2014.

② 孔祥清，轩辕秋艳.大众化背景下维护医学教育经营属性的思考 [J].医学教育探索，2006，5（2）：107.

滥，有些新上专业师资和办学条件严重不足，人才培养质量得不到保证。

2．医疗卫生人才培养与社会需求脱节问题

（1）医学卫生人才配置不均衡

尽管多数医学院校不断增加招生规模，但与社会需求相比，医学卫生人才培养出现了数量不少却结构性不足的现象，存在"过剩"与"短缺"并存的局面。首先，基层卫生人员严重缺乏，素质较低。目前，全科医生的培养和使用尚处于起步阶段，数量严重不足。根据国家卫生人才规划，2020 年我国需要 27 万～41 万名全科医生，但 2010 年执业范围注册全科医疗的执业（助理）医师仅为 13 万余名，缺口非常大，而且基层卫生人员呈现"两低一高"现象，即学历偏低、职称偏低、年龄偏高。其次，卫生人员城乡与地区分布不均。城市（特别是大中城市）卫生人力资源过剩，而广大农村和中西部地区缺医少药问题突出。2007 年，城市每千人口卫生技术人员和医生数分别为 5.35 人和 2.31 人，而农村仅分别为 2.14 人和 1.17 人[①]。医学院校长期以来过度注重专科医生的培养，全科医生培养的有效机制尚待完善，基层与农村卫生人才的培养须进一步加强。再次，儿科医生、精神病医生和公共卫生、护理队伍及老年卫生人员等社会急需的医学卫生人才数量严重不足。医学卫生人才培养的目标与规格存有问题，值得研究。

（2）医学人才培养模式滞后

在教学方法方面，仍主要采用教师集中课堂讲授、学生被动学习的陈旧教学方式，培养出来的学生缺乏自主学习、批判性思维和创新能力。在 PBL 教学、模拟教学等先进教学模式方面还有大量工作要做。课程设置不合理，更新不及时，仍然主要基于生物医学模式，仍然采取"以疾病诊疗为中心"的落后教育理念和培养模式，偏重自然科学和专业知识，对于健康影响因素复杂性的重视程度不够，医学生能力培养不全面，忽视预防、康复、服务意识的培养。教学内容与社会实际需求不相适应，忽视人文素质教育，导致医学生在人文关怀、团队精神和医患沟通方面能力不足。

3．地方高等医学院校发展战略中的服务地方问题

地方高等医学院校在服务地方方面已经取得了一定的成绩，但是，与学校的服务潜力相比，与地方经济社会发展的巨大需求相比，与其他类型高校相比仍然存在许多问题。一是服务观念滞后。高校是"象牙塔"的理念至今没有彻底破除，服务地方还没有成为高等医学院校教职员工的广泛共识和自觉行动。"地方高等教育发展战略研究"课题组曾对 20 所地方普通高校的服务观念做过调查，显示对地方高校开展社会服务抱不支持或不肯定态度的干部教师中，有 35％ 的被调查者存在清高自大的心态[②]。这种心态在地方高等医学院校也普遍存在。相当一部分学生，毕业后不愿去地方、基层工作；即使去了基层，也随时准备"跳槽"。二是医学人才培养与社会需求的对接度不高。地方高等医学教育的规模、质量、结构都还不能很好地适应地方的需要。地方医学院校培养的人才仍在一定程度上脱离基层医疗服务实践，基层最需要全科医生，但是地方高等医学院校却没有培养的热情。三是科学研究没有确立以市场需求、临床需求为导向的技术创新机制。在纵向科研课题中，紧密结合实际医疗卫生工作需求的也不多，不同程度地存在与重点大学攀比的倾向，过度追求国家自然科学基金等高层次的偏重于基础研究的科研课题，临床应用研究课题很少。大部分教师是为评职称而从事科

① 柯杨．21 世纪中国医学教育改革再定位 [M]．北京：北京大学医学出版社，2014：13-15.
② 徐同文．区域大学的使命 [M]．北京：教育科学出版社，2004：76.

研，而真正能把科研成果转化为产品、应用于临床、服务于临床、产生效益的却很少。四是服务地方的机制不健全。从外部看，高校的办学自主权受到限制，地方政府协调指导不力，双方沟通不顺。从内部看，动力不足，激励不够，而且高校缺乏清晰的服务地方的顶层设计，绝大部分的地方高等医学院校没有服务地方的规划与总体设计。

4. 地方高等医学院校发展战略中的办学特色问题

特色就是竞争力，特色就是战斗力，高校办学特色是高校生存发展的关键。一所高校如果办学质量不高、办学特色不鲜明，其培养的学生就不会得到社会的认可，其生存和发展就会遇到很大的困难。地方高等医学院校较少对自身办学传统进行归纳总结并结合实际在办学中形成独具个性的特色，如模仿、攀比、复制、"克隆"重点名牌大学的办学理念已成为或正成为不少学校自觉或不自觉的行动。大多数地方高等医学院校的校训也基本相似，"厚德博学""求实创新"的重复率极高，真正体现自己办学历史、办学理念、学校文化和医学元素的校训极少，这也是当下高校缺乏鲜明办学特色的现实写照。很多地方高等医学院校在专业设置、培养目标、培养规格、培养途径等方面没有及时反映区域经济的特色和地方医疗卫生事业发展需要，而且培养的学生大多千校一面，千人一面。在这样的背景下，国内高校的趋同现象十分严重，直接导致了部分高校的发展战略中很难体现办学质量和办学特色。

5. 地方高等医学院校发展战略的制定与实施问题

（1）不切实际的口号战略

缺乏深入的区域经济社会发展需要和医疗卫生发展需求分析、学生素质分析、师资队伍能力分析、办学资源分析等，在这样的前提下提出一个与其他院校攀比时不落后的目标，只有一组规模扩张的数据，一些时髦的、空泛的、缺乏操作性的战略举措。规划一旦制定完毕，就束之高阁，不予理睬。这样的战略随着红头文件上提法的变更，院校领导的替换，最后剩下的只是一些过时的口号。

（2）不审时度势的僵化战略

在与地方发展的关系上，行政级别上不隶属地级市政府的地方高等学院校很少根据当地发展战略的变化而调整自己的发展战略。在人才培养目标方面，一些院校可能根据市场需要调整专业设置，但很少研究并调整人才培养的类型。随着地方产业的转型升级和国家卫生政策调整，人才培养的类型和人才知识、能力结构的变化，一些地方高等医学院校一味地等、靠、要，坐失良机。很少看到院校在战略规划制订完成后，建立战略进程评价机制、战略实施控制机制，慎重地修订自己的战略。

另外，本人在地方高等医学院校党委办公室、校长办公室工作，参加了本校"十二五"发展战略规划的制定和实施，因而对大学发展战略制定与战略管理有一定的感性认识和理性思考。在实际工作中，深感地方高等医学院校发展环境不佳，发展定位不清，发展战略不明，竞争力不强，发展前景令人担忧。这种责任意识促使我一直关注地方高等医学院校的发展，这也是我选题的重要原因之一。

二、研究意义

（一）理论价值

传统高校发展战略与战略管理研究中，研究者往往更多强调管理过程的普遍性、必然性现象，而忽视管理实践中的特殊性、偶然性因素，只强调普通适应每一个管理情景，而忽视管理对象的特殊性，因而这种管理理论必然具有普遍性的特征，却不能准确地反映高校战略管理实践的真正本质。在我国，尽管高校发展战略与战略管理有了 10 年的理论和实践，但由于基础理论来自企业，或借鉴国外大学战略管理的经验，所以更多地研究大学与企业组织运行的共性，或把企业战略管理理论移植到高校。在目前的理论研究对象中，基本上集中到综合性大学，近几年的少量研究对象延伸到了新建地方本科院校，作为地方高等医学院校鲜有涉及。尽管高校发展战略有许多共性，但在不同层次高校、不同类型高校，因其办学定位、办学理念、办学使命等不同，所以采取的发展战略和实施的战略管理就有所不同。地方高等医学院校既具有高等学校发展的共性，又具有自己的个性。该书基于地方高等医学院校发展环境分析，将进一步深化认识这类院校的办学特征、教育规律及其战略发展趋向。在我国医学教育改革背景下，特别是在新医改、建设"健康中国"目标的要求下，研究地方高等医学院校发展战略，为高校发展战略研究赋予了新的内涵，丰富了院校战略管理的研究内容，也为地方高等医学院校的发展提供了新的价值选择。

（二）实践意义

通过理论与现实研究，地方高等医学院校能够对现实和未来的办学环境、办学条件和综合实力有更加清醒的认知，从中寻找发展的优势与劣势、机遇与挑战，有助于纠正在定位与特色发展问题认识上的偏差，加强地方高等医学院校的"类意识"并系统思考其发展问题；通过发展战略文本分析、发展影响因素分析、发展战略分析，科学制定发展战略，提出发展目标与发展方向，明确战略定位与战略重点，妥善解决大众教育与医学精英教育的关系，不断克服办学的同质化、趋同化现象，培育自己的办学特色，改革医学人才培养模式，满足新医改背景下基层医学人才需求，实现与区域互动，为地方高等医学院校发展提供新的办学经验和发展模式，从而提高其核心竞争力，促进良性发展。同时，也为地方政府和主管部门制定教育卫生政策，分配教育资源，指导地方高等医学院校发展，提供了很好的决策依据和借鉴参考。

第二节　文献综述

一、国外相关文献综述

（一）国外医学教育研究

1909 年，美国现代医学教育家 Abraham Flexner（亚伯拉罕·弗莱克斯纳）代表美国卡耐基基金会对北美 155 所医学院校现场调查 18 个月后写出著名的报告《美国和加拿大的医学教育》，这个报告提出的医学教育模式与规律实施以后，很快美国的医学教育成为世界的典范。"基于大学的教育，两年的科学基础教育，两年的临床实习教育"，100 年来一直是北美的医学教育的模式，也是世界各国医学教育模式的参考[①]。2001 年 6 月，世界卫生组织（WHO）和世界医药教育联合会（WFME）向全球医药教育界推荐了包括九个领域的本科生医学教育的国际标准：任务和目标，教育计划和原则，教育成果的评估，学生，学术人员和教师，教育资源，教育培训项目与课程的监控和评估，行政管理，医学院校的不断

---

① 孙宝志 . 实用医学教育学 [M]. 北京：人民卫生出版社，2011：2.

更新。[1] 世界医学教育学会（IIME）制定了本科"医学教育全球基本要求"（global minimum essential requirement），即职业价值、态度、行为和伦理，医学科学基础知识，沟通技能，临床技能，群体健康和卫生系统，信息管理，批判性思维和研究 7 个宏观的教学结果和能力领域的基本要求。这些都是成为一名合格医生所必须具备的基本素质。上述"医学教育全球基本要求"主要侧重于医学院校培养学生必须达到的基本要求，具有较强的可操作性。2010 年 11 月，"21 世纪国际医学教育全球独立委员会"公布了 21 世纪医学教育展望报告《新世纪医学卫生人才培养：在相互依存的世界，为加强卫生系统而改革医学教育》，报告提出了过去一个世纪经历了三代医学教育改革。第一代改革即 20 世纪之初的《Flexner 报告》的发表，标志是以科学为基础、以学科为核心的课程模式；20 世纪中期出现的第二代改革，即以问题为基础的学习、实施课程整合的教学创新；第三代提出了以系统为中心、以岗位胜任力为导向的课程模式[2]，明确将医学教育分为自然科学、基础医学、临床学科三个阶段，奠定了现代医学教育的模式。2010 年，像一百年前支持 Flexner 对美国医学教育的调查一样，美国卡耐基基金会先进教学项目组聘请美国著名医学教育专家，对美国的 130 所医学院校抽样 11 所调查。项目组对附属教学医院也进行了调查，按照 Flexner 的现场调查方法及访谈法，在对美国医学教育现状深入调查的基础上，于 2010 年代表卡耐基基金会出版专著《教育医师——号召医学院校和住院医生教育改革》，提出未来医学教育的新视野和 4 个改革目标：①医学教育的模式"两年的基础科学教育，接着两年的临床实习"，已经通过国家系统的医学教育认证被强化，成为现代医学教育模式，不能动摇。②在临床工作的医师必须不断地整合他们的知识技能和价值观，而且医师是教育者、倡导者、革新者、研究者和团队管理者。医学生和住院医生须要理解与准备为多方面角色、责任、知识、技能的整合，他们在基础、临床和社会科学的学习经验应当被整合到临床实践中。医学生应当早期接触临床，住院医师在他们的实践中应当更重视科学和循证。③具备卓越的责任感，培养不断提高医疗卫生保健系统质量的思维习惯，包括机构和个人。帮助医学生和住院医师在终身实践中发展和改善卓越的习惯。医学院和教学医院应当支持培训医师的系统革新需求。④职业素质的形成——开发职业价值行为和精神——医学教育的脊梁，它的基础建设是临床能力、人际交流能力、伦理与法律。推向成绩卓越，责任感，人道主义和利他主义的期望目标。这些目标符合现代医学教育的规律与特点，也是医学教育今后的发展方向。

（二）国外高等医学院校发展研究

发达国家的医学院校一般都在综合性大学中。独立设置的医学院校很少，如南卡罗莱纳医科大学和佐治亚医学院，这样的医科大学都有自己的董事会和理事会，负责卫生领域的教育和科研，与其他公立、非医学类的大学没有交叉联系。美国大学分为公立、私立大学，办学水平高的往往在私立大学，这与我国情况不一致。美国现有医学院 125 所，大部分归属于综合性大学，平均每所医学院每年招生 130 人左右，在校学生 400 ～ 500 人[3]。国外医学教育实施精英教育，生源质量高，小组教学、分散教学是医学教育的主要方式。不同层次、不同类型大学，具有不同的人才培养目标和人才培养规格，农村基层医学人才模式在国外主要体现为定向培养社区医生，少数医学院发展了以社区定向就业的医学教

① 梅人朗，陈刚编译 . 医学教育全球标准 [M]. 上海：上海科学技术出版社，2004：34-37.
② 孙宝志 . 世界医学课程模式改革百年历程与借鉴 [J]. 中华医学教育杂志，2012，32（2）：1-2.
③ 陈传林 . 高等医学院校办学必须遵循医学教育规律 [J]. 西北医学教育，2005，13（10）：484-485.

育，专门培养社区卫生人才，其中影响较大的有美国密歇根大学医学院、加拿大麦克马斯特大学医学院等①。重视医学生能力培养，例如创新能力、应用知识的能力、分析问题的能力、解决实际问题的能力、自学和终身学习的能力、交流能力以及运用现代信息资源的能力。重视医学教育模式的改革，特别是教学方法、课程体系和教学内容的改革。这些先进的教育理念与做法对我国高等医学教育的发展改革有很多启示和借鉴。国外独立设置的医学院校发展之路有两条，一条是走"医学院—多科性大学—综合性大学"道路，成功的范例在世界各国都有，如美国的宾夕法尼亚大学和土伦大学、法国的巴黎第五大学、日本的东京大学。如土伦大学的前身是建立于 1834 年的路易斯安那医学院（the Medical Collelge of Louisiana），早期仅是一所医科学院，后来加入了法学院，再后来又发展了人文学科和自然科学学科。时至今日，它已拥有法学、医学和热带病学、公共卫生、建筑学、商学、工程学、社会学、文学及理学等众多学科的大学。另一条是强大自我，跻身世界优秀的高等医学教育基地。例如美国贝勒医学院（Baylor College of Medicine）1969 年从贝勒大学中分离出来成为独立设置的医学院。贝勒医学院在美国医学院校中位居第 5 名，已经成为美国最好的医学院校之一。俄罗斯的莫斯科谢东诺夫医学院的前身是莫斯科大学医学系，1930 年从莫斯科大学独立出来，目前是俄罗斯最大的医学科研和教学中心，也是俄罗斯最老、最好的医科大学②。从实际情况看，我国独立设置的医学院走第一条路的可能性较小，遇到的困难较大，因为这不仅取决于学校的办学实力，还要决定于现行国家教育政策；走第二条路完全可行，美国的贝勒医学院、俄罗斯的莫斯科谢东诺夫医学院发展之路，给我们提供了很好的借鉴。

（三）国外大学发展战略研究

最早将战略规划运用于高等教育的美国学者是申达尔和哈顿（Schendal and Hatten），他们在《战略计划与高等教育：概念、问题和机会》③中提出，对战略规划与长期计划进行区分，战略规划应适应不断变化的外部环境。后来，申达尔又继续发展了战略计划的理论，他和霍弗（Hofer）1978 年合写了一本专著《战略的形成：分析概念》④之后，有关战略规划/计划在高等教育领域的探讨逐渐增多。1978 年霍斯默（Hosmer）所撰写的博士论文《学术战略》⑤最具有代表性。他提出了战略规划直接用于高等教育的理论，通过检验学术机构中战略的形成和实施过程，验证了"战略"在学术组织中的有用性，为学术组织运用战略规划改进管理提供了理论上的支撑。1983 年乔治·凯勒（George Keller）在《大学战略与规划：美国高等教育管理革命》书中提出规划三要素，即信息、质量和人员，特别提到校长在制定发展战略中的重要作用。奥尔·卡罗琳（Auer Carolin）在《制度的战略定位研究：格拉茨医科大学的战略管理研究》⑥（2008 年）中，论述了奥地利的格拉茨医科大学发展战略与

① 许东武，陈迎红. 农村医学人才培养政策的历史回顾与反思 [J]. 中国高等医学教育，2015（10）：31.

② 季晓辉，陈琪. 试论独立设置的高等医学院校的发展战略 [J]. 医学教育，2004（3）：9-10.

③ Schendal Dan E.，Hatten，Kenneth J. Strategic Planning and Higher Education：Some Concepts，Problems，and Opportunities. Purdue University，1972：36.

④ 赵曙明. 美国高等教育管理研究 [M]. 武汉：湖北教育出版社，1992：2.

⑤ Hosmer，LaRue Tone. Academic Strategy. Ann Arbor：University of Michigan，1978：226-227.

⑥ Auer，Carolin；Herlitschka，SabineWissenschaftsmanagement：Zeitschrift für Innovation，2008，Jg. 14，H. 1，S. 10-18.

管理研究，并吸取教训和经验。这些文献在理论研究的层次上，主要经历了从探讨战略规划和管理在高等教育领域、大学的合法性到研究战略规划制定、战略管理不断推进的过程。他们更加注重案例研究和带有普遍意义的理论模型、规律，注重大学与环境的关系的研究，注重大学利益相关者在战略规划和实施过程中的行动和作用。理论研究大多关注综合性大学发展战略，对于大学医学院，特别是对独立设置的医学院校发展战略鲜有涉及。

二、国内相关文献综述

(一) 国内医学教育改革发展的研究

东梅的博士论文认为新中国成立后的前 30 年，我国高等医学教育发展具有高度集权性和计划性的特点，创建新的教育体制是自上而下进行的，并且变革的目的主要在于满足社会政治经济体制的需要[①]。高鸿雁提出了我国恢复高考后高等医学教育改革与发展的 5 个阶段：拨乱反正与调整恢复、改革探索与优先发展、体制改革与结构调整、深化改革与功能拓展、高速扩张与稳定发展，分析了过去高等医学教育存在的问题，并展望了未来中国高等医学教育改革，提出高等医学教育应该是在大众化高等教育平台上进行的精英教育；高等医学教育改革要适应"诊断－治疗"模式向"预防－医疗－保健－康复"模式转变；改革课程体系和教学内容与方法，加强医学人文精神和科学精神教育[②]。吴健珍的博士论文分析了中美两国高等医学院校的数量、地域分布、类型分布、外部管理质量差异，提出了我国医学教育建议：一是要将需求转为变革动力，广大农村不仅缺少卫生人才，而且需要医疗、保健、预防、康复都懂的人才，因此医学教育改革重点之一是培养全科医生；二是严把质量关，无论是综合性大学还是地方高等医学院校都要接受医学教育专业认证，以此保障教学质量；三是加强医学院校与医院、社区卫生服务机构的互动，采取早接触临床和整合实习模式[③]。王德炳就我国高等医学教育管理体制的变化，特别是医学院合并到综合大学后带来的问题，提出了促进医学教育发展的建议[④]。厉岩等通过对我国举办医学教育院校的类型结构、体制结构、区域分布结构、层次结构、专业结构分析，指出了我国高等医学院校发展的质量、规模、结构、效益现状与存在的问题，建议优化医学教育层次结构、专业结构和区域结构；非综合性大学、非医药院校举办医学教育应该严格把关审查；对不具备医学教育认证条件或者医学教育资源严重不足的院校应停止招生或者减少招生规模；在行政归属上，主要是以地方政府为主[⑤]。蔡少芳通过分析我国东、中、西部地区开展医学教育相关高校的在校生、占地面积、建筑面积、院士数量、博士生导师数量、生师比等信息，认为我国应加大对中、西部地区高等医学院校的扶持，同时教育资源相对较少的高等医学院校应主动加强自身建设[⑥]。柯杨认为我国医学教育存在的共性问题是人才培养与社会需求不完全匹配，导致人才过剩与不足现象并存；宏观管理体制不够协调，管理力度存在不足；扩招导致师资队伍和教学资源不足；医学教育资源地区分配不均，办学投入仍然不足；教学理念、模式、

① 东梅.新中国高等医学教育的历史回顾与思考 [D].哈尔滨：哈尔滨医科大学，2009：36.
② 高鸿雁.当代中国高等医学教育改革研究 [D].重庆：第三军医大学，2006：56-59.
③ 吴健珍.中美两国高等医学院校发展的历史与比较研究 [D].中南大学，2014：68.
④ 王德炳.中国高等医学教育管理体制改革的思考与建议 [J].医学教育，2005（2）：1-4.
⑤ 厉岩，文历阳.我国高等医学教育结构的研究 [J].中国高等医学教育，2012（1）：1-4.
⑥ 蔡少芳.我国高等医学教育资源分布现状分析 [J].医学与哲学，2015，36（12）：68.

方法和课程设置、教学评价需要改进；综合性大学对于医学教育管理模式有待改善①。

2002 年，教育部委托中国高等教育学会医学教育专业委员会组建了"中国医学教育质量保证体系研究课题组"。课题组参照世界医学教育联合会（WFME）《本科医学教育全球标准》、WHO 西太平洋地区《本科医学教育质量保障指南》和美国纽约中华医学基金会所属的国际医学教育组织（IIME）《全球医学教育最基本要求》，研究拟定了《本科医学教育标准——临床医学专业（试行）》。2008 年，教育部、原卫生部联合颁布了此标准②，并将其作为我国临床医学专业认证的依据，要求 2020 年以前，包括地方高等医学院校在内的所有举办本科医学教育的院校，全部完成首轮认证。2016 年 9 月，教育部医学教育研究基地于 2014 年成立了"中国临床医学专业认证实施战略研究"课题组，课题组根据国际医学教育发展趋势，并结合 10 年来积累的认证经验，历时两年，完成对 2008 年版的《本科医学教育标准——临床医学专业（试行）》的修订。与 2008 年版标准相比，本版标准分为基本标准和发展标准。基本标准为医学院校必须达到的标准，用"必须"来表达；发展标准为国际所提倡的本科临床医学教育高标准，体现了医学教育发展的方向，用"应当"来表达，达成情况因各医学院校的不同发展阶段、资源状况和教育政策而有所不同。临床医学专业认证工作已经成为保证教学质量、推进教学改革、调整教育结构和控制教育规模的有效手段和有力抓手③。

（二）有关大学发展战略一般理论的研究

1. 有关大学发展影响因素的研究

对大学发展影响因素的探讨主要从两个大的方面展开：一是影响大学发展的外部环境因素，包括政治、经济和制度环境等。陈明认为，现代大学的外部环境主要包括政治法律力量、经济力量、社会文化力量、技术力量、全球力量；二是大学内部环境因素，包括大学组织内部资源、能力、结构和文化等方面的各种因素和力量④。胡国铭认为，影响大学发展最重要的是制度环境、经费、教师、大学文化、大学校长五个因素，并重点探讨了大学校长与大学发展的关系。认为大学校长在推动大学发展诸因素中处于核心地位和作用⑤。郭必裕探讨了文化力量与大学发展的关系，认为管理是文化力量在实践中的直接体现⑥。

2. 有关大学发展战略管理合理性的研究

大学战略管理的积极效果可归纳为：提供战略性发展方向；指导资源配置的优先顺序；建立有效的组织结构，并为促进组织变革提供了管理控制与评估的基础⑦。武亚军提出，在竞争激烈和资源有限的情况下，大学应进行有效的战略规划和战略管理。研究型大学的跨

① 柯杨.21 世纪中国医学教育改革再定位 [M].北京：北京大学医学出版社，2014：15-23.

② 教育部卫生部关于印发《本科医学教育标准——临床医学专业（试行）》的通知（教高 [2008] 9 号）http：//www.moe.edu.cn/srcsite/A08/moe_740/s3864/200809/t20080916_109605.html.

③ 谢阿娜、王维民.我国临床医学专业认证制度的建立与思考 [J].中华医学教育杂志，2012，32（6）：802-803.

④ 陈明.现代大学战略管理 [M].武汉：湖北人民出版社，2012：124-134.

⑤ 胡国铭.大学校长与大学发展研究 [M].武汉：华中科技大学出版社，2004：18.

⑥ 郭必裕.文化力量与大学发展 [J].江苏高教，2006（5）：50-52.

⑦ 刘向兵、李立国.高校学校实施战略管理的理论探讨 [J].中国人民大学学报，2004（5）：140-146.

越式发展要求高效的战略管理体系[1]。刘向兵也持相类似的观点，大学实施战略管理是提高办学水平和地位，实现跨越式发展的重要保证；是适应外部环境急剧变化，积极应对激烈竞争的必然要求[2]。程勉中则将质量管理体系作为高校管理创新的途径，是针对激烈竞争的生存环境提出来的一种管理观念[3]。另有部分研究者侧重于探讨大学战略规划的必要性和作用，以高校自身发展迫切需要科学合理的规划来指导；国际、国内同行之间的竞争促使大学积极认真制定发展规划[4]。战略规划迫使高校对其组织结构和环境条件进行系统分析，并通过设置发展的方向和奋斗目标而产生凝聚力；其超前性使高校能够更加主动地应对高校教育及其环境条件的快速变化，并进一步强化其发展方向的战略选择；使学校在面临环境变化时避免头疼医头、脚疼医脚[5]。其基本功用在于有效地帮助一个机构或组织根据环境的变化战略性地部署和调整[6]。还有部分研究通过比较国外大学的成功战略管理实践来阐述中国大学实践战略管理的必要性。武亚军则以斯坦福大学、卡内基——梅隆大学和香港科技大学为案例重点研究了战略领导和战略规划在高校跨越式发展方面的作用，提出了我国向一流大学跨越发展的模式[7]。概括来讲，国内学者有关大学战略管理合理性的探讨主要从三个方面来切入：第一，大学生存环境的变化，主要表现为大学间对各类资源竞争的加剧；第二，大学完善自身的需求，表现为提高大学管理水平、增强大学凝聚力和应变力；第三，大学跨越式发展的诉求[8]。

3．有关大学战略管理的本质、特点和过程的研究

刘献君教授认为，大学战略管理的实质是使组织能够适应、利用环境的变化，提高组织整体的优化程度，注重组织长期、稳定的发展[9]。刘向兵等认为，大学战略管理在本质上是对大学发展方向及对未来环境适应性的把握。就大学战略管理的内容或过程而言，也存在诸多不同的认识，主要有两段论——战略规划和战略实施；三段论——战略规划、战略实施和战略评估；战略制定、战略实施和战略评估；四段论——战略分析、战略选择、战略实施和战略评价；五段论——制定战略展望和业务使命、设置目标体系、制定战略、实施和执行战略、评估和调整；六段论——确定学校使命、环境分析、战略制定、评价与选择、战略实施、战略控制[10]。

（三）国内地方高等医学院校发展问题研究

1．关于地方高等医学院校办学定位问题的研究

办学定位的主要含义是根据社会需求、学校所处内外环境、自身条件及发展潜力，确

① 武亚军.面向一流大学的跨越式发展-战略领导的作用[J].北京大学教育评论，2005（4）：55-67.

② 刘向兵、李立国.我国研究型大学实施战略管理的必要性及可行性初探[J].中国高教研究，2004（7）：42-44.

③ 程勉中.对促进高校管理创新的思考[J].教育探索，2005（1）：10-11.

④ 徐敦楷.高等学校发展规划的战略思考[J].中国高校研究，2003（4）：18-20.

⑤ 刘念才.英国大学战略管理指南[M].厦门：厦门大学出版社，2003：222-234.

⑥ 刘承功.高等院校的战略规划[J].黄河科技大学学报，2006（3）：19-21.

⑦ 武亚军.面向一流大学的跨越式发展：战略领导的作用[J].北京大学教育评论，2005（4）：55-67.

⑧ 魏海苓.战略管理与大学发展——中国大学战略管理的有效性研究[D].华中科技大学，2007：18.

⑨ 刘献君.论高校战略管理[J].高等教育研究，2006（2）：1-6.

⑩ 刘向兵.大学领导者在战略管理中的重要作用[J].中国高教研究，2006（7）：34-36.

定人才培养规格、社会服务重点、发展目标方向。每所学校所承担的任务、服务功能的类型与范围不同，其定位也不同。办学定位是办学理念的集中体现，决定学校的方向与发展①。白波认为，地方高等医学院校应当找准自己的合理位置来发展壮大自己，不能和全国重点医科大学、重点大学的医学院攀比。应从实际出发，发挥各自因历史、地域、传统所决定的"比较优势"②。韩飞舟用大学类型和大学影响力这两个国内外最具比较性和最常用的维度分析了国内高等医学院校定位存在的问题，在类型定位上存在心态不到位、类型不准确问题，在影响力定位上存在影响半径求大、影响力度求重的问题，建议把定位问题放在院校发展的首位，严肃审视自身定位③。李云霞认为，地方医学院校定位的内涵应包括三个方面：办学目标定位、办学类型和层次定位、办学水平和特色定位④。杜友爱认为，地方高等医学院校应立足于地方经济社会建设，以服务地方经济求支持，以贡献区域经济求发展⑤。

2．关于地方高等医学院校办学特色问题的研究

董云川等把特色定义为"人无我有，人有我特"⑥，张应强认为办学特色就是办学个性化⑦。刘在洲提出地方高等医学院校要充分利用自己与地方政府的紧密联系，主动服务，在服务中提高水平，形成自己的办学特色和人才培养特色⑧。地方高等医学院校要确立和发展自己的"比较优势"，有了"比较优势"，有了特色，才能找准自己在全国大学结构布局中的位置，才能在为地方经济建设和卫生事业发展服务中壮大自己。地方高等医学院校的办学定位与办学特色其实是有机统一的，定位是特色形成的基础，特色是定位的目的与意义。高校之间的水平差距，实际上是学科发展的特色和水平差距。学科建设有特色，专业建设特色强，学校就能办出特色，在市场竞争中才能处于不败之地。温州医科大学（原温州医学院）以眼视光和医学检验两个特色专业带动学科全面发展，以强强合作走向国际舞台，以医教研一体化服务地方经济和社会发展，取得了丰硕成果⑨。

3．关于地方高等医学院校人才培养问题的研究

2010 年国家发布了《国家中长期人才发展规划纲要（2010-2020 年）》《国家中长期教育改革和发展规划纲要（2010-2020 年）》，提出全民健康卫生人才保障工程等 12 个重大人才工程。2010 年 3 月，国家发展与改革委员会等六部委联合印发了《以全科医生为重点的基层医疗卫生队伍建设规划》，计划到 2020 年通过多种途径培养 30 万名全科医生。2011 年，原卫生部发布《医药卫生中长期人才发展规划（2010-2020 年）》，提出 2020 年卫生人才总量达到 1225 万人，人才规模才能基本满足人民群众健康服务需求。针对新时期发展的迫切需求，特别提出加强护理、卫生应急、卫生监督、精神卫生、儿科医师等紧缺专门人才的培养。2012 年以来，教育部、原卫生部先后颁布了《关于实施临床医学教育综合改革的意

① 孔繁敏．建设应用型大学之路 [M]．北京：北京大学出版社，2006：52．

② 白波．地方普通高等医学院校的人才培养规格 [M]．青岛：中国海洋大学出版社，2008：55．

③ 韩飞舟，李雪君．审视国内高等医学院校的定位 [M]．中国高教研究，2008（1）：32-33．

④ 李云霞，雷国新．以科学发展观指导独立设置地方医学院校定位 [J]．医学教育探索，2006，5（6）：491-492．

⑤ 杜友爱．地方本科医学院校的办学模式与实践研究 [J]．医学教育探索，2008，7（4）：339-340．

⑥ 郭锋．关于我国普通高等教育的规模和速度的思考 [J]．高等工程教育研究，1997（3）：7-15．

⑦ 张应强．高等教育质量观与高等教育大众化进程 [J]．新华文摘，2001（12）：133．

⑧ 武毅英．新世纪我国高等教育的质量观 [J]．厦门大学学报（哲学社会科学版），2002，152（4）：60-67．

⑨ 杜友爱．地方本科医学院校的办学模式与实践研究 [J]．医学教育探索，2008，7（4）：340．

见》《关于实施卓越医生教育培养计划的意见》《住院医师规范化培训》《全科医生规范化培训标准（试行）》等文件，对于医学人才培养做出了部署。

白波认为，高等学校类别、层次之间并无质量高低之别。分类不是教育排行榜，这种分类基于高校各自承担的教育目标、教育使命。根据不同的培养目标，培养出来人才规格是不同的，就业的去向也不同。"985""211"和全国重点综合性大学、医科大学培养的是研究型医学人才，毕业去向不是出国，就是全国大医院和研究机构；而地方医学院校培养的医学生，培养目标是为了满足区域卫生人才需求，培养的是应用型医学人才。这两类人才都很重要。

曹万鹏认为当前高等医学教育推行创新教育应转变教育思想和观念，以培养创新精神和实践能力为重点，全面推进素质教育，要建立充分体现创新教育思想的课程体系，坚持把德育贯穿到医学教学的全过程等[1]。地方高等医学院校主要为区域和基层培养医疗卫生技术人才，但医学生普遍存在实践能力差、医学人文精神缺失等问题。原因很多，包括教育理念滞后、招生数量多、教学资源少、教学模式陈旧等。建议控制地方高等医学院校招生规模，增加经费投入，改革人才培养模式与方法；建立符合国际标准的医学教育体系，重视教学基地建设，继续推进医学教育专业认证；加强人文素质教育[2]。

有专家认为，目前我国全科医学人才总体数量严重不足、总体素质偏低、人才供需矛盾突出。就全科医生培养而言，针对政府部门的建议是：完善体制机制；加大政府部门的政策支持和人、财、物投入；吸引大学生到基层就业；单独制定基层卫生人才执业医师资格考试门类及职称评定体系；完善基层卫生人员的继续医学教育制度；实行农村订单式定向医学生培养。针对医学院校建议：树立"以人为中心"的全科医学教育理念；加强全科医学学科建设；建立高素质的全科医学师资队伍；建立完善的全科医生实践培训基地网络并加强教材建设；培养医学生基层就业观[3]。温州医科大学根据订单农村全科医生的培训特点实施"1 + 2 + 1 + 3"模式，为农村和基层培养全科医生[4]。

4．关于地方高等医学院校服务地方问题的研究

对于地方大学来说，从价值理性、工具理性的角度看，人才培养、科学研究、社会服务、文化的传承与创新这四项职能如同一辆汽车的四个轮子，而社会服务功能是驱动轮。1996 年，秦国柱的《中国新大学运动——广东中心城市新办院校研究》（福建教育出版社出版）是我国第一部较系统研究地方大学办学理论与实践的专著。徐同文通过考察中外地方高校社会服务的历史与现状，结合实际，探讨了我国地方高校社会服务的特殊问题、特殊矛盾、特殊道路、特殊措施等，具有普遍的借鉴意义[5]。林雷认为，地方高等医学院校要面向区域卫生事业实际需要，培养高素质的应用型、技能型医学专业人才、提供高质量的诊疗和保健服务、提供科技创新和成果转化服务、提供基层卫生继续教育培训[6]。林志华认为，地方高等医学院校要把为地方经济和卫生服务作为自己的首要任务，积极主动根据地方经济和卫生需求，及时调整自己的学科专业结构，增进同社会的耦合，使自己的人才培养、

[1]　刘明光.培育特色是地方高校立足与发展之本 [J].江苏高教，2002（4）：77-78.
[2]　柯杨.21 世纪中国医学教育改革再定位 [M].北京：北京大学医学出版社，2014：36-40.
[3]　柯杨.21 世纪中国医学教育改革再定位 [M].北京：北京大学医学出版社，2014：194-198.
[4]　许冬武.农村基层医学人才培养机制的研究与实践 [J].教育研究，2015，422（3）：3.
[5]　徐同文.区域大学的使命 [M].北京：教育科学出版社，2004：34.
[6]　林雷，陈蓉蓉.地方高等医学院校服务社会的思考与实践 [J].医学与社会，2009，22（1）：64-66.

科研创新、社会服务与文化传承创新与区域发展实现良性互动[①]。曾新华以赣南医学院为例，论述了地方高等医学院校只有在与地方经济社会发展的互动中，才能实现自身的发展，才能办出特色，并从地方高等医学院校促进地方社会发展的观念、形式、机制等方面列举了发展举措[②]。

（四）有关地方高等医学院校发展战略的研究

查阅中国知网，广泛搜索收录于"中国期刊全文数据库""中国博士学位论文全文数据库""中国优秀硕士学位论文全文数据库""中国重要报纸全文数据库""中国重要会议论文全文数据库"中的相关文献，以"高校发展战略"或"大学发展战略"或"院校发展战略"为主题检索，共有硕士论文36篇，博士论文7篇：博士论文7篇分别是《大学战略管理研究》（何超）、《地方院校战略规划的理论问题与个案分析》（邹晓平）、《战略管理与大学发展——中国大学战略管理的有效性研究》（魏海苓）、《新建地方本科院校发展战略与战略管理研究》（郝进仕）、《生态学视野中的大学战略管理》（张庆辉）、《技术本科院校发展战略之比较研究》（刘智英）、《我国行业特色高校发展战略研究》（闫俊凤）。以"医学院校发展战略"为主题，没有发现有博士论文，只有一篇硕士论文《高等医学院发展战略规划问题的研究》（田欣），另外有期刊论文11篇。田欣认为对组织的正确认知是学校制定战略的重要保证，做好环境评估是发展战略规划制定的基础；提出了高等医学院校做好发展战略规划的建议：发展战略规划首先应该立足全局统筹协调、有效的战略领导是战略规划成功的前提、正确运用分析方法是制定合理发展战略规划的保证、科学民主的规划过程是战略规划成功的基础、培育学校自身文化底蕴是战略规划成功的根本。季晓辉认为发展战略应围绕医科多学科发展，积极稳妥地发展长学制医学教育和双学位复合型人才培养模式；加强对医学生的社会人文科学素质培养，加强自然科学通识教育和现代科学技术教育，加强临床诊疗思维、操作技术等职业技能训练，加强科学研究、求知创新能力培养，努力实现"厚基础、宽口径、高素质、强能力的培养目标"[③]。林爱华认为，独立建制地方高等医学院校的生存与发展受到四种外部力量，即地方政府、社会（市场）、教育主管部门和医疗卫生管理部门的制约[④]。戎华刚认为，办学定位与发展战略是地方高校实现科学发展、又好又快发展的方向标[⑤]。郑飞中认为医学院校发展战略与规划应体现"以人为本"的理念。同时，医学院校进行战略发展方向和内涵的调整研究时还应紧密结合国家宏观政策的要求[⑥]。林雷以温州医科大学为例论述了作为独立设置医学院校的特色办学、教学与科研并进、教育国际化、服务地方等战略。[⑦]孔宇认为，医学院校发展战略模式有多元化战略、水平一体化战略、差异化战略等[⑧]。

地方高等医学院校是社会公益服务事业领域里的行业特色院校，以前对行业特色高等

① 林志华.地方高等医学院校建设与发展的若干问题 [J].锦州医学院学报（社会科学版），2004，2（4）：29.

② 曾新华.地方医学院校服务地方研究——以赣南医学院为例 [D].华中科技大学，2006：46.

③ 季晓辉.试论独立设置的高等医学院校的发展战略 [J].医学教育，2004（4）：8.

④ 林爱华.新时期加快独立建制地方高等医学院校发展的对策思考 [J].西北医学教育，2010（12）：197.

⑤ 戎华刚.新时期地方高等医学院校的定位与发展战略 [J].新乡医学院学报，2009（6）：643.

⑥ 郑飞中.大众化背景下医学院校"院校研究"的发展现状与对策分析 [J].医学与社会，2011，25（3）：103.

⑦ 林雷.温州医学院作为独立设置院校发展战略初探 [J].医学与社会，2009，22（8）：52-54.

⑧ 孔宇.浅析医学院校"战略管理" [J].卫生软科学，2008（8）：268.

院校发展战略的研究已经有不少，一个非常重要的原因是，随着1985年我国开始进行高等教育体制改革，到20世纪90年代进行高等教育管理体制改革，21世纪开始事业单位改制，这些不断深化和升级的重大战略性调整对农、林、交通、建筑、煤炭、石油等行业特色高等院校的生存和发展带来了非常大的冲击和影响，行业特色院校经过"共建、调整、合作、合并"，走向划转、改制、适应、发展的新局面，但遭遇和产生的新情况和新问题都比较多，因此研究需求也比较大。另外，新建本科院校的发展近些年也比较受关注，在这些方面理论和实证研究成果也比较多。过去对地方高等医学院校发展战略的研究非常少，因为地方高等医学院校具有跨行业、专业性、地区性的特点，受到的冲击和影响相对较小，尤其是基本未经过从"条块分割"向"条块结合、以块为主"两级办学体制改革的影响，地方高等医学院校本来就主要位于区块管理的领域。

高等院校战略研究是近年来高等教育研究的热点之一。通过上述文献可以看出，高校发展战略、面临问题、办学定位、办学特色等有了较多研究，也为本研究打下了基础。

但是上述研究对象过于宏观，几乎集中于综合性大学、新建地方本科院校等，更多的是研究其共性。把高等学校的发展战略共性简单地移植过来，缺乏针对性和有效性。即使有学者从生态学视角或利用生态学理论，来研究高等院校或地方院校的发展战略，但是对地方高等医学院校的发展战略研究，没有著作，没有博士论文，硕士论文仅有1篇，期刊论文也仅有几篇；讨论大都停留在感性认识和经验总结层面，既缺乏相关理论的指导，也没有对高校发展战略具体案例的深入分析作支撑。高校发展战略研究大多存在着前瞻性不足问题，对外部环境的适应性差，发展战略过于宏观，口号式的较多，在实践中，指导作用不明显，针对性不强，办学模式趋同或盲目攀高的现象突出。研究成果大多是理论思辨，实证性研究较少；把地方高等医学院校作为研究对象的论文著作不多。在高等教育大众化、地方化的今天，崇尚"精英教育"培养模式的医学院校该向何处发展，采用什么样的发展战略，如何进行战略管理，这种研究却凤毛麟角。特别是对地方高等医学院校的战略定位、战略重点，确定区域互动战略，特色发展战略，还缺乏深入研究，研究成果较少。

另外，这些文献在研究方法上，采用文献法、思辨法、经验性研究成果居多，采用实证研究、定性与定量相结合的研究较少。研究结果无论是信度还是效度都比较低，其与现实的契合度也较差，且研究结论的推广和应用空间有限。

总之，从整体文献梳理情况来看，目前研究对象大多集中在综合性大学的发展战略上，大多从高校发展实际出发，分析困境与挑战，缺乏对高等医学教育历史发展改革的考察与借鉴，没有从整体上、从发展的角度进行系统分析战略选择的影响因素。就事论事的多，没有上升到顶层设计，也没有从战略管理的角度上思考学校的发展。研究也大多停留在宏观的理论层面，偏重于思辨性研究，而且研究相对滞后于实践。对地方高等医学院校发展战略研究比较匮乏，这为本书提供了较大的研究空间。

第三节　核心概念

本研究需对以下几个核心概念进行阐释和界定。

一、地方高等医学院校

要界定地方高等医学院校，首先要了解地方高校与普通医学院校这两个概念。

1. 地方高校：按官方统计文本《中国教育统计年鉴》统计原则，我国高校在行政隶属关系上一般分为部属高校和地方高校两种，其中地方高校又分为省属高校和市属高校，省属高校隶属于省政府，他们一般分布于省会城市和地级城市，而市属高校由学校所在地市政府管理，一般分布于地级市县级市。

2. 普通医学院校：在《中国教育统计年鉴》中，一般按学科把全国的普通高等院校分为 12 类：综合性院校、理工院校、农业院校、林业院校、医学院校、师范院校、语言院校、财政院校、政法院校、体育院校、艺术院校、民族院校。高等医学院校大部分是 20 世纪 50 年代从综合性大学独立出来的，到了 20 世纪 90 年代和 21 世纪初，很多高等医学院校又合并到综合性大学中，但仍有一部分高等医学院校保留下来。按高等医学教育习惯和专业组合，高等医学院校又分为：①普通医学院校，如南京医科大学、潍坊医学院等；②中医药院校，如山东中医药大学、贵阳中医学院等；③药学院校，如广东药科大学、沈阳药科大学等；④医学专科学校，如山东医学高等专科学校、石家庄医学高等专科学校等。

3. 地方高等医学院校：本文研究的地方高等医学院校，首先是隶属于省政府的地方高校，同时又是普通医学院校。因为现在的普通医学院校都隶属于省政府（原来绝大部分部属医学院校合并到综合性大学中，如北京医科大学合并到北京大学；剩下的部属普通医学院校转归当地省政府管理，如中国医科大学划归到辽宁省政府管理）。目前，中国举办普通高等医学本科教育的院校 156 所，其中包括独立办学医学院校 55 所[①]，这 55 所独立办学的医学院校，也称独立设置的地方普通高等医学院校，就是本文所要研究的主体。其主要特点是：由各省、自治区或直辖市主办（管）；独立设置；在办学层次和专业设置上，办学层次较低（主要招收医学类本科生、部分研究生），专业上存在明显的单科性局限；在地理分布上，大多设在地级市，主要面向本区域办学，主要为本省或本地区服务；招生生源主要以本地为主；主要培养应用型、技能型的医学专业人才。总体来看，地方高等医学院校无论在知名度、财力、学制、学科等方面都无法与综合性大学相提并论，但是仍有自己独特的发展优势。55 所地方高等医学院校具体信息见附录。

二、发展规划

发展规划即战略规划，大学战略规划是在 20 世纪 70 年代由美国学者从工商管理引入高等教育的一个概念。大学发展规划的制定和实施过程也是大学进行战略管理的过程，是大学应对内外环境变化，寻求竞争优势的一个现实选择，战略是纲，规划是目，战略是规划的灵魂，规划是描绘战略目标逐步实现的路线图，是实现发展战略的抓手。"如果说战略是关于全局的、长远的重要发展目标选择，规划则是这些战略目标的局部化和进程化；如果说战略是突破现有的平衡，寻找走向未来的大方向，规划就是布局，是描绘走向未来的主要路线图。澳大利亚战略规划专家安德森[②]认为，一个好的战略规划文本的判断标准应该包括：清楚的远景、使命和目标的表述；一个良好的外部环境的分析与评价；一组设计合理且有效的战略行动；提出具体、可量化的目标和时间表；清楚地进行战略实施的责任分配；

① 柯杨 . 21 世纪中国医学教育改革再定位 . 北京：北京大学医学出版社，2014：115.

② 陈明 . 现代大学战略管理 [M]. 武汉：湖北人民出版社，2012：38.

有支持战略实施的保障机制；有监督和评价战略实施和绩效考核的机制设计。制定大学发展战略规划一般的程序是：立项决策，组织班子；信息采集，调查研究；形成思路，多方沟通；起草文本，反复修改；达成共识，决策采纳①。大学通过开展战略规划，创造了一个大学未来方向的组织框架；有利于形成大学的竞争优势；建立大学的愿景并激励大学成员的创造性行为；保持大学与环境的动态适应性；有利于大学组织决定目标或战略的优先顺序；有利于大学对外部环境力量的更好控制；作为大学决策制定和资源配置的一个有效工具。

三、发展战略

发展战略，是指高等学校根据所处的外部环境、内部条件变化情况，确定发展定位、发展目标，为保证目标正确落实和实现进行的谋划，以及依靠组织内部的资源和能力将这种谋划付诸实施的决策。制定发展战略，在战略管理"战略分析 - 战略形成 - 战略实施 - 战略评估"四阶段模型中处于前两个阶段的战略分析、战略形成环节。根据学校类别、层次以及办学定位的不同，发展战略有所不同，主要发展战略包括学科战略、人才战略、学术战略、国际化战略以及质量立校战略、特色兴校战略、区域互动战略、文化治理战略、产学研联盟战略、多学科发展战略、差异化战略等。各高校可以根据外部环境和自身实际采取相应的发展战略和战略举措。

第四节　理论基础

地方高等医学院校发展战略研究需要理论指导。高等教育大众化理论、组织系统理论、战略管理理论、资源依赖发展理论为探讨地方高等医学院校发展战略提供了很好的理论基础和分析框架。在高等教育大众化背景下，地方高等医学院校出于经济考量，忽视医学教育规律，大幅扩招，办学趋同化同质化，发展过程中出现种种问题。准确理解高等教育大众化理论内涵实质，在培养应用型医学人才中，能够坚守医学精英教育属性，从宏观上指导地方高等医学院校的发展遵从内在规律与不偏离方向。地方高等医学院发展战略受到内外因素的影响与制约，组织系统理论把地方高等医学院校视为一个组织系统，从系统视角找寻影响地方高等医学院校发展的关键因素。战略管理理论运用SWOT分析法分析当前地方高等医学院校发展的内外环境，为其战略形成奠定基础。另外，战略管理理论、资源依赖理论中涉及的战略定位、差异化发展、共生共赢以及变革大学内部环境等视角，对分析地方高等医学院校发展战略的影响因素，制定地方高等医学院校的发展战略与举措，都具有适切性。

一、高等教育大众化理论

（一）高等教育大众化理论概述

高等教育大众化是美国马丁·特罗（Martin Trow）教授第一次提出并用来衡量高等教育发展阶段和水平的一个概念。1962 年，他撰写了《美国高等教育民主化》，第一次提出了"大众高等教育"的概念。1970 年，他撰写了《从大众高等教育向普及高等教育转化的思

---

① 陈明. 现代大学战略管理 [M]. 武汉：湖北人民出版社，2012：47.

考》，提出了"高等教育普及化"的概念，为高等教育大众化理论的形成奠定了基础。1973年，他又撰写了《从精英向大众高等教育转变中的问题》，提出了高等教育大众化阶段论、模式论以及多样化质量观、就业观等①。特罗把高等教育毛入学率作为指标，把高等教育的发展分为精英、大众、普及三个阶段，一个国家接受高等教育的人数与适龄青年人口相比，如果不超过15%，视为高等教育精英阶段；处于15%～50%，视为高等教育大众化阶段；而超过50%，则被视为进入高等教育普及化阶段。高等教育各个发展阶段的区别是明显的。为了论述这种明显的变化，马丁·特罗教授从高等教育规模、本质、功能、课程、教学形式与师生关系、学生学习经历等11个维度来阐述不同阶段所产生的质的变化。尽管特罗的高等教育大众化理论有其理论缺陷，却为我们考察和研究高等教育发展问题提供了一种新视角。

高等教育大众化理论的内涵主要包括以下几个方面：

第一，质的变化才是大众教育关注的重点。一是教育理念的变化。高等教育大众化拓展了高等教育的功能，强调教育与社会需求的适应性，以高等教育对社会的贡献程度来衡量其质量。二是教育对象的变化。高等教育大众化意味着要为所有有资格的对象提供入学机会。三是教育目标的变化。大众高等教育面向大众，旨在为不同人群的不同发展需求提供服务，强调通过教育着力提升大多数人适应社会发展需求的能力②。

第二，高等教育呈现多样化。一方面高等教育的职能更加多样，要求提升大学的社会适应性；另一方面高等教育系统内部结构更加多样，包括招生对象、投资主体、教育机构的类型层次、教育模式、教育标准等的多样化。由于高等教育职能的扩大、培养目标和教育模式的多元、学校类型的分化等原因，其标准必须多样化。

第三，大众化阶段精英高等教育与大众高等教育并存。从高等教育发展的经验看，大众高等教育阶段既有大众教育，又有精英教育，精英高等教育是大众高等教育阶段教育系统的一种重要组成部分。大众化教育并不排斥精英教育，大众教育与精英教育的根本区别在于教育理念以及相应的教育模式上，而不是发展阶段上的相互替代。

（二）教育大众化理论对本研究的启示与应用

高等教育大众化是我国高等教育的发展方向。自1999年始，我国高校陆续扩招，地方高校首当其冲，地方高等医学院校自然也不例外。高等教育大众化理论对于指导地方高等医学院校顺应高等教育发展趋势，制定自身发展战略具有重要意义。

1. 地方高等医学院校发展方向是地方化

高等教育大众化强调高等教育与社会需求的适应性，以为社会发展培养了多少人、贡献了多少科研成果以及为区域做了多少贡献等来衡量其办学质量。所以，地方高等医学院校要树立服务地方的发展理念，立足地方，依托地方，把自己的发展融入区域经济社会发展和卫生事业发展中，与区域互动，在服务地方中做强做大自己的优势，形成自己的特色与品牌。

2. 地方高等医学院校人才培养规格要多样化

高等医学教育多样化的必然性体现在其实际需求上。随着物质生活水平的提升、人民健康观念的更新和老龄化时代的到来，人们对医疗服务的需求同样呈现多样化。这就要求

---

① 王云兰. 后大众化阶段大学发展的审视与反思 [M]. 北京：中国社会科学出版社，2012：56.

② 刘智英. 技术本科院校发展战略之比较研究 [D]. 华东师范大学，2012：42.

我们合理调整新时期条件下医学教育的人才结构，改变各类人才培养的层次和要求，以适应社会发展的各种需求。特别是在新医改背景下，改变广大农村和基层缺医少药的困境，全面建成小康社会，实现建设"健康中国"的奋斗目标，地方高等医学院校不仅须要培养保健、康复、预防、护理等专业人才，还须要培养更多的全科医生和基层卫生技术人员。

3. 地方高等医学院校要维护医学教育的精英教育属性

高等教育大众化理论揭示大众教育与精英教育并存。医学是关系人的生命的科学，人命关天，其研究和服务对象是人，具有专业化程度高、实践性强、教育成本高、培养周期长、社会期望高等鲜明特点[1]，而且对医学生的人文素养要求较高，由此决定医学教育是精英教育。"健康所系、生命相托"是医生坚持的底线。但是，在高等教育大众化背景下，很多地方高等医学院校为了经济利益做了扩招，导致教育教学质量普遍下滑，所以地方医学院校要坚守高等医学教育的精英属性，树立自己的办学理念，始终树立质量是高等医学教育生命线的观念，坚持人才培养模式改革，实施医学教育专业认证，严格控制招生规模，合理配置医学教育资源，走质量立校、质量兴校、质量强校之路，坚持规模、效益、质量的协调发展。

二、战略管理理论

（一）战略管理理论概述

"战略"一词来源于古希腊，意指将军指挥军队行军打仗的艺术或计谋。战略思想最早可以追溯到 2000 多年前中国的《孙子兵法》，而现代战略管理思想则诞生于 20 世纪 60 年代的美国。1962 年，小阿尔弗雷德·钱德勒的《战略与结构》，揭开了企业战略问题研究的新篇章，他认为企业经营战略必须适应组织环境，而组织结构又必须适应企业战略，并随战略变化而变化，这就是著名的"结构跟随战略"思想。1971 年，美国学者肯尼斯·安德鲁斯出版了《公司战略思想》，他认为企业战略的形成过程实际上是把企业的内部条件与外部环境因素进行匹配的过程，这种匹配就是使企业内部的优势和劣势与企业外部的机会和威胁相互协调，由此提出了著名的 SWOT 分析框架。20 世纪 80 年代，美国管理学家迈克尔·波特出版了两部著作《竞争战略》（1980 年）《竞争优势》（1985 年），他创造性地建立了 5 种竞争力量分析模型，认为一个产业的竞争状态和盈利能力取决于 5 种基本竞争力量之间的相互作用，即进入威胁、替代威胁、买方讨价还价能力、供方讨价还价能力和现有竞争对手的竞争，而其中每种竞争力量又受到诸多经济技术因素的影响；在这种指导思想下，他提出了赢得竞争优势的三种最一般基本战略：总成本领先战略、差异化战略和集中化战略。汤普逊在《战略管理》一书中，提到战略管理是一个过程，分为战略分析、战略形成、战略实施三个阶段。美国亨利·明茨伯格、布鲁斯·阿尔斯特兰德和约瑟夫·兰佩尔合著的《战略历程—纵览战略管理学派》中，将企业战略管理思想体系分为十大流派，并详细分析了十大流派的理论观点及其优缺点，这是最有名、被学界广为接受的一种分类，如表 1-1 表示。目前，该思想仍影响着大学发展战略的研究。

---

[1] 罗伟生，邓德灵 . 论高等教育大众化阶段的医学精英教育理念 [J]. 华夏医学，2006（4）：334.

表1-1　十大战略管理流派对早期战略思想的发展和延伸[①]

学派	基本观点	代表人物	对内部的考虑	对外部的考虑
设计学派	战略设计必须由企业战略家负责,战略发展过程必须是建立在战略家出众的个人能力基础上的"创造性"活动	Selznick Chandler Andrews	高度重视战略家的个人判断能力	把环境看作是配角,认为对这一因素只要在战略中做出一些说明就可以了,他们没有把环境看作是与战略相互作用的重要因素
计划学派	战略产生于一个受控的、有意识的正式的规划过程;实际上整个战略过程由全体计划人员负责	Ansoff	强调战略规划过程的受控性和清晰性	环境是可以预测出来的,并能控制它或简化地认为是稳定的
定位学派	战略形成是一个定位的过程,分析家在战略形成过程中起主要作用	Caves Poter	强调分析计算能力	科学、详细地分析外部环境
企业家学派	战略形成是一个预测的过程,是对组织未来的远见;战略的形成应该植根于企业领导人的经验和直觉,同时战略远见既是深思熟虑的,又是随机应变的	Schumpeter Drucker	强调企业家的领导能力和战略远见	环境是不确定的,因此战略必须是柔性的,企业家必须通过重复演练发展灵感和远见
认知学派	战略形成是一个心理的过程,战略主要表现为人们如何处理环境输入信息的方式,看到的世界可以建构	Simon March	强调战略家的认知能力	环境是不可预测、较为混乱的
学习学派	战略在本质上是通过渐进学习、自然选择形成的,可以在组织上下出现,并且战略的形成与实施是相互交织在一起的,战略形成更经常性地表现为一种集体学习的过程	Cyert and March Quinn Weick	强调组织本身固有的适应性和学习能力	外部环境具有复杂多变和难以预测的特性
权力学派	战略形成是一个协商的过程,是组织内部各种正式和非正式利益团体运用权力进行讨价还价、游说最后达成协调平衡的过程	Pfeffer and Salancik Astley	内部利益团体之间的以及组织与外部利益相关体之间的协调平衡能力	不仅要关注行业环境、竞争力量等经济因素,而且更重要的是必须考察权力斗争、利益团体等政治因素
文化学派	战略形成建立在组织成员的共同信念和行为准则基础之上	Rhenman and Normann	关注公司文化	环境是动态变化的
环境学派	战略形成是一个反应的过程,组织在战略形成过程中无法控制环境变化,而只能对环境变化做出反应	Hannan and Freeman	组织的适应能力	环境变化不可控,组织只能被动地适应环境变化
结构学派	战略形成是一个结构转变的过程	Chandler Mintzberg Miller Miles and Snow	组织的转变能力	因为环境是动态变化的,所以组织应该定期开展转变

[①] 明茨伯格 H,阿尔斯特兰德 B,兰佩尔 J.战略历程:纵览战略管理学派 [M].刘瑞红,徐佳宾,郭武文,译.北京:机械工业出版社,2002:34.

（二）战略管理理论对本研究的启示与应用

战略管理的理念是在 20 世纪 80 年代进入高等教育领域的，1983 年美国战略规划家乔治·凯勒在其著作《学术战略》中首次将战略引入高等教育领域。通过对战略管理理论及其在大学发展管理中应用的考察，可以发现企业战略管理的理论和方法对本研究极具借鉴与指导意义。

1．SWOT 是大学战略分析的一种有效工具

战略选择的前提与基础源自于对高校外部环境、内部环境和资源的分析。对大学外部环境的分析，主要是为了识别环境给高校带来的机会 O（opportunities）和威胁 T（threats），并实施与之相适应的战略和策略；对高校内部优势 S（strengths）和劣势 W（weaknesses）的分析，是战略能否顺利实施的保证，同时，较强的内部实力有助于学校利用外部的环境机会，实现良性的战略运行效果。基于此，运用战略规划和管理工具 SWOT 分析法来分析当前地方高等医学院校发展的内外部环境，能够从整体全貌上和长期规划上实现对战略发展问题的较为全面客观和可预期性的认知，而避免限于局部、过于主观或盲目性。地方高等医学院校发展的主要优势有：具有职业、行业特色鲜明的学科优势；面向区域培养大批的医学专门人才；与地方经济社会发展与卫生事业需求结合密切；医学教育清晰，管理体制高效。地方高等医学院校发展的主要劣势有：办学资源匮乏；高层次人才严重不足；新旧专业学科发展不协调；人才培养模式滞后；毕业生下不去、留不住。地方高等医学院校发展的主要机遇有：民众健康意识和卫生需求不断提高；知识更新与医学技术进步日新月异；高等教育发展与高等医学教育改革的深化；国家医药卫生体制改革不断深化。地方高等医学院校发展的主要挑战有：政策环境制约地方高等医学院校自主发展；与同类医学院校竞争压力大；医生的执业环境在恶化、医生执业信心在下降。

2．战略定位是发展战略形成的基础

作为企业战略管理思想体系十大流派之一的定位理论，虽然主要是用来指导企业战略管理，但是它的指导作用和意义影响绝不仅限于企业管理领域。任何一个处在社会系统中的组织甚至个人，都存在发展定位问题，都需要理论指导。大学作为非营利组织，其性质虽不同于企业，竞争方式与企业也有所不用，推介模式与企业也不大一样，但是它在争取教育资源、赢得生存和发展空间的竞争策略、竞争目的等方面与企业采取的做法在一定意义上是相同的。大学要实现可持续发展，也需要进行定位。随着高等教育的大众化，地方高等医学院校要走出同质化发展的模式，克服追求高大上的发展目标，明晰自己的发展方向，就必须进行科学定位。正如伯顿·克拉克所言，"实施高等教育最差的办法就是把所有的鸡蛋都往一个篮子里装——高等教育最忌讳单一的模式"[①]。科学定位既有利于地方高等医学院校准确把握现实，避免好高骛远，又有利于地方高等医学院校明确发展方向、避免误入歧途。地方高等医学院校应坚守医学精英教育的属性，那么就要缩小医学生招生规模，提高教育质量，回归医学教育本性。要实现地方高等医学院校科学定位，不仅要考虑国家和区域政治经济社会发展情况，而且要考虑高等医学教育发展趋势、高等医学院校的发展状况和国家教育卫生政策，还要考虑大学自身的传统、历史、基础、条件、优势、劣势。知彼知己，方能心中有数。

---

① [美] 伯顿·克拉克.高等教育系统——学术组织的跨国研究 [M].王承绪译.杭州：杭州大学出版社，1994：291-307.

3．差异化战略是发展战略的重点

迈克尔·波特提出的差异化战略是指企业向客户提供与众不用的产品和服务的竞争战略，其目的在于增加竞争力和赢利，差异化的优势体现在其产品和服务能够满足某些消费者的特定需要，这种差异化是其他竞争对手所不能提供的。大学虽然不同于企业，但是两者在差异化、特色化发展上有相通之处。高等教育进入大众化时代，宣告了传统的千校一面的办学模式的"失灵"。大学要应对这些变化，必然要选择差异化、特色化发展道路。实施差异化，有利于大学突破同质化发展的重围，促进大学之间形成千帆竞发、百舸争流的和谐发展良好关系；有利于大学合理配置内部资源，把好钢用在刀刃上，形成自己的鲜明特色和核心竞争力；有利于大学的教育创新和学术创新。实现地方高等医学院校差异化发展，首先要找准定位，一方面要找准自身在整个社会大系统和整个高等教育大系统中的位置，另一方面要摆正学校内部各要素在学校事业整体发展中的位置；其次要形成特色，特色是差异化发展的"生命线"，通过形成特色学科、特色专业、特色师资、特色文化、特色人才等，突出重点学科，强化优势学科，提升核心竞争力和综合实力；再次要打造品牌，以优异办学质量为基础的大学品牌可以在很大程度上突破同质化制约，建立最大化的差异优势和竞争优势。

三、组织系统理论

（一）组织系统理论概述

组织系统理论是系统科学与现代组织学交叉衍生出的一套新的理论体系，它以组织理论和系统科学为基础理论，涉及管理学和人文社会学等学科，强调从系统的角度出发研究组织系统的整体规律和具体组织的理论与方法；强调从关系的角度研究组织系统内各要素之间的相互联系，以及系统与系统、组织与组织之间的相互关系；强调从组织动态发展角度考察组织的各种特征，研究组织的各种规律[①]。组织系统由目标、人员、资源、流程、制度、结构、文化七个基本要素构成，这七个要素相互关联、相互作用，形成实际运行的组织系统。

1．组织系统特征

组织系统除了具有组织的特点、系统的特点外，还具有以下特征：①整体性：组织系统由两个以上部分组成，要求保持一定的层次和结构；组织系统具有的功能有别于各部分的功能，也并非各部分功能简单的叠加。②开放性：组织系统的存在和发展，就必须和所处的大环境系统之间通过边界进行一定的物质、能量和信息的双向交换，优化各构成要素以减少熵值、减少系统内部的不确定性，促进组织系统的发展和进化。③动态性：组织系统也具有诞生、成长、衰老、死亡的生命周期，以及遗传与变异的现象，组织系统处于不断的发展变化中，并具有在变化过程中表现出自适应和进化的能力。④能动性：由人组成的组织系统不仅能客观地反映事物现状，而且能探析事物现象背后的本质，并能通过有计划的实践活动使客观世界发生合乎组织系统目的的变化。⑤适应性：当环境发生变化时，组织往往能够较为迅速地做出反应，尽量调节自身结构，以适应环境的变化，并且通过组织自身的不断创新，使得组织系统不断向高级状态演进。⑥文化属性：组织系统拥有自己的组织信念、情感、目的、准则、身份和角色、权力等。

---

① 候光明．组织系统理论 [M].北京：科学出版社，2006：74-75.

2．组织系统思维

（1）整体性思维。整体性思维就是从整体出发，对组织系统、组织要素、组织结构、组织层次（部分）、组织功能、外部环境等进行全面总体思考，从它们的关系中揭示和把握组织系统的整体特征和总体规律。

（2）结构性思维。结构性思维，就是主体对系统结构的构成要素、结构的本质特征、结构内在的相互联系和相互作用、结构与功能之间的关系思维。

（3）最佳性思维。最佳性思维就是主体依据系统整体与其构成部分在结构、功能等方面的非和性，使部分的功能和目标服从于系统整体的功能和目标，以实现组织系统总体功能和目标达到最佳的思维。

（4）协同性思维。协调是系统整体与要素、层次与层次、结构与功能、要素与要素、系统与环境之间的和谐统一。协同性思维就是主体对系统客体协调的理解和对系统客体有效协调的思维原则和思维方法。

（5）自组织思维。他组织和自组织常常同时存在于一个组织系统中，他组织是使系统要素按照预期目标形成系统秩序的过程，但任何组织系统需要遵循物质运动的客观规律，其发展与演进是一种自发过程，具有不可预知性。因此，自组织和他组织共同作用促进组织的系统性发展[①]。

组织系统思维还有综合性思维、立体性思维、信息性思维、控制性思维、实践性思维等。

（二）组织系统理论对本研究的启示与应用

首先将组织系统理论运用于高等教育系统研究的是美国伯顿·克拉克教授，他说"高等教育组织的观点是从内部对高等教育系统进行分析的观点"，它"要求观察者从下至上地研究高教系统，即从教师、学生和政府官员的立场和观点去观察分析，也要求观察者从下至上地观察这一系统"。而不论是哪种方法，都是要"从内向外弄清高等教育系统与外部系统的种种关系"[②]。所谓"从下至上地观察这一系统"，就是从构成高等教育系统的最一般、最基本的要素开始，观察和研究高等教育系统。这些最基本的要素存在于高等教育系统中并使人们明了这样一些问题：高等教育内部的这些要素是如何对外部条件的某些特殊变化做出反应的，由于存在着这些特有的因素，高等教育系统得以按照自己的内在逻辑和反应形式而发展。大学是一个组织系统，组织应当成为研究高等教育系统的逻辑起点。组织系统理论对本研究的启示及应用是：

1．从系统的角度来分析大学这个特殊性组织，同时也把大学本身作为一个复杂性系统来考察

因为大学组织的演化是自组织与他组织共同作用的结果，这既是分析地方高等医学院校发展内外环境的基本思路，也是分析地方高等医学院校发展战略形成过程的理论基础。地方高等医学院校在发展过程中，既有来自外部经济社会政策制约、资源竞争带来的压力挑战，也有来自内部办学定位、办学条件、服务能力、治理体系等带来的问题，需要运用组织系统理论来科学分析，做出选择。坚持系统性原则，不管是在办学规模、办学层次上，还是在办学复杂性程度上，大学差异化、特色化发展都是一个开放的系统工程。办学目标、办学类型、办学层次、学科专业、办学资源、内部治理、服务面向等是彼此相互联系、相

---

① 苗东升. 系统科学精要 [M]. 北京：中国人民大学出版社，2006：56.

② [美]伯顿·克拉克. 高等教育新论——多学科的研究. 王承绪译. 杭州：浙江教育出版社，2011：47-48.

互依赖、相互作用的要素，是具有整体功能和综合效益的有机整体。要处理好各个子系统之间的关系，做到统筹兼顾。

2．运用组织系统思维来研究分析地方高等医学院校发展中的相关问题

探讨地方高等医学院校发展影响因素时，坚持整体性思维，从系统整体性出发，对大学组织系统内部领导与师资、资源、条件、结构、文化和外部政治经济社会环境等做统一性分析，特别不能忽视组织系统关键要素、独特要素和薄弱环节。整体性思维最根本的特征是非加和性，它反对把组织系统的特征和活动方式简单归结为组织系统的要素、层次的孤立特征和活动的综合，摒弃把整体看做部分机械相加、从部分求整体的固有思维方式。所以对地方高等医学院校发展影响因素，应通过一定的研究方法找出影响因素强弱部分，为制定发展战略举措提供依据。协同性思维揭示了组织系统的开放性和适用性，大学组织存在和发展必须和所处的环境系统之间进行物质、信息、能量双向交换，一方面大学必须不断从周围环境输入维持其运行与发展所必须的能量、物质与信息，比如获取资金、信息和人才的引进等；另一方面大学又必需将自身所产生的能量、物质或信息输出给周围环境，比如技术和服务、优秀的学生等。当环境发生变化时，大学组织迅速做出反应，调整自我，以适用环境变化。当下出现新医改和全面建成小康社会的外在要求，地方高等医学院校应及时调整人才培养发展战略，在服务地方中壮大自己，形成自己的特色。运用最佳性思维，从地方高等医学院校众多发展策略中，采用适合自己的、作用发挥最佳的发展战略举措。

四、资源依赖理论

（一）资源依赖理论概述

资源依赖理论（resource dependency theory 简称 RDT）是组织社会学研究中的重要分支。1978 年，费佛尔和萨兰奇科出版的《组织的外部控制：一个资源依赖的视角》（*The External Control of Organizations：A Resource Dependence Perspective*），是资源依赖理论的代表作。作者在书中提到三个主题：一是环境或组织的社会情境对于组织制定决策的重要性。组织从环境中获取各种资源，包括物质资源、财政资源和信息资源等，由于资源是稀缺的，获取各种资源是组织生存的必要条件，因此组织为了生存和兴旺，必须依赖这些资源的外部提供者。二是尽管组织明显地受制于所在的情境和环境，但组织、环境以及组织内部关系之间的互动是动态的、持续演变的，组织会通过战略性的行动管理他们的资源依赖。三是"权力"对于了解组织内以及组织之间行为的重要性。资源依赖让有些组织比其他组织更有权力，外部资源依赖同样会影响到内部的权力运作。20 世纪 70 年代以来，资源依赖理论被广泛应用于组织与环境关系、组织间关系的研究，成为组织社会学研究中最重要的流派之一。

费佛尔和萨兰奇科提出了四个重要假设：组织的生存是组织首要问题；组织需要获取环境中的资源来维持生存，不存在能够完全自给自足的组织；为了获取资源，组织必须与其所依赖的环境互动；控制与其他组织关系的能力，是组织的生存基础。因此，由于组织生存和发展所需的关键资源依赖于环境的某些要素，而环境中的这些要素往往会对组织提出要求，因此就产生了组织的外部控制。组织对外部环境要素的依赖程度，主要取决于三个因素：资源对组织维持生存的关键性；资源的持有群体对资源配置的控制程度；替代资源的可获得性。实际上，组织间的依赖关系通常情况下不是单向关系，更多的情况是在某种方式和程度上的资源互赖关系。费佛尔和萨兰奇科区分了竞争性互赖（在同一市场中运行的组

织的特点）与共生性互赖（交换资源对于各自生存极其重要的组织的特点）。组织在与环境关系中应该保持一种积极和主动的态度和态势，主动地采取措施管理和控制环境，通过选择和实施各类战略行动，降低对外部资源的依赖和来自外部环境的制约①。

资源依赖理论从组织间关系、组织与环境关系的视角，把组织的生存与发展置于一定的社会环境和社会情境之中，指出由于资源的外部依赖，环境或组织的社会情境对于组织制定决策的重要性；资源依赖让有些组织比其他组织更有权力，外部资源依赖同样会影响到内部的权力运作；但是，组织不是单向地、被动地依赖环境和其他组织，组织、环境以及组织内部关系之间的互动是动态的、持续演变的，组织能够通过战略性的行动管理他们的资源依赖。资源依赖理论认为环境是通过组织的选择、参与、设定而产生出来的，是组织和环境交互作用的一系列过程的结果。着眼于组织为了管理与其环境中其他组织的互赖性而采取的战略行动，揭示了组织自身的选择能力和主动塑造环境的能力，组织可以通过对依赖关系的了解来设法寻找替代性的依赖资源，进而减少"唯一性依赖"，组织可以通过战略选择和组织设计来改变自己、适应环境和改变环境，更好地应对环境的复杂性和不确定性。这是资源依赖理论的一个重要贡献，对分析组织的资源获取和保持，对分析组织创新与变革的动力来源、动力机制、影响因素均具有重要的指导和借鉴意义②。

（二）资源依赖理论的启示与应用

大学是非营利组织，处于社会大环境中，自然受到外部资源与环境的影响，特别是地方高等医学院校，对外部资源如经费、生源、项目、政府支持等依赖更为强烈迫切。但是大学不是简单地被外界控制，为了适应不断变化的环境，大学不会消极被动应付，而是主动作为、积极寻找适合自身发展的模式。资源依赖理论作为一个分析框架，对本研究具有适切性。

1．大学增强规划和预测功能

当外部环境出现高度不稳定的因素或大学对环境的依赖性显著增强，大学就需要依赖规划和预测机制来帮助大学应对环境的显著变化。我国新医改要求，逐步实施分级诊疗，在2016年全国卫生与健康大会上，习近平总书记强调把人民健康放在优先发展的战略地位。我国13亿人口，其中9亿多是农民，没有农民健康，就没有全面小康。农民的健康更需要大量的基层医疗技术人员，而且我国已经进入老龄化社会，医养结合成为朝阳产业。这些新的发展变化，为地方高等医学院校发展提供了新的机遇，地方高等医学院校面对国家政策和外部环境的变化，应早应对、早调整，根据区域经济社会和医疗卫生事业发展需求，改革医学人才培养模式，完善人才培养方案，为区域培养更多下得去、留得住、干得好的应用型医学人才。

2．与其他组织建立共生共赢的联系

大学与外部资源相互交换中，主动采取合作策略，通过资源共享寻求外部支持。服务地方是地方大学的核心办学理念和价值追求。地方高等医学院校为区域卫生事业发展服务不仅是社会的需要，也是大学发展的内在逻辑。地方高等医学院校在专业设置、课程设置以及制定学费、学制等相关政策时要把握社会需求，尤其是区域经济社会发展对医学人才

---

① PFEFFER J，SALANCIK G R. The external control of organizations：a resource dependence perspective [M]. NewYork：Harper&Row，1978.

② 迟景明．资源与能力视角的大学组织创新模式研究 [D]，大连理工大学，2012：28.

的需求，充分利用地方政府搭建的就业平台，做好信息收集与传递，达到人才培养与区域经济社会发展的连续性、一体化，互惠共生。地方高校与区域共生的主体主要包括地方高校、地方企业和地方政府，三者之间是一种相互依存、相互影响和相互发展的关系。目前，地方高等医学院校与区域共生的发展模式可以分以下几种：人才输送型模式，为社会培养应用型医学人才；教育支持型模式，以合作教育、培训支持为主要形式，实现学校、医疗机构与政府之间三赢；科技转化型模式，学校及附属医院与医疗企业之间联合攻关；合作发展型模式，地方高等医学院校发展非直属附属医院；产学研综合型模式，以高新技术转化利用为目标，实现政府、学校、企业、医疗机构深度合作。

3．变革大学内部环境以提高核心竞争力

大学在与环境变化中，始终保持积极主动的态度管理与控制环境，通过实施各类战略行动，降低对外部资源的依赖和外部威胁。20世纪90年代，在中央"共建、调整、合作、合并"的方针指导下，我国1000多所高校参与了合并改革，其中独立设置医学院校合并到综合性大学中，成为当时高校改革的重要内容，但仍有部分独立设置医学院校得以保留。这部分高校，学科较为单一，整体实力不强，对外部资源依赖性强，而且可依赖的资源有限，处于竞争劣势。但是他们没有消极应付，而是主动作为，科学定位、扬长避短，积极推行正确的发展战略，以质量求生存，以特色求发展，取得很大成绩。面对高等教育发展新形势，大学由外延发展转为内涵提升，教育教学和人才培养质量成为大学生命线。而质量保障的关键是有一支数量充足的高水平师资队伍。所以，地方高等医学院校的发展战略关键是加强师资队伍建设，一方面要培养引进高水平学科专业带头人，另一方面还要建立"双师型"教师队伍建设的可持续发展机制，培养符合人才需求的"双师型"教师。

第五节　研究目标、思路、内容与技术路线

一、研究目标

通过对地方高等医学院校发展历史与现实问题的分析、地方高等医学院校发展战略影响因素的实证分析和基于影响因素量化数据的战略性分析，建立地方高等医学院校发展战略决策模型，从而提出地方高等医学院校发展战略及措施。本书为地方高等医学院校在我国高等教育大众化和医学教育改革背景下，特别是在新医改的背景下，如何抓住机遇，增强核心竞争力，提供良好的发展战略选择；同时，通过对地方高等医学院校发展理论、发展规律和发展战略的研究，为地方政府指导地方高等医学院校发展提供决策建议和参考。

二、研究思路

本书按照"提出问题——影响因素实证分析——构建决策模型——提出发展战略及措施"的思路开展。具体是以高等教育大众化理论、战略管理理论、组织系统理论、资源依赖理论为研究的理论基础和分析框架，结合地方高等医学院校发展特点和高等医学教育特殊性，从历史与现实、理论与实践、宏观与微观相结合等方面来研究，在分析地方高等医学院校发展面临问题的基础上，通过地方高等医学院校发展影响因素实证分析和基于影响因素量化数据的战略性分析，构建地方高等医学院校发展战略决策模型，由此提出地方高等

医学院校发展战略及措施。

三、研究内容

地方高等医学院校发展战略研究涵盖面比较宽。本书重点研究战略分析与战略形成相关内容。其主要研究内容如下：

第一部分：绪论，即第一章。

主要提出论文研究的背景、目的意义，对国内外研究动态进行综述与评价，并把高等教育大众化理论、战略管理论、组织系统理论、资源依赖理论作为研究的理论基础和分析框架，进行适切性分析，在此基础上明确研究思路、研究方法、研究内容和研究技术路线。

第二部分：现实基础，即第二章、第三章。

第二章"地方高等医学院校发展的时代背景与现实状况"，从发展历史、发展背景、发展现实三个方面阐述地方高等医学院校发展面临的问题。回顾地方高等医学院校的发展历程，揭示其历史镜鉴；从医学科学的发展、医学目标的转变、医学自身发展、我国新医改政策实施等方面分析阐述地方高等医学院校发展面临的新形势和新趋势；结合地方高等医学院校发展现状，分析地方高等医学院校存在的问题；运用SWOT分析法，分析地方高等医学院校的优势与劣势、机遇与挑战。

第三章"地方高等医学院校'十二五'发展战略规划文本分析"，运用NVivo8质性分析软件，对地方高等医学院校"十二五"发展战略规划文本进行分析，指出地方高等医学院校发展战略规划存在的问题与不足。

第三部分：实证分析，即第四章"地方高等医学院校发展影响因素的实证分析"。

通过理论分析、专家访谈和德尔菲法，依照层次分析法（the analytic hierarchy process, AHP）的要求，构建地方高等医学院校发展影响因素的指标体系，并在此基础上，编制地方高等医学院校发展的影响因素量表。通过严格信度效度检验、实测、数据统计，分别对地方医学院发展的影响因素进行综合分析，得出地方高等医学院校发展影响因素权重系数、影响因素与发展战略相关性分析系数，并就各种影响因素对不同发展水平、不同类别和地域差异的地方高等医学院校的作用强度进行分类比较。

第四部分：决策模型构建，即第五章"地方高等医学院校发展战略决策模型构建"。

基于前述历史回顾、理论分析和各种质性、定性、定量研究的成果，通过统一性分析、可能性分析、特异性分析和功能性分析，建立地方高等医学院校发展战略生态决策树模型；地方高等医学院校的组织性、公益性、差异性特征决定了其在运用生态决策树模型的时候可以借鉴SWOT分析法，于是又建立地方高等医学院校发展战略生态决策树模型与SWOT分析模型的联结。基于各项数据、理论分析和各种模型的整合，提出SO增长型战略、ST多元化战略适用于地方高等医学院校，而WO转型战略、WT收缩战略却不适用。

第五部分：战略选择，即第六章"地方高等医学院校发展战略及措施"。

基于地方高等医学院校发展影响因素量化数据的战略性分析，结合地方高等医学院校发展战略生态决策树模型与SWOT分析模型的联结，针对SO增长型战略和ST多元化战略的具体化要求，提出地方高等医学院校发展战略及措施：科学确定地方高等医学院的发展战略定位，创新以医学精英教育模式改革为重点的医学人才培养体系，突出地方高等医学院校办学特色，建立"学科专业带头人＋团队"人才发展模式与"双师型"教师队伍建设的可持续发展机制；构建与区域经济社会发展互动的模式路径，完善地方高等医学院校的基础环境。这六项战略举措建议，实际上也是 SO 增长型战略、ST 多元化战略的具体体现。

第六部分：结论与展望，即第七章。

总结了本文的主要结论、研究创新点、不足和今后需进一步加强研究的方向。

四、技术路线

技术路线见图 1-1。

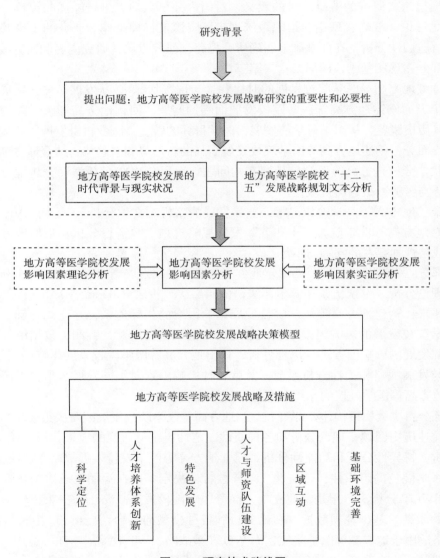

图 1-1 研究技术路线图

第六节 研究方法

一、文献分析法

文献分析法主要指搜集、鉴别、整理文献，并通过对文献的研究，形成对事实科学认识的方法。本研究收集整理文献的范围：一是中外高等医学教育、高校特别是地方高等医学院校发展战略以及高校办学定位、人才培养、办学特色、服务地方等方面的文献；二是国家和主管部门颁布的高等教育、高等医学教育方面的文件政策、法律法规等；三是地方高等医学院校发展数据。梳理总结吸纳既有研究成果和数据资料，以此作为开展本研究的重要基础。

二、问卷调查法

问卷调查法，是调查者运用统一设计的问卷向被选取的调查对象了解情况或征询意见的调查方法。为了尽可能全面地了解地方高等医学院校发展战略的影响因素，通过对地方高等医学院校的校级领导及发展规划部门的负责人、国内高等医学教育专家、山东省教育厅高教处负责人进行访谈，形成地方高等医学院校发展影响因素的初选指标。应用德尔菲法，对地方高等医学院校发展影响因素的初选指标进行问卷调查，予以筛选、完善，构建了地方高等医学院校发展影响因素指标体系。应用德尔菲法，对地方高等医学院校发展影响因素量初选题项，进行问卷调查，予以筛选，形成了地方高等医学院校发展影响因素测量量表，并经过严格的信度、效度检验程序。在东、中、西不同地区随机抽取地方高等医学院校校领导、教学科研及发展规划部门领导、高等教育研究专家问卷调查，采集样本，进行实证分析，得出地方高等医学院校发展影响因素权重、与学校发展战略相关性分析系数，并就各种影响因素对不同发展水平、不同类别和地域差异的地方高等医学院校的作用强度进行了分类比较，这些为地方高等医学院校制定发展战略提供了可靠的依据。

三、文本分析法

文本分析法，就是从文本的表层深入到文本的深层，从而发现那些不能为普通阅读所把握的深层意义的研究方法。本文将55所地方高等医学院校中35所的"十二五"发展战略规划文本整理规范编号，作为研究个案，导入Nvivo8.0质性分析软件。以该分析软件为辅助工具，对该35所地方高等医学院校"十二五"发展战略规划文本的内容进行分析，生成结果，使用"探索"工具中的模组图功能，呈现特定研究主题的结构关系，利用多种图和表呈现文本分析结果，探讨该35所地方高等医学院校"十二五"发展战略规划文本内容的特征及存在的问题，对于地方高等医学院校研究制定新的发展战略，特别是制定其"十三五"发展战略规划具有重要借鉴意义，也为地方高等医学院校实施战略管理提供价值选择。

第二章　地方高等医学院校发展的时代背景与现实状况

第一节　地方高等医学院校发展的历史逻辑

地方高等医学院校的发展随着中国医学教育发展的变化而变化。从中国高等医学教育的发展历史可以看到地方高等医学院校的发展阶段、发展特点和发展规律，从中得到启示，避免犯错误走弯路。

一、地方高等医学院校的发展历史

从中国的医学教育体制变革可以看到地方高等医学院校的发展历史。从 1949 年至今，中国的医学教育体制经历了四个发展阶段。第一阶段为 1949—1965 年，中国医学教育曲折发展和体制重新确立时期；第二阶段为 1966—1976 年，"文化大革命"时期；第三阶段为 1977—1998 年，健康发展时期。第四阶段为 1999 年至今，扩招时期。

（一）第一阶段：新中国成立到"文化大革命"前

新中国成立后，对旧中国遗留下来的医学院校进行了改造，同时借鉴苏联经验，进行了一系列教育改革，初步形成我国自己的高等医学教育体系。1952 年，为了集中力量办好高等医药院校，改变布局不合理的状况，教育部颁布了《关于全国高等学校 1952 年的调整设置方案》，卫生部据此调整了院系。经过这次院系调整，全国高等医学院校保存了 32 所[①]。到 1957 年，全国高等医药院校总数达 37 所。1957 年，卫生部对全国医学院校进行了第二次调整，将 24 所卫生部所属的医学院交由省市代管。经过两次院系调整，不少高等医药院校从综合性大学里独立出来。这一阶段是我国高等医学教育体制的确立时期。

（二）第二阶段：十年"文化大革命"时期

1966 年"文化大革命"开始，在极"左"思潮驱使下，许多院校纷纷搬到农村去。山东医学院分散到 10 个县去办。此外，为了加速实现中西医结合，全国掀起了一股中西医院校合并的浪潮。江苏、河北、安徽、福建、江西、天津等省市的医学院校纷纷合并[②]。

从 1966 年起，高、中等医学院校 5 年没有招生，12 年没有招收研究生，6 年没有选派出国留学生，7 年没有接收外国来华留学生。20 世纪 60 年代以来，全国高等学校由 1965 年的 434 所，减到 1971 年的 328 所[③]。

这十年是我国高等医学教育的动乱时期。我国医疗卫生事业经历了曲折的道路，医疗

---

① 上海市高等教育局研究室，华东师范大学高校干部进修班教育科学研究所.中华人民共和国建国以来高等教育重要文献选编（上）[M].上海：华东师范大学出版社，1982：293-294.

② 朱潮.中外医学教育史 [M].上海：上海医科大学出版社，1988：89-95.

③ 朱潮，张慰丰.新中国医学教育史 [M].北京：北京医科大学中国协和医科大学联合出版社，1990：69-75.

30

卫生事业受到了严重的干扰和破坏，造成医药卫生队伍青黄不接、人才断层的严重状况。

（三）第三阶段：改革开放至高校扩招前时期

1978 年 2 月，国务院转发教育部《关于恢复办好全国重点高等学校的报告》，确定了由教育部和卫生部双重领导的重点医学院校 5 所，卫生部直属的 1 所（中国协和医科大学），卫生部和地方政府双重领导的 10 所，纠正"文革"期间造成的混乱局面，使高等医学教育逐步走上正轨，推动了我国医学教育事业的发展。

1．拨乱反正与调整

为了贯彻"调整、改革、整顿、提高"的方针，对高等医学院校进行调整，着重调整了专业设置，使得我国卫生队伍各专业结构之间的比例逐步趋向合理。到 1979 年，高等医学院校共有 120 所，其中本科及以上层次的院校有 107 所[①]。1980 年全国高等医学教育工作会议修订了《全国高等医学教育事业发展规划（草稿）》，确定高等医学教育在 1985 年前执行"调整、充实、提高"的方针。

2．改革探索与发展

我国高等医学教育在度过调整恢复期后，各方面工作逐步走上了正轨，在调整、整顿的基础上稳步发展。8 所历史较长、基础较好、门类齐全、国内外有一定影响的医学院校改为医科大学。至 1985 年，高等医学院校招生人数达 39 700 余人，比 1980 年增加 27%，1985 年在校学生达 149 800 余人，比 1980 年增加 8%。专业结构逐步趋于合理。

3．体制改革与结构调整

1988 年，卫生部从我国基本国情出发，印发了《关于改革和发展高等医学教育的意见》。实行多层次、多形式、多渠道的办学方针，进一步下放权力，扩大高等医学院校的自主权，实行简政放权、分级管理、分级负责，逐步引入竞争机制，充分发挥各级各部门的积极性和创造性。

中国医学院校根据管理权限，地方高等医学院校属于省属或市属；根据学制划分，有 3 年制医学专科、4 年制护理学士、5 年制医学本科学士、7 年制医学硕士、8 年制医学博士。1988 年起，从全国 131 所高等医学院校中选择了 15 所试办 7 年制高等医学教育，批准北京医科大学、上海医科大学等 15 所院校试办 7 年制临床医学专业和口腔医学专业。毕业考核合格者，授予医学硕士学位。这是我国进一步深化高等医学教育改革的具体体现，也是培养高级医学人才，使我国医学更好地跟上当代世界医学科学发展的重大举措。

截至 1988 年底，独立设置的普通高等本科医学院校有 69 所，在校本专科生 177 918 人。医学院校新中国成立前仅有 44 所，1989 年达到了 136 所。据 1989 年统计资料，我国 136 所医学院校中，省、市、自治区属 113 所，其中西医院校 106 所，本科院校 114 所[②]。

1993 年中共中央、国务院颁布了《中国教育改革和发展纲要》，高等医学教育进行了一场全面的体制改革，包括管理体制、办学体制、经费筹措体制、招生就业体制和学校内部管理体制的改革。

自改革开放到 20 世纪 90 年代初，我国高等医学教育事业有了很大发展，院校数量有所增加，布局趋于合理。

①　朱潮，张慰丰. 新中国医学教育史 [M]. 北京：北京医科大学中国协和医科大学联合出版社，1990：80-85.

②　丘祥兴. 高等医学教育管理的理论与实践 [M]. 上海：上海医科大学出版社，1993：23-25.

（四）第四阶段：高校扩招以来

我国各高校从 1999 年开始了大规模的高等教育扩招，高等医学院校也不例外，高等医学院校的学生人数不断增加。扩招前的 1998 年，高等医学院校的招生数和在校生数分别为 75 188 人和 283 320 人，到了 2005 年，已分别增加到 386 905 人和 1 132 165 人，这几年的增长率都超过了 15%。

在 20 个世纪 90 年代初，《中国教育改革和发展纲要》提出了"共建、调整、合作、合并"的八字方针，全国约 1000 所高校参与了合并改革，其中医学院校与综合性大学或多科性大学合并已成为高校改革非常重要的部分。原卫生部所属的 11 所医学院校中已有 9 所合并到教育部所属的综合性大学之中。同时，原地方独立设置的一些医学院校也与教育部所属的综合性大学进行了合并。此外，还有一些地方高等医学院校通过合并提高了办学层次。在共建和调整方面，中国协和医科大学与清华大学采取共建的形式，组建了清华大学北京协和医学院；原卫生部所属中国医科大学调整到辽宁省管理。通过高校管理体制改革，原来隶属于卫生部领导的医学院校变为教育部领导；原来独立设置的医学院校成为综合性大学的一部分。据不完全统计，截止到 2004 年底，含有医学教育的综合性大学或学院已经达到了 74 所；但是，独立设置的地方高等医学院校仍有 56 所。到 2005 年底，全国已有 41 所医学院校并入了综合性大学。根据网大教育发布的 2008 年大学排行榜，独立设置的医学院校目前还有 49 所（不含中医药院校、药学院校和军事系统医学院校）。在这 49 所院校中，除中国医科大学为卫生部与辽宁省共建外，其他均为地方高校，只有天津医科大学为"211 工程"医学院校。在综合排行中，独立设置的医学院校进入全国前 50 名的仅有中国医科大学 1 所（第 45 位）。

医学院校与综合性大学合并给医学教育带来了很多优势，如医学生可以接受更多人文社会科学教育，学科更加融合，但也存在着许多问题。如大学、医学院和附属医院的关系成为突出问题，附属医院的经费由地方卫生部门直接拨款，采取行业管理及属地化管理，医学院不了解卫生部门的方针政策，造成附属医院和医学院分离[①]。独立设置医学院校尽管目前整体实力不强，大都处于竞争劣势[②]，但仍然拥有自己的发展空间，仍有综合院校医学院所不具备的优势。只要将独立设置的医学院校准确定位，扬长避短，推行正确的发展战略，也能够办出特色、办出水平，在高等医学教育体系中发挥不可替代的作用。

纵观当代我国高等医学教育的发展历程，虽然取得了巨大成绩，但是也存在不少困难和问题。特别是新形势下，地方高等医学院校如何发展，如何提升核心竞争力，已成为高等医学教育界需要重点关注的问题。

二、地方高等医学院校发展的历史镜鉴

回顾总结我国地方高等医学院校发展的历史经验教训，对于制定今后一个时期高等医学教育的发展规划，制定地方高等医学院校发展战略，无疑具有重要的历史镜鉴意义。

（一）必须与社会经济发展、医疗卫生需求相适应

几十年来，我国的高等医学教育经历了几次大的波折。1958 年"大跃进"年代，高等医学院校从 1957 年的 37 所发展到 1960 年的 204 所，招生数量从 1957 年的 9000 多人增

---

① 王德炳. 中国高等医学教育管理体制改革的思考与建议 [J]. 医学教育，2005（2）：1-4.

② 梁刚. 浅论独立设置医学院校的发展途径 [J]. 高教前沿，2011（2）：74-75.

加到 1960 年的 31 392 人，在校学生数量也迅猛增加。高等教育大众化阶段，高等医学院校从 1998 年 118 所发展到 2008 年 159 所，增长 34.7%，医学类招生数分别从 75 188 人增加到 303 045 人，上涨 303.1%，医学类在校生分别从 283 320 人增加到 1 156 071 人，上涨308%[①]。但由于不考虑高等医学教育的发展规律，不顾客观条件盲目发展，导致学校的基础设施、教学设施、师资队伍、实践基地等各方面的条件跟不上实际需要，数量增加了但是质量并没有同步跟上。"文革"期间，高等医学院校从停止招生到招收部分"工农兵"学员，高等医学教育的规模、结构、质量都遭受了严重摧残。

60 多年来，尽管中国的医学教育事业有了巨大发展，但是目前的"看病难""看病贵"的问题依然没有得到有效解决。问题的根源，除了医疗体制和社会层面外，高等医学教育发展与国家经济社会发展不相适应是深层次原因之一。所以，教育的发展必须与社会的发展相适应，高等医学教育的科学发展必须与社会经济发展、医疗卫生需求相适应，这样才能做到规模、结构、质量、效益协调发展。

（二）必须遵循医学教育规律

医学教育既有高等教育的共性，更有医学教育自身特殊的特点与规律。医学教育自身的特点与规律主要有以下几点。

第一，医生的服务对象是人，医疗服务关系到人的生命，人的生命只有一次。同其他学科的教育相比，医学教育的质量要求更高。《医学生誓言》中说，健康所系、性命相托！所以应当努力使医学生在素质、知识、能力等各个方面都达到较高的水平。医学生要有人文关怀，关爱生命，注重医患沟通。美国纽约东北部的撒拉纳克湖畔，镌刻着西方一位医生特鲁多的铭言："有时，去治愈；常常，去帮助；总是，去安慰。"医学的人文性，就是医学的本质属性，这段铭言越过时空，久久地流传在人间，至今仍熠熠闪光。

第二，医学教育成本较高。根据世界高等教育通行的规律，医学院校的学费标准最高，政府投入也最大，如英国政府每年向每个医科学生的拨款达到 12 000 英镑。国内医学院校生均成本 1.2 万元～1.5 万元 / 年，而政府财政拨款与成本的差值较大，生均成本已经超出生均拨款近万元。所以，对医学生的教育经费拨款应与其他专业区别开来。

第三，医学教育具有很强的实践性。医学院校必须具有良好的实验室条件，如充足的实验动物和人体标本，丰富的病理、微生物标本，完备的实验室器材等。实验、实习教学多，实验课（实践课）与理论课学时比是 1∶1，四年级要见习，五年级要实习。附属医院作为临床教学基地，是医学生进行医学实践最重要的场所，是办好医学教育至关重要的条件，应当有足够的临床教师（合格的师生比是 9∶1），足够的床位数（学生与床位比是 1∶1）、患者和病种。

第四，医学教育课程多，周期较长。以我国医学院校 5 年制临床医学专业为例，课程门数，平均为 37.83 门，最多的达 50 门，明显多于其他专业[②]。目前，世界上大多数国家的医学教育，都建立了不同形式的医学预科教育制度，要求学生通过为期 2～4 年的十分严格的医学预科课程，才能正式进入医学院学习。世界各国医学教育的学制为 6～8 年不等，其中以 6 年以上的长学制居多，占到 73%。

另外，医学是多学科融合的学科，医学教育属于终身教育，总之，医学教育有其特殊

①　章静，黄睿彦. 新时期我国高等医学教育的发展机遇与困境 [J]. 西北医学教育，2011（6）：438.

②　郭永松. 论创建一流大学与高等医学教育的改革与发展 [J]. 医学与哲学，2001（10）：3.

性。所以，要合理控制医学教育的规模，不能违背医学教育规律。

（三）必须把提高教育教学质量作为生命线

在过去的高等医学教育活动中，更多强调政治因素，忽视或轻视医学教育规律，教育教学质量提高不明显。著名学者董健先生认为，20世纪90年代以来，"主要是经济实用主义"与"庸俗市侩主义"消解着大学之魂，同时"后政治实用主义"和"后左倾教条主义"挟着经济之势继续戕害着大学 ①。医学院校专任教师基本上没有受过师范教育，教学方法、教学技能、教学理念需要慢慢上手，也在一定程度影响教学质量。1999年后的扩招，更多考虑的是激活经济和解决上大学难的问题，导致教育教学质量的下滑。

大学应把提高人才培养质量放在首位，必须始终树立质量是高等医学教育生命线的观念，以质量求生存，走质量立校、质量兴校、质量强校之路，把提高教学质量作为大学高举的旗帜、孜孜以求的目标和精神。今后高等医学院校的发展方向应从规模效应转为内涵提升，教育教学质量的提升任重道远。

（四）必须培养不同层次、不同类型的医学人才

国家级重点大学、省属院校各层次医学院校的办学目标、水准、功能不同，都应该形成各自的办学特色，不能强求统一。在学制上，应当构建以三年制、五年制和八年制为基本学制的医学教育学制体系：三年制医学专科教育的任务是培养具有实际工作能力的基层普及型医师，面向区县、特别是农村边远地区的医疗保健机构；五年制医学本科教育的任务是培养基础牢固、知识较广博、实际能力较强，具有进一步深造条件的高级医学专门人才，主要面向城市各级医疗卫生机构；八年制高等医学教育的任务是培养基础扎实、临床医学专业实践技能较强、具有发展潜力和后劲的高层次医学人才，主要面向城市大型医院和医学教育及科研机构。

高等学校类别、层次之间并无质量高低之别。分类是基于高校各自承担的教育目标、教育使命而进行的。根据不同的培养目标，培养出来人才规格是不同的，就业的去向也不同。"985""211"和全国重点综合性大学、医科大学是精英教育，培养的是研究型医学人才，毕业去向不是出国深造，就是全国大医院和研究机构；而地方医学院校培养的医学生，培养目标是为了满足区域卫生人才需求，培养的是应用型医学人才。这两类人才都很重要，都是社会的有用人才。

（五）必须正确处理好教学、科研、医疗之间的关系

高等医学院校，尤其是地方高等医学院校要坚持以教学为主。以教学为主，应当按照党的教育方针、学校的培养方案和人才培养目标与规格不断更新教育理念，改革教学内容，改革教学方法，积极运用信息化手段，立足于培养学生的社会责任感、创新精神和实践能力。将实践教学工作融于医疗工作之中，通过医疗服务实践，可以使学生尽快地掌握和实践医疗服务技术。

地方高等医学院校的科研活动要从地方医疗卫生事业发展需要的实际情况出发，解决当地医疗卫生事业发展中急需解决的科学技术问题。在科研活动中，教师及时掌握学科发展前沿动态和最新研究成果，并充实到课堂中，提升课堂教学质量。科研思维可以开拓临床教师的视野，创新临床教师的思维模式，启发临床教师采用最新的方法技术，提高诊断

---

① 董健. 践步斋读思录 [M]. 南京：江苏教育出版社，2001：24.

率治愈率，更好地服务社会，也更好地培养学生。

（六）必须坚持医学的"精英教育"理念

高等医学教育所培养的是救死扶伤的医疗卫生事业人才，是服务于全面健康和医疗保健的医生，所以我们必须坚持医学的"精英教育"模式。地方高等医学院校应坚持此理念，理智地看待自己所处地位，从思想上和行动上认清学校所处的实际办学层次和位置，只有这样才能更好地把握自己的发展方向，才能高质量地达到自己的人才培养目标和培养规格。地方高等医学院校也能培养出高质量的，国家医疗卫生事业急需的实用型、应用型医学精英人才[①]。

在新时期，各医学院校应根据高等医学教育的精英属性，树立自己的办学理念，通过实施医学精英教育，明确自己的办学类型，确定办学层次，并要有科学、合理的办学水平定位。只有在高等医学教育体系中找准自己的合理位置，在市场竞争中找到自己的立足点，才能彰显学校的个性和特色。高等医学院校只有坚持走"规模、结构、质量、效益"协调发展的道路，以科学的发展观，大力推进医学精英教育，努力培养医学精英人才，才能适应和满足研究型人才和应用型人才培养工作的教学需求，探索和创立培养研究型人才和应用型人才的教学体系[②]。

综上所述，地方高等医学院校为地方经济和社会发展服务，以质量求生存，以特色谋发展，积极承担着大众化高等教育的任务，承担着促进地方经济社会建设，为地方培养医药人才、促进科技创新和发挥社会服务的职能。其主要办学目标是为地方经济建设与社会发展需要培养大批高级应用型医药人才；为地方经济建设与社会发展推广应用高新实用技术；可以成为地方医药专业技术人才继续教育、终身教育的培训基地与教育基地。地方高等医学院校还要主动出击，切实整合自身办学资源与地方社会资源，促进自身发展。同时，地方社会发展也需要地方高等医学院校的紧密配合，也可以为其发展提供有利条件。二者在互动中共同发展。

第二节　地方高等医学院校发展面临的新形势、新趋势

地方高等医学院校是我国高等医学教育的重要组成部分，它的改革发展与我国高等医学教育发展的新形势、新变化息息相关。特别是21世纪以来，医学科学的发展、医学目标的转变，医学自身的进步，新医改的实施，全面建成小康社会目标的推进，以及高等医学教育的多样化、地方化、社会化、国际化、现代化等新趋势，极大地推动了地方高等医学院校的发展。

一、地方高等医学院校发展面临的新形势

经济、科技、文化、社会发展的新变化新形势，为地方高等医学院校的发展提供了动力和方向。

① 白波.地方普通高等医学院校的人才培养规格 [M].青岛：中国海洋大学出版社，2008：45.
② 罗伟生，邓德灵.论高等教育大众化阶段的医学精英教育理念 [J].华夏医学，2006（4）：333.

（一）医学科学的发展产生了医学教育发展的新需求

21世纪是一个以生命科学、信息化和网络化为标志的时代。随着科学技术的快速进步，知识总量迅速增长，知识更新周期不断缩短，医学科技在发展的深度、广度、交叉度和转化度等方面都达到了新的高度，高新前沿科技被不断应用于临床医学，极大地促进了临床医学的发展。

第一，学科交叉发展不断引发生命科学技术革命。分子生物学和基因组学的创立与发展被普遍认为是生命科学发展史上的第一次技术革命和第二次技术革命，这两次影响重大的生命科技革命均源于学科交叉发展。物理学、化学与传统生物学的交叉发展，开启形成了分子生物学全新的研究领域，明确了DNA是遗传物质的关键概念，对未来生命科学技术术的发展与研究具有历史性奠基意义。本世纪，"纳米科技、生物技术、信息技术、认知科学"四大学科交叉发展引发的重大科技创新将推动临床医学、医疗器械、药物研究等科学领域的巨大变革，对促进人类健康与生命质量起到不可估量的作用，学科交叉发展正引发生命科学史上第三次技术革命。

第二，基因技术促进诊疗手段不断取得新突破。2000年人类基因组草图的绘制完成，标志着人类从基因组时代正式步入后基因组时代，基因技术的研究重心也由DNA测序、解释生命遗传信息等转向在分子层面研究生物学功能、精确探索人类健康和疾病的奥秘。基因技术促进了基因组学、生物信息学、蛋白质组学、代谢组学、表观遗传学等学科领域的陆续诞生，因此，后基因组时代的现代生命科学又被称为"系统生物学"。十几年的积累与探索，基因技术的研究取得了巨大进步，分子病理学将会成为临床诊断更为精确的依据，病前预测为依据的预防式治疗和靶向药物引领下的"基因药物"将极大地降低临床治疗的成本、提高治疗效率。

第三，转化医学成为解决临床问题的新方向。转化医学的核心就是将基础医学的最新研究成果和最新的医学技术快速有效地转化为能够在临床诊疗实践中应用的理论、技术、方法和药物，促进医学理论与临床实践相结合，是对基础医学与临床医学的整合。转化医学已经成为解决临床问题的新方向，美国、英国等欧美发达国家将转化医学上升为发展战略高度，投入巨额资金，成立转化医学研究机构，培养转化医学人才。

第四，协同合作成为医学科技创新的重要组织模式。信息技术的飞速发展，极大地冲击了传统的科研组织模式，缩减了各学科研究领域的研发周期，同时拉近了各领域科研人员的距离，生物医学的发展愈来愈趋向"大生物医学"，生命科学技术的创新与发展越来越依赖于多学科、跨领域的交叉融合，协同合作的大兵团作战成为医学科技创新重要的组织模式。例如：人类基因组计划是由美、英、法、德、日、中六个国家包括数学、物理、化学、计算机、生物学等众多领域的专家协同合作共同完成的。我国2012年实施的"高等学校创新能力提升计划（2011计划）"，旨在发挥高等教育作为科技第一生产力和人才第一资源重要结合点在国家科技发展中的独特作用，增进协同合作的创新模式对科技创新的促进作用，协同合作的组织模式也为医学科技创新与发展带来了机遇，14个"生物医学协同创新中心"项目纷纷入选"2011计划"①。

（二）医学目标的转变促进了医学教育改革的新发展

1993年，由美国牵头，包括中国在内的14个国家参加的一"医学目标"研究项目，是

---

① 邹丽琴.中国八年制医学教育培养模式研究[D].第三军医大学，2013：31.

近年来在理论层面上对医学目标进行研究的国际项目。3 年中，14 个国家的代表团从不同的角度对医学新目标进行了深入研究，先后在布拉格召开三次会议，1996 年完成最终报告，并于 1999 年公布出版了《医学目标：设置新的重点》。该报告提出的医学新目标由以下 4 个新目标组成：

首先，预防疾病和损伤，促进和维持健康。医学的核心价值在于预防疾病和促进健康。疾病与损伤是能够预防的，帮助患者和教育患者是一个医生最基本的责任，一定程度上医生帮助患者预防疾病与损伤要远比治疗疾病重要得多。当前世界居高不下的儿童死亡率足以证明促进健康的重要性与任重道远。从源头预防疾病与损伤的发生，减少医疗费用支出，对促进经济发展意义重大。随着时代的发展变化，人们对医学的认识也由传统的单纯的"治病救人"转变为将其视为卫生服务体系"大卫生观"的一部分。

其次，缓解疾病疼痛与减轻疾病痛苦。高血压等慢性疾病的外在症状并不明显，患者在寻求治疗措施以缓解疾病疼痛的同时，也希望减轻心理的痛苦。疾病给患者带来的疼痛与心理痛苦，二者是既相互联系又相互区别的，解除疼痛仅仅是传统医学的主要目标。疼痛更多地表现为生理上的症状，痛苦则表现为心理的折磨与压力。现代医学中，医生本着以人为本的理念，缓解治疗患者的疾病，减轻患者的心理痛苦，是现代医学的主要目标之一。

再次，对病患的治疗与护理，对不可治愈患者的照料。传统医学存在注重治疗，忽视对患者护理与照料的片面思维。当疾病与损伤给患者带来伤害时，医生通过寻求病因，发现诊断证据以确定治疗方案促使患者恢复健康状态，与此同时应十分注重患者康复过程的护理与照料。医学的治愈功能包括治疗、护理与照料两个方面。现代医学中，有的疾病是可以通过治疗完全治愈恢复的，有的是可以部分治愈与恢复的，而慢性疾病给患者带来的痛苦往往是难以一次性治愈和恢复的，对此类疾病的治疗与护理照料将伴随患者一生。因此，医生在帮助患者治疗疾病减轻痛苦的同时，教育帮助患者自我保健与治疗，减轻慢性疾病带来的痛苦是其面临的新的挑战与责任。

最后，防止过早死亡，遵循临终关怀。和死亡的斗争贯穿医学发展的始终，但接受人生正常终结的事实也是医学应有理念。在一定意义上，医学是促进人在青年时代健康成长，老年时代健康生活，直至正常安详离世时的人道关怀。现代医学技术的快速发展与进步，使得人类期望寿命大幅增加，世界卫生组织 1998 年报告显示，1955 年全世界人均期望寿命为 48 岁，预计到 2025 年人均期望寿命将达到 73 岁。构成 21 世纪医学新目标的 4 个具体目标，不仅体现了"以人为本，以患者为中心"医学理念，也体现了集预防、医疗、保健为一体的系统医学思想[①]，内容丰富。

21 世纪医学新目标的确立也为医学教育改革指明了方向，具体体现在以下 5 个方面：

第一，医学教育要适应传统医学的"诊断 - 治疗"模式向现代医学"预防 - 医疗 - 保健 - 康复"模式的转变。现代医学新目标要求突破传统医学教育的课程设置，注重培养学生的健康教育能力、预防干预能力和社区卫生保健能力。预防医学、流行病学、健康促进、康复医学等课程成为现代医学教育的必修课程。

第二，医学教育改革要适应现代医疗服务由"疾病为中心"转变为"以患者为中心"的服务理念的变化。医学新目标强调"以患者为中心"的医疗服务理念，坚持预防为主的原则，注重患者心理健康，注重护理、康复和照料。强调通过帮助教育患者提高自我保健

---

① 孙宝志 . 高等医学教育人才培养模式改革研究与实践报告 [M]. 高等教育出版社，2006：5-7.

意识与能力，促进健康。传统的医学教育模式与课程体系无法与新的医疗服务理念相适应。新的服务理念要求医学教育加强人文社会科学教育，强调人文科学与医学相结合，树立学生以人为本的服务理念，强调人文关怀，注重培养学生医学职业道德与素养。

第三，医学教育改革要适应社会疾病谱的变化。随着经济社会的巨大变革和人们生活方式的改变，危害人们身心健康的疾病也在发生变化，现代社会慢性病逐渐成为危害人们健康的主要疾病。传统的医学教育忽视学生慢性病治疗与预防的教学，只注重对临床疑难杂症的治疗，过度强调专科培养，导致毕业生难以应对慢性病的临床治疗问题。今后的医学教育改革应更加注重对医学生初级卫生保健的教育教学，注重慢性病的治疗与预防，培养学生健康教育与健康促进的手段与策略，重视全科医生的培养。

第四，医学教育改革要适应医患关系的转变。现代医患关系已由传统的医生为主导，患者服从的"家长式"医患关系转变为医生引导，患者主动参与的"合作式"新型医患关系。"合作式"新型医患关系既是现代医学发展维护患者基本权利的要求，也是达到克服疾病，促进健康的医学目标的需要。"医患沟通"等相关课程在传统的医学教育体系中几乎处于缺失的状态，这显然难以适应新型医患关系的转变。医患交流技能作为国际公认的医学教育七大基本要求之一，理应成为我国医学教育改革的方向之一，我国医学教育应向美国等西方国家学习相关教育经验，加强医学生的相关教育、教学，培训医患沟通能力与技巧。

第五，医学教育改革要切实加强临床实践能力的培养。过硬的临床治疗和护理能力是现代医学新目标对医学生培养提出的要求与目标。而传统医学教育往往忽视对医学生临床实习教育，对临床实践教学要求松散，对临床实习考核流于形式等严重削弱了医学生临床实践能力。医学教育改革应更加重视学生临床实践能力的训练，严格临床实习教学，理论与实践相结合，严格实践考核，面向"治疗与护理"的医学目标培养高素质、高能力的医学人才。

总之，21世纪的医学是肩负光荣时代使命的医学，是尊重生命科学规律、适应多元化社会、尊重人的权利与尊严的医学。新的医学目标要求现代医学教育改革要面向新的医学发展要求，适应社会医学人才需求，改革医学人才培养模式，培养高素质的医学人才。

（三）医学自身发展特征影响着医学教育的新变革

第一，医学整合性趋势。随着我国经济社会的发展与进步，对广大人民健康造成主要威胁的疾病谱也随之改变，至2002年，我国死因前三位的疾病为恶性肿瘤、脑血管疾病、心脏病。慢性病发病率不断升高，已经成为威胁我国人民健康的主要疾病。人们生活行为方式的改变和社会巨大变革，人们对健康的认识也不断改变，逐渐形成了身体 - 心理 - 社会适应的现代健康观。疾病谱的变化和人们健康观念的进步最终源于经济社会变革对人们健康影响因素的改变，当前我国疾病诱发因素中心理、社会、行为因素约占60%，远远超过生理因素诱发疾病的比例。与此同时，医学模式也由传统的生物医学模式转变为生物 - 心理 - 社会 - 环境的现代医学模式。现代医学的整合性趋势正是在目前医学模式转变等变化的背景下产生的医学发展新趋势。医学整合性趋势的基本特征表现为：医学内部各学科之间的耦合；学科研究领域相互交叉、融合；医学与外部环境的关联日趋紧密，患者作为有机整体进入医学视域等。

第二，医学强调人文关怀。医学面对的是具有生理性、心理性、社会性等多重特性的整体的人。因而，医学从来都不是单纯的一门自然科学，而是有着深刻人文标记的科学。

医学研究的内容首先应该是人文关怀，我国传统医学自古就有"医乃仁术"的人文关怀思想，仅仅依靠人体解剖学、生理学、病理学等基础医学知识无法解决患者的身体病痛和心理痛苦。现代医学应将患者视为生理、心理、社会、环境的整体，依靠医学治疗手段减轻患者病痛的同时，更应给予患者心理上关怀与照料。现代医学应是科学技术与人文精神的结合，医学是人的科学，而脱离了人文关怀的医学就不能称其为人的医学。人的复杂性与整体性决定了医学体系的多元性，它有自然的、社会的、文化的和心理的多重特性，随着时代的变革，现代医学发展趋势应更加强调人文关怀，这是医学自身应有之意，也是现代医学发展的时代要求。

（四）我国医药卫生体制改革提出了地方高等医学院校改革发展的新任务

2009 年，党中央、国务院颁布了《关于深化医药卫生体制改革的意见》，提出了我国医药卫生体制改革的总体目标和政策措施，指出当前我国医药卫生事业发展水平与人民群众健康需求及经济社会发展要求存在不适应的矛盾，人口老龄化、疾病谱变化、生态环境变化等给医药卫生发展带来新的严峻挑战，要求建立可持续发展的医药卫生科技创新机制和人才保障机制，加强卫生人才培养。要求高等学校调整教育结构和规模，加大医学教育投入，提高医学教育质量，对医学教育更好地服务医药卫生事业发展提出了更高的要求。新医改还要求，我国逐渐实行分级诊疗，卫生资源迅速前移、下移，使基层农村卫生技术人员真正发挥好健康"守门人"作用。高等医学院校必须面对医药卫生体制改革对医学教育质量提升提出的客观现实需求，并把变革培养模式作为适应这种需求的重要途径和手段。

（五）推进健康中国建设目标提供了地方医学院校发展的新机遇

党的十六大报告提出全面建设小康社会，党的十八大报告提出全面建成小康社会，尽管有一字之变，但包含的内容更广，更多强调的是紧迫感。小康社会的标准，除了政治、经济、文化、社会、环境等方面外，老百姓的身心健康也是重要的内容。2016 年 8 月，习近平总书记在全国卫生与健康大会上提出，把人民健康放在优先发展战略地位，建设"健康中国"。2016 年 10 月，中共中央、国务院印发了《"健康中国 2030"规划纲要》，作为我国健康事业的行动纲领、首次在国家层面提出的健康领域中长期战略规划，让广大人民群众享有公平可及、系统连续的预防、治疗、康复、健康促进等健康服务。我国是农业大国，广大农村和基层，特别是西部地区依然缺医少药，依然看病难、看病贵。"健康不健康，关键在老乡"，没有九亿多农民的健康，就谈不上建成小康社会。要保障老百姓的健康，就必须有广大的基层卫生技术人员提供医疗服务。国家六部委联合印发了《以全科医生为重点的基层医疗卫生队伍建设》，国务院出台了《关于建立全科医生制度的指导意见》对创建具有中国特色的全科医生培养模式作了全方位的顶层设计。培养和造就一大批高素质的应用型基层医疗卫生人才，服务地方经济社会发展和满足基层农村医疗卫生需求，是时代赋予地方高等医学院校的历史使命。这给地方高等医学院校的发展带来了新的机遇。

二、地方高等医学院校发展面临的新趋势

（一）高等医学教育多样化

第一，类型多样化。当前我国高等医学教育类型多样化主要表现为层次多样化。根据高等医学教育不同类型、结构、人才培养要求与目标定位，高等医学教育将逐渐分化为三个层次。第一层次将定位在培养高素质的研究型医学人才，以研究生教育为主体，医学教

育目标面向国内领先，甚至国际一流水平；第二层次将定位在培养高素质的研究型和应用型或二者结合的复合型医学人才，以研究生与本科生教育为主体，医学教育目标面向国内先进水平；第三层次将定位在培养应用型人才，以本科教育和专科教育为主体，面向我国地方医药卫生事业发展需要。

第二，学科专业多样化。卫生需求的多样性是医学教育多样化的现实基础。随着医疗卫生服务范围的进一步延伸，医学教育中的人文社会科学属性越来越多地显现出来，为了适应医学科学的社会性，满足"生物 - 心理 - 社会 - 环境医学"模式的要求，高等医学教育的学科专业将不断地进行调整，表现出多专业、多规格、多学科等特征。医学教育的办学方式也将在办学模式、办学途径、经费来源、教学手段、课程结构、培养方案、人才规格等方面实现多样化发展[①]。

（二）我国高等医学教育的地方化

第一，地方医疗卫生事业发展的客观需要。我国地域辽阔，不同地区经济社会发展差异巨大，医疗卫生事业发展也呈现不同地域间不平衡性。东、中、西不同地域在医疗卫生人才、技术、水平等方面都存在相当差距，不同地域内部、不同省份之间医疗卫生事业的发展同样存在巨大差异。与此相一致的是不同地区人民健康水平的差异，以省为单位对人均期望寿命的分析可以发现，人均期望寿命与省人均 GDP 呈明显正相关[②]。不同地区经济社会发展差异与医疗卫生事业发展差异，要求高等医学教育发展要与地方经济发展水平和医疗卫生事业实际情况相结合，面向地方实情与需求采取不同的策略，实现规模、质量、结构、效益的协调发展[③]。

第二，地方高等医学院校自身发展的需要。如何在高等教育大众化发展趋势的当下实现特色发展是地方高等医学院校面临的事关学校未来生存的战略问题。这里所说的特色发展是区别于部属医学院校、地方高等医学院校自身所具有的发展特色。与部属医学院校相比而言，地方高等医学院校应立足于地方有利条件、依托地方经济社会发展，面向地方医药卫生人才需求，服务地方经济社会发展和医疗卫生事业发展。在我国高等教育大众化快速推进过程中，出现了高等教育办学同质化问题，地方高等院校发展同质化趋势更加严峻。要摆脱同质化发展给学校发展带来的不利影响，地方高等医学院校未来发展方向在于立足地方的特色发展，依托地方经济发展有利条件，面向地方实际需求，在服务地方经济社会发展中实现自身发展。中美著名大学校长在哈佛大学研讨现代大学的宗旨时认为，促进学校服务区域经济社会发展，与区域的价值观相融合，是一所大学重要的教育原则和价值观。

第三，医学教育发展与改革的内在要求。新世纪医学教育面临医学人才培养标准国际化趋势和医学人才需求地方化趋势。如何利用全球医学教育经验，培养能够解决地方医疗卫生实际问题的医学人才是今后医学教育改革的一个重要目标。将国际医学教育经验与医学人才要解决的地方医疗实际问题相结合，才能将国际先进的医学知识转化为服务于地方医疗卫生事业发展的人才需要[④]。

---

① 安力彬，李昆，李文涛.综合性大学医学教育的现状与发展趋势 [J]. 中国高等医学教育，2007（9）：30.

② 陈竺.中国卫生改革与发展 [J]. 中国卫生产业，2010（9）：39.

③ 林雷，周健民.试论我国高等医学教育的地方化 [J]. 中国高等医学教育，2011（12）：31.

④ Julio F，Lincon C.Health professionals for a new century[J].The Lancet，2010（376）：1947.

（三）我国高等医学教育的社会化

随着经济社会巨大变革，医学科学技术也在飞速进步，人们对卫生保健的需求也快速增长，现代医学越来越多地与社会发生更加广泛的联系。同时，由于社会关系的变迁、社会变动的加快，也给医学带来新的社会问题，医学教育呈现明显的社会化趋势。医学教育走出学院的"象牙塔"、走向社会是医学教育社会化的首要任务[①]。医学模式的转变带来的医学人文属性增强趋势日益明显[②]。现代医学的本质就是关注人，将患者视为一个整体，强调尊重人的权利与尊严，给予关怀与照料。医学与人文科学是互通共融的，只有把两者共同的精华都植入医学教育中去，才能全面提高医学生人文素养与医学专业能力。以人为本的人文精神是医务工作者执业行为与实践的基本行为准则，具备良好的人文素养，可以使他们在医务工作中尊重患者、有效与患者沟通交流，为取得良好的医疗效果打下坚实的基础。人文精神应该也必须成为我国高等医学教育的重要组成部分。

（四）高等医学教育国际化

随着经济全球化的发展，高等医学教育国际化趋势日益明显，要求能够使用适用于全球的医学教育的国际标准，来衡量世界上每一所医学院校的教育目标和成效。2000 年，澳大利亚西太平洋区医学教育协会公布了《医学院教育评估指南》。世界医学教育联合会（WFME）2001 年公布了《世界医学教育联合会本科医学教育国际标准》，构建了本科医学教育在 9 个领域、36 个亚领域的国际标准。2002 年，国际医学教育学会（IIME）公布了本科医学教育的《医学教育全球基本要求》，界定了本科医学教育的 7 个基本方面，并提出了医学院校医学生必须具备的 60 种核心能力。

医学教育标准国际化的意义在于能够提高和保障医学教育质量，医学教育国际化对我国医学教育，特别是对教学资源不足的地方高等医学院校提出了挑战。我国教育卫生主管部门要求到 2020 年，所有本科医学院校都要通过临床医学专业认证[③]。

（五）我国高等医学教育现代化

第一，高等医学教育思想的现代化。培养高素质、实用型全科医生和专科化高素质人才是现代医学教育的主要任务，高等医学教育必须坚持以人为本，质量优先的理念；适应时代发展，树立因材施教的教育思想，促进学生个性发展和全面素质的提升；加强学生职业道德和学习观念的培养，树立终身学习的理念，培养高尚医德；坚持医学教育与人文教育并重的教学思想，注重学生人文精神的培养；改变传统的单学科系统性教学观念，树立面向培养目标与人才需求的多学科综合性教学的观念。

第二，高等教育内容的现代化。教育部组织的"面向 21 世纪教学内容和课程体系改革"计划中明确提出，现代教育教学内容和教材应每隔几年就更新一次。的确，随着生物科学技术、光学技术、信息技术、网络技术等科技的飞速进步和医学知识的快速更新，高等医学教育的内容也要与时俱进，将现代化的治疗手段与方法、生物医学科学新知识等融入高等医学教育的教学内容中，才能培养出符合现实需求和时代要求的高素质医学人才。

第三，高等教育方法的现代化。要保证医学教育质量，提高教学效果，就必须实施教

---

①　白波.地方普通高等医学院校的人才培养规格 [M].青岛：中国海洋大学出版社，2008：4.

②　贺文阁，高明奇.试论高等医学教育中的人文精神及培养途径 [J].辽宁教育行政学院学报，2013（2）：49.

③　安宁波，刘影.成人医学教育特征研究 [J].西北医学教育，2010（2）：5.

育方法和手段的现代化。在信息技术、网络技术、现代科技飞速发展的今天，充分利用现代科技教学方法与手段，通过形象、生动的教学形式提高医学生学习兴趣，最终达到提高教学质量的目标。

（六）我国高等医学教育终身化

1999年，国务院批准的《面向21世纪教育振兴行动计划》中提出，到2010年基本建立起终身教育体系，终身教育作为一项重要任务与规定，被分别写入《中华人民共和国教育法》和《中国教育改革和发展纲要》。医学教育是最早实现终身化教育的学科，因为随着经济社会不断变革、威胁人类健康的疾病变化、医学知识快速更新等，使得一"学"永逸难以满足现实需要。加之医学教育的服务对象和服务特殊性，共同决定了医学教育终身化。目前，国内外医学教育界对医学教育终身化已经达成共识，将医学教育划分为医学院校教育、毕业后医学教育和继续医学教育三个阶段。并对三个阶段的医学教育内容与目的提出了具体要求与标准。现代医学教育的标志是终身教育思想的确立和终身教育制度的形成，高等医学院校在重视和加强学校院校教育的同时，要特别重视培养学生接受毕业后教育和终身教育所需要的能力，保证医学生毕业后知识水平能够适应医学科学的迅猛发展和进步。

第三节　地方高等医学院校发展的现状分析

进入21世纪，国家对教育事业投入支持加大、教育改革不断深化，为我国高等教育提供了难得的发展机遇，高等医学教育也顺应国家高等教育发展和改革趋势取得了长足发展。高等医学院校办学规模不断扩大，办学层次提高，人才培养模式创新与多样化，为我国全面建设小康社会提供了多规格、实用型医学人才的支持。地方高等医学院校作为我国高等医学教育的主要组成部分，在新时期国家人才强国战略背景下取得了巨大发展进步，但同时也存在诸多发展问题。对地方高等医学院校发展现状进行全面调研，深入分析地方高等医学院校的发展现状、面临挑战与存在问题，对地方高等医学院校发展战略研究意义重大。

一、地方高等医学院校发展现状

目前，全国共有156所培养医学本科学历的普通高等医学院校，其中76所综合性大学开展医学本科教育，55所地方高等医学院校，25所中医药大学。具体分布如表2-1所示。

表2-1　中国高等医学院校类别分布

学校类型	数量
综合性大学	76
地方高等医学院校	55
中医药大学	25

本研究的研究对象为地方高等医学院校，是指实施本科学历以上医学教育、地方所属的独立设置普通高等医学院校。根据教育部、国家统计局、中国高等教育统计网、地方高等医学院校官方网站等提供的资料、数据，对地方高等医学院校发展现状进行梳理，结果如下。

（一）数量与地域分布

全国共有 55 所地方高等医学院校，具体数量与地域分布见表2-2。由表2-2 可知，东部地区 12 个省、市、自治区拥有地方高等医学院校数量为 28 所，中部地区 9 个省、自治区拥有 15 所，西部地区 10 个省、市、自治区拥有 12 所，有超过 50% 的地方高等医学院校分布在东部地区；全国拥有地方高等医学院校最多的省份是山东省和辽宁省，各有 5 所，而青海省没有地方高等医学院校；分布于省会城市的有 28 所，分布于地级市的有 27 所，没有地方高等医学院校分布在县级市及县级以下城市。

表2-2　地方高等医学院校地域分布情况

所属地区	省/市/自治区	总计（所）	分布于省会城市（所）	分布于地级城市（所）	地级以下城市（所）
东部地区	北京市	1	1	0	0
	天津市	1	1	0	0
	河北省	2	1	1	0
	上海市	1	1	0	0
	山东省	5	0	5	0
	辽宁省	5	3	2	0
	广西壮族自治区	3	1	2	0
	浙江省	2	1	1	0
	江苏省	2	1	1	0
	福建省	2	1	1	0
	广东省	3	2	1	0
	海南省	1	1	0	0
中部地区	黑龙江省	3	1	2	0
	山西省	2	1	1	0
	吉林省	1	1	0	0
	安徽省	3	1	2	0
	内蒙古自治区	1	1	0	0
	河南省	1	0	1	0
	江西省	1	0	1	0
	湖北省	1	0	1	0
	湖南省	2	1	1	0
西部地区	四川省	3	1	2	0
	重庆市	1	1	0	0
	贵州省	2	1	1	0
	云南省	1	1	0	0
	西藏自治区	1	1	0	0
	陕西省	1	1	0	0
	甘肃省	1	0	1	0
	宁夏回族自治区	1	1	0	0
	青海省	0	0	0	0
	新疆维吾尔族自治区	1	1	0	0
合计		55	28	27	0

（二）办学规模（在校生数）

自 1999 年，我国高等教育从精英教育进入大众教育阶段，我国高等医学教育规模也迅速扩大。了解现阶段我国地方高等医学院校办学规模与分布情况，对分析地方高等医学院校办学规模与经济社会实际医疗卫生人才需求相适应的可持续发展具有重要意义。对当前全国 55 所地方高等医学院校办学规模进行分类整理、统计，结果见表 2-3 和图 2-1。

表2-3 地方高等医学院校办学规模情况

办学规模（人）	学校数（所）	东部地区（所）	中部地区（所）	西部地区（所）
10 000 以下	13	8	4	1
10 001 ~ 15 000	23	11	8	5
15 001 ~ 20 000	12	7	1	3
20 001 ~ 25 000	6	2	2	2
250 001 及以上	1	0	0	1
合计	55	28	15	12

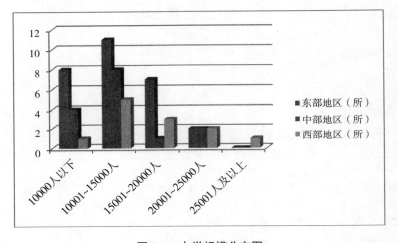

图 2-1 办学规模分布图

由表 2-3 和图 2-1 可以看出，55 所地方高等医学院校中，仅有 13 所办学规模在 10 000 人及以下，有 23 所办学规模在 10 001 ~ 15 000 人区间，有 12 所办学规模在 15 001 ~ 20 000 人区间，有 6 所办学规模在 20 001 ~ 25 000 人区间，有 1 所学校的办学规模超过 25000 人。就不同区域而言，由于东部地区地方高等医学院校数量远超过中部地区和西部地区，所以地方高等医学教育规模比较东部地区与中部地区、西部地区之间存在很大差距，规模远远超过中部地区、西部地区的教育规模；中部地区与西部地区地方高等医学院校办学规模比较差距不大，中部地区办学规模在 15 000 人及以下占有学校数量优势，而西部地区办学规模在 15 000 人以上有一定的学校数量优势，且唯一一所办学规模超过 25 000 人的地方高等医学院校归属于西部地区，因此，中部地区与西部地区地方高等医学教育规模差距不大。就同一地区而言，东部地区绝大部分地方高等医学院校的办学规模在 20 000 人及以下，仅有 2 所地方高等医学院校的办学规模超过 20 000 人，且均低于 25 000 人；中部地区大部分地方高等医学院校的办学规模在 15 000 人及以下，仅有 3 所地方高等医学院校办学规模超过 15 000 人，且低于 25 000 人；西部地区 12 所地方高等医学院校办学规模在不同办学规模分类中分布较集中在 10 001 ～ 25 000 人区间，办学规模低于 10 001 人和超过 25 000 人学校各有 1 所。

（三）办学层次

办学层次的高低很大程度上体现了一所学校科研水平和教学能力，地方高等医学院校承担着为我国经济社会建设和医疗卫生事业发展培养、提供不同规格、层次高素质医疗卫生人才的重任，不同地区、不同地方高等医学院校办学层次各有差异。对 55 所地方高等医学院校办学层次现状进行梳理，见图 2-2。

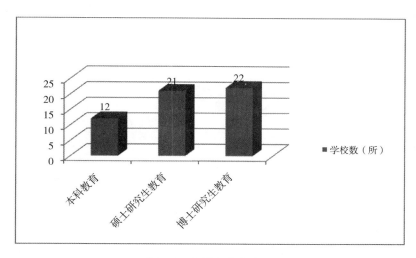

图 2-2　办学层次分布图

如图 2-2 所示，我国 55 所地方高等医学院校中具有博士研究生教育办学资质的有 22 所，具备硕士研究生教育办学资质而不具备博士研究生教育办学资质的有 21 所，仅具备本科教育办学资质的有 12 所。可以说，我国大部分地方高等医学院校具备硕士研究生教育办学层次。

表2-4　地方高等医学院校办学层次情况

办学层次	学校数（所）	东部地区（所）	占同地区学校比	中部地区（所）	占同地区学校比	西部地区（所）	占同地区学校比
仅本科教育	12	6	21.43%	5	33.33%	1	8.34%
硕士研究生教育	21	8	28.57%	6	40.00%	7	58.33%
博士研究生教育	22	14	50.00%	4	26.67%	4	33.33%
合计	55	28	100.00%	15	100.00%	12	100.00%

如表 2-4 所示，就不同地区而言，仅具备本科教育办学层次的 12 所地方高等医学院校中，有 6 所分布在东部地区，5 所分布在中部地区，差异不大，而西部地区仅有 1 所；具备硕士研究生教育而不具备博士研究生教育办学层次的 21 所地方高等医学院校中，有 8 所分布在东部地区，6 所分布在中部地区，7 所分布在西部地区，三个地区数量差异不大；具备博士研究生教育办学层次的 22 所地方高等医学院校中，有 14 所分布在东部地区，东部地区数量最多，而中部地区和西部地区各有 4 所。就同一地区不同办学层次而言，东部地区 28 所地方高等医学院校有一半的学校具备博士研究生教育办学层次，有 8 所学校具备硕士

研究生教育而不具备博士研究生教育办学层次，有 6 所学校仅具备本科教育办学层次；中部地区 15 所地方高等医学院校有 4 所学校具备博士研究生教育办学层次，有 6 所学校具备硕士研究生教育而不具备博士研究生教育办学层次，有 5 所学校仅具备本科教育办学层次；西部地区 12 所地方高等医学院校有 4 所具备博士研究生教育办学层次，有 7 所学校具备硕士研究生教育而不具备博士研究生教育办学层次，有 1 所学校仅具备本科教育办学层次。

　　国家级重点学科（实验室）是国家为建立适应创新型国家建设需要的学科体系，提高高等院校学科建设水平而评选设立的，并给予重点支持。地方高等医学院校是否拥有、拥有多少国家级重点学科（实验室）和省级重点学科（实验室），对学校自身学科建设和未来发展具有深远意义。对 55 所地方高等医学院校国家级重点学科（实验室）和省级重点学科（实验室）分布现状进行统计梳理，结果见表 2-5。

表2-5　地方高等医学院校重点学科分布情况

国家级重点学科（实验室）（个）	学校数（所）	占学校总数比例	省级重点学科（实验室）（个）	学校数（所）	占学校总数比例
没有	32	58.18%	没有	5	9.09%
1～2	12	21.82%	1～5	22	40.00%
3～4	4	7.27%	6～10	16	29.09%
5 及以上	7	12.73%	11 及以上	12	21.82%
合计	55	100.00%	合计	55	100.00%

　　如表 2-5 所示，55 所地方高等医学院校中有 32 所院校没有国家级重点学科（实验室），占学校总数的比例超过一半，12 所院校拥有 1～2 个国家级重点学科（实验室），占学校总数的比例约为五分之一，4 所院校拥有 3～4 个国家级重点学科（实验室），占学校总数的比例不到百分之十，7 所院校拥有 5 个及以上的国家级重点学科（实验室），占学校总数的比例 12.73%。总体而言，地方高等医学院校国家级重点学科（实验室）分布情况呈现多数学校没有，拥有国家级重点学科（实验室）的学校中一半多的学校仅有 1～2 个，拥有 3 个及以上较多国家级重点学科（实验室）的学校占学校总数五分之一，学校间国家级重点学科（实验室）拥有数差距明显。55 所地方高等医学院校中仅有 5 所学校没有省级重点学科（实验室），22 所院校有 1～5 个省级重点学科（实验室），16 所院校有 6～10 个省级重点学科（实验室），12 所院校有 11 个及以上的省级重点学科（实验室）。总体而言，绝大部分地方高等医学院校拥有省级重点学科（实验室），拥有超过 5 个省级重点学科（实验室）的学校占学校总数的一半。

　　（四）本科专业

　　专业设置数量的多少一定程度上体现着一所学校的办学规模，专业设置结构的合理与否也对高校未来发展产生深远影响。对地方高等医学院校而言，专业设置不能只追求专业数量的多少，应根据人才培养的需要科学合理地进行专业学科布局。对 55 所地方高等院校本科专业设置现状进行统计整理，结果见图 2-3 和表 2-6。

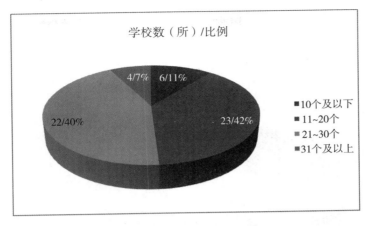

图2-3 本科专业设置情况图

如图2-3所示，55所地方高等医学院校中，有6所院校本科专业在10个及以下，占比11%；有23所院校本科专业在11～20个区间，占比42%；有22所院校本科专业在21～30个区间，占比40%；有4所院校本科专业超过30个，占比7%。总体而言，大部分地方高等医学院校的本科专业数量在11～30个区间，仅有少部分学校本科专业数量在10个以下。

表2-6 地方高等医学院校本科专业设置情况

本科专业数量（个）	学校数（所）	东部地区	占同地区学校比	中部地区	占同地区学校比	西部地区	占同地区学校比
10及以下	6	3	10.71%	2	13.33%	1	8.33%
11～20	23	11	39.29%	6	40.00%	6	50.00%
21～30	22	11	39.29%	7	46.67%	4	33.34%
31及以上	4	3	10.71%	0	0.00%	1	8.33%
合计	55	28	100.00%	15	100.00%	12	100.00%

如表2-6所示，就不同地区而言，东部地区、中部地区和西部地区的大部分地方高等医学院校本科专业数量在11～30个区间。值得注意的是，本科专业数量超过30个的四所学校中有3所位于东部地区，1所位于西部地区，中部地区没有本科专业数量超过30的地方高等医学院校。

特色专业是指高校的某一专业，在教育目标、师资队伍、课程体系、教学条件和培养质量等方面，具有较高的办学水平和鲜明的办学特色，并产生良好的办学效益和社会影响的专业。国家级特色专业是指高校的此专业在全国范围内具有特色和明显优越性。地方高等医学院校拥有国家级特色专业数量的多少，一定程度上代表着学校办学实力，也是学校办学特色的体现。对全国55所地方高等医学院校所具有的国家级特色专业情况进行统计梳理，结果见图2-4和表2-7。

如图2-4所示，55所地方高等医学院校中，有16所学校没有国家级特色专业，15所学校有1个或2个国家级特色专业，15所学校有3个或4个国家级特色专业，7所学校有5个或6个国家级特色专业，仅有2所学校有7个及以上的国家级特色专业。总体而言，有超过一半的地方高等医学院校有2个及以下的国家级特色专业，有3个或4个中等数量国家级特色专业的地方高等医学院校占比较低，拥有5个及以上较多数量国家级特色专业的地方高等医学院校占比最低。

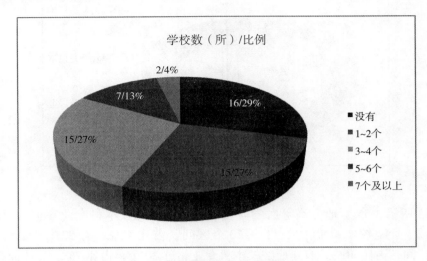

图 2-4　国家级特色专业分布构成图

　　如表 2-7 所示，就不同地区而言，东部地区 28 所地方高等医学院校中有 13 所学校拥有的国家级特色专业数量在 2 个及以下，有 9 所学校拥有的国家级特色专业数量为 3 个或 4 个，有 6 所学校拥有 5 个及以上的国家级特色专业；中部地区 15 所地方高等医学院校中有 10 所学校拥有的国家级特色专业数量在 2 个及以下，有 4 所学校拥有的国家级特色专业数量为 3 个或 4 个，仅有 1 所学校拥有 5 个及以上的国家级特色专业；西部地区，12 所地方高等医学院校中有 8 所学校拥有的国家级特色专业数量在 2 个及以下，有 2 所学校拥有的国家级特色专业数量为 3 个或 4 个，有 2 所学校拥有 5 个及以上的国家级特色专业。总体比较而言，拥有国家级特色专业数量在 2 个及以下的地方高等医学院校数在所在地区学校总数占比，东部地区的比例低于中部地区和西部地区，中部地区和西部地区差异不大；拥有国家级特色专业数量 3 个或 4 个的地方高等医学院校数在所在地区学校总数占比，呈现由东部地区到中部地区再到西部地区递减的趋势；拥有国家级特色专业数量在 5 个及以上的地方高等医学院校数在所在地区学校总数占比，东部地区最高，西部地区次之，中部地区仅有 1 所学校国家级特色专业数量在 5 个及以上，此比例最低；值得注意的是拥有 7 个及以上国家级特色专业的 2 所地方高等医学院校均分布在东部地区。

表2-7　不同地区地方高等医学院校国家级特色专业情况

国家级特色专业数量（个）	学校数（所）	东部地区（所）	占同地区学校比	中部地区（所）	占同地区学校比	西部地区（所）	占同地区学校比
没有	16	10	35.71%	2	13.33%	4	33.33%
1～2	15	3	10.71%	8	53.33%	4	33.33%
3～4	15	9	32.14%	4	26.67%	2	16.67%
5～6	7	4	14.29%	1	6.67%	2	16.67%
7 及以上	2	2	7.15%	0	0.00%	0	0.00%
合计	55	28	100.00%	15	100.00%	12	100.00%

（五）直属附属医院

附属医院肩负着高等医学院校医学人才培养的临床教学重任，同时也是高等医学院校服务地区医疗卫生事业的重要机构。附属医院的规模、数量与地方高等医学院校教育教学质量关系紧密，对学校发展影响深远。对 55 所地方高等医学院校所拥有的直属附属医院情况进行统计梳理，结果见图 2-5 和表 2-8。

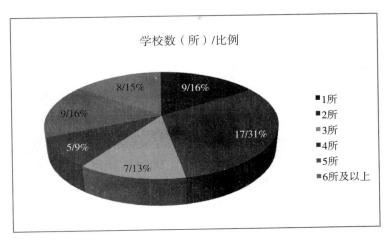

图 2-5 直属附属医院数量分布图

如图 2-5 所示，55 所地方高等医学院校中拥有直属附属医院数量最少的为 1 所，有 9 所学校直属附属医院数量为 1 所；有 17 所学校直属附属医院数量为 2 所；有 7 所学校直属附属医院数量为 3 所；有 5 所学校直属附属医院数量为 4 所；有 9 所学校直属附属医院数量为 5 所；有 8 所学校直属附属医院数量为 6 所及以上。总体而言，直属附属医院数量在 3 所及以下的地方高等医学院校数量占学校总数比接近一半，直属附属医院数量在 3 所及以上的地方高等医学院校数量占学校总数比超过一半。

表2-8 不同地区地方高等医学院校直属附属医院情况

直属附属医院数（所）	学校数（所）	东部地区（所）	占同地区学校比	中部地区（所）	占同地区学校比	西部地区（所）	占同地区学校比
1	9	5	17.86%	2	13.33%	2	16.67%
2	17	9	32.14%	5	33.34%	3	25.00%
3	7	2	7.14%	2	13.33%	3	25.00%
4	5	3	10.71%	1	6.67%	1	8.33%
5	9	4	14.29%	3	20.00%	2	16.67%
6 及以上	8	5	17.86%	2	13.33%	1	8.33%
合计	55	28	100.00%	15	100.00%	12	100.00%

如表 2-8 所示，总体来说，东部地区、中部地区和西部地区直属附属医院数量 2 个及以下的地方高等医学院校数量较多，但多未过半；直属附属医院在 3 个及以上的地方高等医学院校的数量，东部地区与中部地区相似，有 3 个或 4 个直属附属医院的学校数少于有 5 个及以上的学校数；西部地区的地方高等医学院校的直属附属医院数量越多，学校数量越少。

就不同地区而言，东部地区直属附属医院数量 2 个及以下的地方高等医学院校数量占同地区学校总数之比略高于中部地区和西部地区，此比西部地区最低；直属附属医院数量 3 个或 4 个的地方高等医学院校数量占同地区学校总数之比，东部地区最低，低于中部地区和西部地区，此比西部地区最高；直属附属医院数量 5 个及以上的地方高等医学院校数量占同地区学校总数之比，东部地区与中部地区差异不大，但东部地区略高于中部地区，东部地区和中部地区此比均高于西部地区。

二、地方高等医学院校发展中存在的问题

尽管地方高等医学院校近几年有了较大发展，培养了大批医学人才，为服务区域经济和社会发展特别是基层卫生事业做出了很多突出贡献，但是自身发展还面临很多问题。

（一）发展战略缺失与不实

高校发展战略决定高校发展前景，但是我国长期以来很多高校都处于一种无战略发展状态，发展战略规划多数缺失。不管是 19 世纪末 20 世纪初建立的高校，还是 20 世纪 50、60 年代建立的高校，很多高校长期没有制定明确的发展战略目标。战略缺失导致我国很多高校缺乏长远发展的战略规划，没有清晰的办学理念、明确的办学思路，只是"摸着石头过河"，无法形成明确、清晰、长久的发展道路，不能在发展中积累优势，不能实现发展的跨越。在教育部前些年开展的普通高校本科教学工作水平评估中，很多高校都总结不出基于本校校情的发展战略。由于我国高等教育历来偏重政府集权管理，高校大到发展目标、专业设置、学科设置、人才培养、经费使用，小到教学计划、教学大纲、教材编写都由政府集权管理，高校的办学自主权得不到有效落实，也就造成了高校"千校一面"的办学状况[1]。

受欧美等国家开展高等教育规划和工商业领域战略规划实践的影响，20 世纪 90 年代以来，我国高等教育系统也逐渐开始引入战略规划研究和管理，相继制定了《中国教育改革与发展纲要》《全国教育事业"九五"计划和 2010 年远景规划》《面向 21 世纪教育振兴行动计划》等重大教育发展规划。2002 年以来，教育部明确要求各高校制定"三个规划"，即学校发展规划、学科建设和师资队伍建设规划、校园建设规划。自此，全国高等院校都不同程度地开展了战略规划。但是，对战略规划的热情并不会必然产生良好的效果。尽管一些高校通过战略规划确实获得了不少资源，抓住了发展机遇，取得了一定的发展，但从整体来看，我国高校的战略规划还存在不实的问题：重规划文本、轻规划过程；重领导意志、轻民主参与；重战略制定、轻战略实施与控制；战略目标定位不准，脱离实际，战略选择趋同化，急功近利的思想严重。规划中使命的陈述惊人相似，目标雷同，没有特色。一些高校开展战略规划的目的和出发点并不是从学校的自身发展出发，而是为了迎合上级主管部门的要求，因而战略规划在很大程度上称为一种面子工程、形象工程、政绩工程[2]。地方高等医学院校发展规划同样存在类似问题，关于其发展战略规划文本的分析可参阅本书第三章。

（二）办学定位的游离

高校办学定位的游离造成地方高校的身份认同危机。一所大学在国家高等教育系统中的位置，即大学的"定位"，是统领大学发展战略的核心。不同类型的大学应该遵循不同的

① 李家福．大学差异化发展研究 [M]．北京：中国人民大学出版社，2011：5.
② 卢晓中．现代高等教育发展的战略管理研究 [M]．北京：北京师范大学出版社，2015：236.

定位，以形成差异化的人才培养规格、科学研究和社会服务。作为地方高等医学院校，不同于部属院校的区别在于，应更多面向地方，服务于地方经济社会发展，服务于区域医疗卫生事业发展，以服务地方求生存与发展。但是，由于我国教育资源配置的政府垄断性控制，地方高校一直处于定位标准的"夹缝"中。一方面，它们既期待获得地方政府、社会、市场和民众的认同；另一方面，又期望在教育部、卫计委和地方主管部门主办的各类评估中得到认同，希望在本科教育资源、硕士博士学位建设、学科建设的资源配置中分得一杯羹。这样，就出现了地方大学"身份认同"的危机：是按照地方政府要求和社会市场需求办出地方满意和欢迎的、具有本土特色的地方高校，还是力图通过对部属大学的模仿甚至赶超获得上级主管部门和同行认可？在我国高度集中统一的管理体制还没根本改变的制度环境下，大多数地方高校出于发展利益的考虑往往选择后者。这对于地方院校而言是不得已而为之，人往高处走，学校也要如此，才能解决在更高层次上的生存问题，提高自己的身份或者可以彻底解决生存问题。于是，就出现了地方高校在办学过程中办学模式趋同和攀比的现象。在办学层次上，追求将学校由专科升为本科、学院变成大学，追求由学士授权点升格为硕士、博士授权点；在办学类型上，由教学型大学向教学研究型、研究型大学追求；在办学规模上，追求学校规模大，追求学科、专业门类齐全；在办学目标上，追求"高水平""研究型""综合化""国际化""国内知名""国内一流"等。不顾主客观条件，互相攀比，定位不准，缺乏特色，发展方向似乎目标明确而实际模糊。

世界上有很多著名高校，从建校伊始就一直使用"学院"的称呼，但这并不会降低它们在公众心目中的名校地位和声誉。例如麻省理工学院自创始以来一直叫学院，但不影响它是诺贝尔奖的摇篮。美国的梅奥诊所（Mayo Clinic），仅观其名字，充其量也就是个诊所，但它实际上是世界上技术实力最雄厚的几个综合医学中心之一 [①]。所以说，名字本身并不重要，重要的是要有真才实学。

2015年泸州医学院二次改名一事沸沸扬扬，先是教育部同意泸州医学院更名四川医科大学，泸州医学院在6月24日举行2015届硕士研究生毕业典礼暨学位授予仪式，送走了更名后首届毕业的研究生。但是这一更名遭到四川大学的强烈反对。四川大学华西医学中心的前身即是华西医科大学，而在历史上，这个医学名校曾叫四川医学院，人们熟悉的"川医"叫法便是由四川医学院开始的。四川大学提起行政复议，教育部很快又同意更名为"西南医科大学"。这次更名，又遭到西南医院的强烈抵制。即使如此，教育部不会再出尔反尔，否则政府权威就丧失殆尽了。高校出于自身考虑，更名求发展无可厚非，符合中国国情，但是太过于追求校名，盲目跟风获得"名牌"，会导致教育浮躁，逐渐同质化，特色属性不断消失，割裂、黯淡或混淆相关大学的文化符号，减损社会对相关高校的认同感。任何一所高校一看名字高大上，但是如果教学质量跟不上，也就失去了改名的意义，所以关键是靠办学质量取胜。正如《人民日报》评论的那样，国内有的高校却终日把心思用在改名谋利上。而实际上，这些高校的功利心也绝不仅仅表现在改名上，口头上喊创新，却执着于各种面子工程，校园面积越来越大、在校学生越来越多，但校风学风、研究成果、教学质量和水平究竟如何？所以说，改名不是目的，发展才是根本 [②]。

---

① 赴美就医，美国梅奥诊所的核心价值观（转载）_ 广东医疗 _ 天涯论坛 http：//bbs.tianya.cn/post-667-66220 -1.shtml.

② 君然. 国内有高校终日把心思用在改名谋利上. 人民日报 [N].2016-10-21（17）.

（三）办学规模的扩张

自 1999 年以来，我国高等教育进入高速发展的轨道，连年扩招，大学招生规模扩大到原来的 5 倍之多，使其从精英教育很快发展为大众化教育，这不仅满足了数以千万计的青年获得上大学深造的需求，同时拉动了教育消费的增长，极大促进了经济和社会的发展。作为地方高等医学院校，自然也不例外，除了极少数教学研究型大学、招收博士的院校，绝大多数高校因为办学经费的缘故都不遗余力地扩招，全力地拓展学科领域，极速扩张办学规模，于是校园面积、固定资产规模、教师规模、专业数量等不同程度增加，万人大学、巨型大学比比皆是。这里对全国高等医学教育本科生招生人数和本科生在校人数为例，将全国高等医学教育（本科生）办学规模自 1998 年至 2014 年变化情况进行统计梳理，详见表 2-9 和图 2-6。

表2-9　全国高等医学教育（本科生）办学规模情况

年份	招生人数（人）	增长率	在校人数（人）	增长率
1998	52 757		210 734	
1999	75 113	42.38%	251 366	19.28%
2000	89 468	19.11%	304 984	21.33%
2001	97 512	8.99%	361 084	18.39%
2002	105 815	8.51%	424 401	17.54%
2003	119 270	12.72%	496 136	16.90%
2004	131 218	10.02%	558 369	12.54%
2005	147 726	12.58%	627 249	12.34%
2006	155 242	5.09%	688 777	9.81%
2007	173 795	11.95%	736 800	6.97%
2008	175 221	0.82%	778 706	5.69%
2009	202 892	15.79%	830 050	6.59%
2010	219 549	8.21%	883 847	6.48%
2011	217 290	-1.03%	942 912	6.68%
2012	228 294	5.06%	1006 410	6.73%
2013	238 919	4.65%	1064 363	5.76%
2014	240 758	0.77%	1111 699	4.45%

如表 2-9 所示，全国高等医学教育规模自 1999 年开始，不断扩张，本科招生人数和在校生人数不断攀升。本科招生人数自 1998 年的 5 257 人，不断扩大，到 2014 年本科招生规模达到 240 758 人，是 1998 年招生规模的近 5 倍；在校生人数同样在 1998 年的 210 734 人，持续增长，2012 年本科在校生人数突破百万大关，2014 年达到 1 111 699 人，短短两年增加了近十万人，是 1998 年本科在校生规模的 5 倍还多。

如图 2-6 所示，全国高等医学教育（本科生）办学规模自 1999 年至 2014 年呈现持续快速增长状态。招生人数增长率在 2005 年之前增长速度处于超高速增长阶段，虽然在 2005 年至 2014 年之间不断波动，增长率整体呈现下降趋势，2011 年出现负增长，但总体而言招生数仍处于高速增长状态。在校生人数增长率在 2006 年之前均处于超过 10% 的超高速增长状态，2006 年开始总体增长率呈现逐年下降状态，但增长速度仍然较高。经计算，1999 至

2014年，全国高等医学教育（本科生）招生数年平均增长率为10.35%，而在校生人数年均增长率达到11.12%。

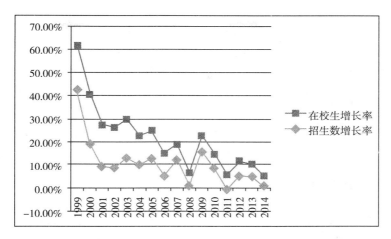

图2-6 全国高等医学教育（本科生）办学规模增长率图

这里以东部地区A医学院、中部地区B医学院、东北部地区C医学院、西部地区D医学院四所地方高等医学院校1998年和2014年基本办学情况为例，进行对照说明，具体见表2-10。

表2-10 四所高等医学院校1998-2014年办学规模变化情况

学校	年份	学校占地面积（万m²）	建筑面积（万m²）	学校藏书（万册）	固定资产总值（万元）	教职工总人数/人	专任教师数/人	教师中教授数（人）	在校生数（人）	本科专业数量（个）	本科专业涵盖学科数量（个）
A医学院	1998	14	11	28.8	3516	719	328	32	2472	4	2
	2014	120	63	220	114 717	1479	1210	138	17 000	23	7
B医学院	1998	6.67	5.3	10	4018	260	200	30	3000	2	2
	2014	41.89	41	56.9	13 000	2677	1007	97	10 364	21	4
C医学院	1998	52	9.2	12.6	4799	473	204	19	1917	3	0
	2014	62.5	27.3	88	86 309	1074	640	36	10 482	19	5
D医学院	1998	30.18	14.9	40	5017.8	538	349	25	2261	6	2
	2014	145.69	65	87	60 720	1189	843	157	11 489	32	6

注：数据来源为上述四个学校的年鉴。

总体而言，四所高等医学院校从1998年到2014年办学条件与办学规模均有大幅变化。一方面，四所学校的建筑面积、藏书数量等办学基本条件均有明显改善，师资队伍建设进步显著；另一方面，四所学校的在校生、办学专业数等办学规模扩张显著，除C医学院外，其他三所学校办学层次具有不同层次提升。纵向变化比较而言，A医学院与B医学院的基础办学条件变化最大；办学面积等均有数倍扩大，办学面积变化最小的学校是C医学院；比较而言，D医学院在藏书数量和固定资产方面变化最小。四所学校教职工人数均有大幅增加；四所学校的专任教师数量同样大幅增加，比较而言，B 医学院与 A 医学院专任教师数增加更多，C 医学院专任教师数增加最少。在校生人数、专业数量等办学规模变化方面，四所医学院均有大幅增加。

因为扩招，进而开始了大学的新校区建设运动，几乎每一所大学都建设新校区。可是，大学没有那么多钱，只有靠贷款建设新校区。于是，大学欠账问题突出，财务风险加大。东北某重点大学把贷款发展遇到的严重经济困难向社会公开寻求解决的办法，可以作为典型的案例，也许意义是深远的①。山东省政府出台高校化债办法，高校每还银行欠款 1 千万，政府奖励五百万。高校扩招，即便校区扩大了，教室、实验室、图书馆、设备仪器和教师增多了，但是与学生的增加数不成比例，而且作为医学生的实习教学医院远远达不到要求。可想而知，教学质量无法保障，人才培养质量下滑。

（四）人才培养模式的僵化

首先表现为人才培养目标规格与社会需求不相适应。中国科学院院士、著名教育家朱清时教授说，"一个社会不能都培养将军，不能都是学术尖子，更需要培养数量多得多的连排长"。一些地方院校不顾所在地区人才实际需求，盲目追求高水平、高层次人才培养规格，不是潜心研究地方经济发展对人才知识、能力、素质的新需求，而是追逐高校系统内部排名，多数地方高等医学院校仍将"培养高层次医学专门人才"这一简单而又笼统的培养目标作为临床医学专业学生的培养目标。

其次是人才培养模式滞后。课程体系不合理，目前地方高等医学院校课程设置一直以来沿用传统的生物医学模式，课程设置以专业基础课、临床专业课、见习实习三段式课程设置，未充分考虑疾病谱的变化与社会心理因素，对基础学科和主干课程过于偏重，忽视了边缘学科、交叉学科。实践教学环节薄弱，课程设置中理论与实践比例设置不当，又由于师资与设备的局限，实践课程开设效果不尽如人意，导致学生实践能力较差。大多数地方院校重视专业素质培养而忽略了人文素养教育，医学心理学、医患沟通、循证医学等方面课程设置较少。教学组织形式单一，多以课堂讲授为主，而以学生能力培养为核心的教学方法，如以问题为中心的学习方法（problem based learning，PBL）、案例教学、标准化病人等使用较少，学生的学习积极性和主动性难以调动，医患沟通与适应社会的能力、应用知识解决实际问题的能力难以培养。近年来，随着移动互联网的普及，慕课（massive open online course，MOOC）、翻转课堂等泛在教学形式广泛兴起，比传统课堂更灵活，平台交流更便捷，课程测验形式冲击传统课堂，但地方高等医学院校在课程教学形式上的改革要远比综合类、理工类院校落后，在课程教学形式上的探索甚少。

（五）学科专业泛化

地方高等医学院校为实现"德艺双馨"的医学人才培养目标和服务区域经济产业需要，进行科学合理的专业学科设置非常必要。但近年来，许多地方高等院校专业学科设置走上了盲目追求学科覆盖全、专业数量多的学科专业泛化的道路。地方高等医学院校学科专业泛化不仅教学质量难以保证，造成教学资源的浪费，导致教学质量不合格、学校毕业生就业难等问题。盲目地追求全面，对医学等优势学科的忽视使得地方高等院校办学特色与优势逐渐丧失，不利于学校长远发展。

① 宋伟，韩梦洁. 大学组织管理：结构、环境与文化 [M]. 郑州大学出版社，2013：268.

地方高等医学院校学科专业泛化的主要表现，首先是学科门类追求全面。医学院校的学科建设应坚持以医学为主，医学相关学科为辅的原则，恪守医学精英式教育的宗旨。因此，地方高等医学院校应科学合理设置学科专业，避免开设不必要的学科专业。对地方高等医学院校学科现状调查过程中却发现，不少医学院校除开设医学、理学等医学相关学科外，开设诸如农学、经济学、教育学、艺术学等与医学相距甚远的学校也不在少数。医学院校开设农学、经济学等学科专业不仅有学科门类全而不精之嫌，教学质量和毕业生就业如何保障更令人质疑。对地方高等医学院校学科门类情况进行统计，结果如表 2-11 所示，55 所地方高等医学院校学科门类数量在 5 个及以上的学校有 33 所，占学校总数的 60%；目前地方高等医学院校学科门类数最多为 7 个，而覆盖 7 个学科门类的学校就有 10 个之多，占学校总数的近 20%。

表2-11　地方高等医学院校学科门类情况

学科数（个）	学校数（所）	占院校总数比例	东部地区	占同地区学校比	中部地区	占同地区学校比	西部地区	占同地区学校比
3 及以下	7	12.72%	4	14.28%	1	6.67%	2	16.67%
4	15	27.27%	7	25.00%	5	33.33%	3	25.00%
5	11	20.00%	5	17.86%	4	26.67%	2	16.67%
6	12	21.82%	5	17.86%	3	20.00%	4	33.33%
7	10	18.81%	7	25.00%	2	13.33%	1	8.33%
合计	55	100.00%	28	100.00%	15	100.00%	12	100.00%

其次是专业数量多，结构失衡。地方高等医学院校专业设置应以医学专业为主，医学相关专业协调发展，但现实中不少医学院校专业设置却存在专业结构失调、数量过多等问题。对全国 55 所地方高等医学院校专业设置情况的统计在之前地方高等医学院校发展现状中已经表述过。此处对 55 所地方高等医学院校中本科专业数量最多的 4 所学校所设置的专业进行分类，具体结果如表 2-12 所示，四所地方高等医学院校本科专业数量均在 30 个以上，专业最多的甲医学院竟然设有 42 个本科专业，其数量远超许多医科大学的本科专业数量。四所医学院校中，有三所学校是普通高等医学院，仅有一所医科大学，普通高等医学院的专业数量如此之多，可见地方高等院校专业泛化严重。就结构来看，四所地方高等医学院校非医学专业占比最低为 50%，有三所学校非医学专业占比在 60% 以上。专业类别失衡最为严重的甲医学院医学专业占比仅为 21.43%，非医学专业占比却接近 70%。专业设置本是体现地方高等医学院校办学特色和优势学科的有力建设工作，而如此严重失衡的专业结构足以体现地方高等医学院校学科建设发展本末倒置。

表2-12　本科专业数量最多的4所地方高等医学院校专业构成情况

学校	专业数（个）	医学目录内专业		医学相关专业		非医学专业	
		数量	构成比	数量	构成比	数量	构成比
甲医学院	42	9	21.43%	4	9.52%	29	69.05%
乙医学院	35	8	22.86%	4	11.43%	23	65.71%
丙医学院	41	11	26.83%	5	12.20%	25	60.97%
丁医科大学	32	11	34.38%	5	15.62%	16	50.00%

（六）办学资源的不足与稀缺

地方高等医学院校一般底子薄，历史短，在教育教学理念和科学化管理方面相对欠缺，大多处于地级市，在服务面向和发展空间方面存在局限。除此之外，一般还有以下表现：

1. 经费投入不足。目前，高校拨款采取按学生人数拨款、专项补贴和科研项目资助三种主要方式。地方高等医学院校只有天津医科大学是"211"大学，教育部和原国家卫计委共建的地方高等医学院校只有南京医科大学、天津医科大学、中国医科大学、安徽医科大学、温州医科大学和南方医科大学。大多数地方高等医学院校无论是办学规模，还是专项补贴申请和科研项目获批，都无法与重点大学和综合院校相比[①]。地方高校既鲜有国家重点资金的支持，大多只靠地方政府拨款，又少有企业家、大型集团的资金捐助，难以募集到充足办学资金支持学校的学科建设、教学改革、重点科研项目建设。同时，医学教育培养成本高，教学设施、实验场地、临床医学实习等都需要大量资金支持，经费投入不足与办学成本高昂之间的矛盾难以短期解决，导致地方高等医学院校发展速度缓慢。

2. 制度政策的约束。地方高等医学院校的公立性和地方性特征决定着其不仅要接受高等教育法以及国家其他高等教育法规和政策的约束，还要接受来自地方政府主管部门的行政管理，在专业设置、招生、资金使用、干部与人员编制、资产管理等方面，都必须接受地方教育行政主管部门的审批和监督。高校的许多资源配置权都控制在地方政府部门手里，高校不得不听命于地方政府部门，自主办学的积极性、主动性难以充分发挥。国家高等教育法规政策大都由重点高校参与制定，缺乏具有代表性的地方院校参与，难于兼顾地方高等医学院校发展，"分类指导"停于口头、流于形式。国家一直注重对重点高校、重点区域高校的支持，而地方高等医学院校难于获得优质资源和平台，引进与培养的高水平人才因此容易流失。

3. 自身学术和科研水平限制。一方面，长期以来国家在教育政策上对部属院校以及"985""211"工程等重点院校有一定的倾斜，导致独立设置的地方高等医学院校在很多项目的竞争上处于劣势，甚至连与这些高校进行竞争的机会都没有。譬如国家质量工程项目，部分限定只有"985"或"211"工程院校才能申报，即使地方高等医学院校拥有基础再深厚、水平再高的项目也枉然，因为连入门竞争的机会都没有。因此，高校之间出现了"马太效应"：一些学校规模越来越大，物质资源越来越多，而一些地方性高校在教育资源上受到很大限制，在获得国家投资方面有很大差异。另一方面，我国高等医学院校大多在 20 世纪 50 年代从综合性大学中拨离出来，成为独立设置的单科性院校。由于学科门类的限制，人文社会学科和除生物医学以外的其他自然学科的发展受限，学科间很难跨越不同领域的局限、实现广泛的交叉渗透；由于较难快速吸纳其他学科最新知识与进展，知识更新较慢，相应的学科发展和学术水平较低[②]。

三、地方高等医学院校发展的 SWOT 分析

战略选择的前提与基础是源自于对高校外部环境与内部环境的分析。对大学外部环境的分析，主要是为了识别环境给高校带来的机会 O（opportunities）和威胁 T（threats），并实施与之相适应的战略和策略；对高校内部优势 S（strengths）和劣势 W（weaknesses）的分

① 王有涛，李涛 . 独立设置地方高等医学院校发展困境与解决路径 [J]. 中国高等医学教育，2015（1）：26.

② 林爱华，尹梅，纪泽泉 . 浅析独立设置的地方高等医学院校的发展困境 [J]，西北医学教育，2010（12）：1098.

析，是战略能否顺利实施的保证，同时，较强的内部实力有助于学校利用外部的环境机会，实现良性的战略运行效果。SWOT 分析是一个实用的分析框架，是评价大学及其环境的一种有用工具。利用这一框架，高校组织评价它的内部优势、劣势和外部机会、威胁，以及这些因素对于战略形成和实施的内部意义所在。其功能在于从环境分析中提取充分的信息，并将这些信息区分为内部优势和劣势、外部发展的机会和威胁因素，依照矩阵形式排列，然后运用系统分析的思想，把各种因素相互匹配起来加以比较分析，从中得出一系列带有与高校发展相关的决策性结论。S、W 是内部因素，O、T 是外部因素。内部优劣势是指高校特定的资源条件和组织特性，主要是着眼于组织内部自身的实力及其与竞争对手的比较，审视组织战略运作的效果及影响发展成败的因素；而外部机会和威胁分析则从组织外部角度，审视外部环境中现有的影响和将来可能影响组织发展的因素，通过环境分析而对人口、经济、教育、社会、政治方面的大的趋势和要素的把握。运用 SWOT 分析法对地方高等医学院校所处的内外发展环境进行全面、系统的把握，并根据研究结果使"能够做的"（即组织的强项和弱项）和"可能做的"（即环境的机会和威胁）之间有机组合，进而确定科学的发展战略与对策。从 SWOT 分析中可以得到的最有用的信息：无论高校采取何种战略，战略选择必须包含下列要素：利用优势、克服劣势；抓住机会、消除威胁。详见图 2-7。

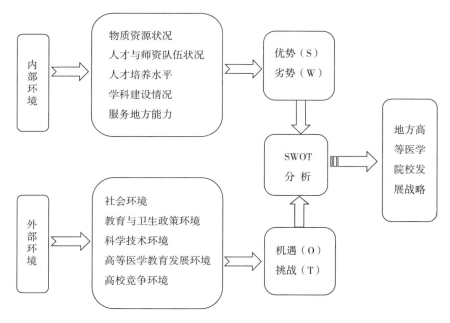

图 2-7　地方高等医学院校发展现状分析示意图

（一）地方高等医学院校发展的优势

1．具有职业、行业特色鲜明的学科优势

医学教育是最具职业色彩的专业教育（professional education）[①]，与医疗卫生行业有着天然的联系与对接。根据麦可思研究院的调查，在 11 个本科专业大类中，医学类毕业生就业

---

① 黄达人．关于医学教育发展的一些思考 [J]．中国高等教育，2010（6）：8．

时的专业对口率（有全职工作的大学毕业生中，所从事工作与所学专业有关者所占的比例）是最高的，2009 届为 88%，2008 届为 90%[1]。特别是地方高等医学院校，相对于举办医学教育的综合性和多科性大学，更容易得到地方医疗卫生相关部门与行业在教学、科研、资金、学术交流等的合作与支持，更容易利用校外优质教学资源[2]。随着医疗卫生事业日益受到政府和社会的重视，地方高等医学院校的行业优势逐渐显现。地方高等医学院校逐渐围绕医疗卫生事业发展需求形成了与之相关的学科专业体系。地方高等医学院校大多在 20 世纪 50 年代从综合性大学分离出来，主要服务于区域经济社会发展，医学是当然的传统优势学科，但是基于社会科技的快速发展和人民医疗需求的增多，地方高等医学院校新设了一些医学相关专业，医学与相关学科交叉融合，衍生一些新学科。经过多年的发展，地方医学院校有些医学相关学科逐渐发展成为强势学科，这些学科在全国医学院校同类学科中占据"领头羊"地位，并发展了一批处于领先地位具有突出优势的重点学科。例如，目前全国 55 所地方高等医学院校中，有 18 所拥有博士学位授予权。天津医科大学已列入"211 工程"建设行列；根据武书连的"2015 中国大学排行榜"，首都医科大学和南京医科大学已跻身全国高校百强[3]。南京医科大学的内科学（心血管病）、劳动卫生与环境卫生学、药理学是国家重点学科；在 2012 年第三轮全国一级学科评估中，公共卫生与预防医学排名第 3 位、口腔医学排名第 6 位、基础医学排名第 7 位、护理学排名第 8 位；临床医学、分子生物学与遗传学、生物学与生物化学、神经科学与行为学、药理学和毒理学 5 个学科进入 ESI 全球排名前 1%。徐州医学院的麻醉学教育已经发展成为全国领跑者地位：在承担制定全国麻醉专业规范标准，编写全国通用麻醉学专业教材，建立全国实力最强、最大的麻醉学实验室，开创中国麻醉学人才培养体系等方面做出了突出贡献。温州医科大学的眼视光学在全国处于领导地位，在国际眼视光学术界站稳了脚跟，获得国家支持建立了浙江省眼视光学和视觉科学重点实验室，成为省部共建的国家级重点实验室。原泸州医学院 2001 年设立医事法学专业，开始本科教育，这是全国首批、四川省唯一开办医事法学本科教育的高校；并以此为依托，成立了四川省哲学社会科学重点研究基地——四川医事卫生法治研究中心；并与中国卫生法学会联合创办了《医学与法学》期刊；在 2013 年，原泸州医学院的医事法学硕士点正式获批；2014 年，"司法鉴定中心"正式成立。由此形成了包括：医事法学专业、研究中心、学术期刊和司法鉴定中心"四位一体"良好发展格局。

2．面向区域培养大批的医学专门人才

高校的第一职能是培养人才。医学教育是精英教育，培养的是医疗卫生专业人才。无论是综合性大学，还是独立设置医学院校；无论是"985""211"重点大学，还是地方高校，其中的医学教育都基于人才培养目标，培养了大批合格的卫生专业人才。特别是地方高等医学院校，其服务面向和学生就业市场主要在其所在地区，在长期的发展中与本区域建立了良好的地域人脉关系，对区域卫生人才需求把握比较准确，为区域医疗卫生系统培养了大批"下得去、用得上、留得住"实用型医学人才，很大程度满足了区域卫生需求，缓解了基层缺医少药的困境。1998 年，国家开始大力发展医药卫生高等教育事业，启动了综合大学与医学院校的合并，自 1999 年起开始扩招，我国高等教育逐渐进入大众化教育阶段。

---

① 麦可思研究院 .2010 年中国大学生就业报告 [M]. 北京：社会科学文献出版社，2010：99.

② 季晓辉，陈琪，王心如 . 试论独立设置的高等医学院校的发展战略 [J]. 医学教育，2004（3）：9.

③ http：//learning.sohu.com/20150127/n408112906.shtml.

医学院校合并到综合大学，扩招的速度与规模并不大，但是地方高等医学院校因为经费需要和发展需求，急剧扩招，医学招生规模在 1999 年为 42 万人，2010 年招生扩张到 111.5 万人，增长了近 3 倍[①]。在多年的办学过程中，地方高等医学院校基本满足了区域经济社会发展对卫生人才的需求。据统计，地市、县级医院 90% 以上的医疗人员毕业于地方高等医学院校。以潍坊医学院为例，建校 60 多年来，学校先后为社会培养了 10 万余名高素质应用型人才，培养出几百位大型医院院长，一大批毕业生成为各级医疗卫生单位的业务骨干和一方百姓心中敬重的名医，特别是山东省医学界共有三名院士，其中山东省眼科医院院长谢立信院士在潍坊医学院工作 25 年；山东省肿瘤医院院长于金明院士是潍坊医学院 79 级优秀毕业生，他们为区域经济社会和医疗卫生的发展做出了重要贡献。

3．与地方经济社会发展与卫生事业需求结合密切

地方大学地方办，地方大学为地方。地理区位对地方高等医学院校的服务面向与发展定位影响重大。地方高等医学院校只有利用区域经济社会发展优势，融入区域经济社会发展，面向区域发展需求培养人才，才能获得有利的发展空间。地方高等教育作为区域经济社会发展的"发动机"已经被列入地方发展规划，政府也提出了"科教兴省""科教兴市"的发展战略。地方高等医学院校是我国高等医学教育的主力军，地方高等医学院校大多是地方政府根据地方经济社会发展需要而创办，地方财政拨款是其主要办学经费来源，地方高等医学教育发展现状及其对于经济基础的依附性，决定了地方高等医学教育只有在与地方社会的互动中，才能特色办学，实现自身的变革与发展。目前，大多数地方高等医学院校通过培养人才、提供医疗卫生服务、开展科技服务、开展教学培训服务和引领思想文化等途径，服务社会，贡献社会。这是地方高等医学院校提高综合办学实力、形成办学特色的过程。2010 年，南京医科大学与连云港市签订全面合作协议。南京医科大学在药品研发、卫生体制改革等方面为连云港市提供支持；连云港市则在科研基地、研发中心等方面给予南京医科大学支持。

4．医学教育清晰，管理体制高效

众多医学院校合并到综合性大学，产生了很多优势，但是也存在着如下问题：权力过于集中，教育自主权缺乏，一些重要的职能部门被取消；对医学教育的规律认识不足，医学教育地位被忽视；医学院与其相关学院分离；大学、医学院和附属医院的关系成为突出问题；附属医院由大学直接领导，使得医学院与附属医院的联系被切断。附属医院的发展管理等由地方卫生行政部门承担，医学院对附属医院支持、管理缺失，造成两者分离[②]。

相反，独立设置的医学高校仍然拥有自己的发展空间，如办学目标明确，发展思想统一、思路明确；能够自主管理，"船小好掉头"，决策快、行动快、调整快，便于对学校发展战略举措及时做出调整；独立设置医学院校在医学生课程设置、课时安排等医学生教育方面更为合理；能够与医疗卫生行业及行政部门直接沟通合作，获得外部支持与合作等。因此，只要独立设置的医学院校明确发展定位，制定科学合理的发展策略，坚持办学特色，就能在高等医学教育体系中发挥不可替代的作用[③]。我国众多独立设置医学院校自新中国成立以来已经过近 60 年的发展，普遍积累了宝贵的独立办学经验。

---

① 柯杨.21 世纪中国医学教育改革再定位 [M].北京：北京大学医学出版社，2014：73.

② 王德炳.中国高等医学教育管理体制改革的思考与建议 [J].医学教育，2005（2）：1-4.

③ 梁刚.浅论独立设置医学院校的发展途径 [J].高教前沿，2011（2）：75.

（二）地方高等医学院校发展的劣势

1. 办学资源匮乏

1999 年以来，地方高等医学院校大多盲目扩招，建设新校区，贪大贪全，但是办学经费来源单一，主要来自地方政府，新校区的扩建几乎靠自筹，留下债务，相应的师资、设备、附属医院等办学资源没有跟上。同时，生均拨款定额标准与医学教育成本差距很大。在国际上培养一名医学毕业生的成本是 12.2 万美元，按五年制计算，平均每年 2.44 万美元[①]；在国内，山东省卫生厅曾做过测算，一名医学生的培养成本最低 3 万元，但是地方政府的生均拨款号称 1.2 万元，但实际是 1 万元 / 生，其他的经费按项目拨款，如此分配就多少不一了。医学教育的高成本特性加剧了地方高等医学院校办学条件的困难，地方高等医学院校大多远离省会城市，办学资源相对匮乏，且整合难度大；学科门类较单一，难以满足地方经济社会发展对多样性人才的需求，发展有局限性；获得政策支持更少，对优质生源的竞争处于弱势。这些因素不利于地方医学院校发展。

2. 高层次人才严重不足

地方高等医学院校因为地域、平台和条件，对高层次人才缺乏吸引力；自己培养的人才，有时另攀高枝，人才流失比较严重，山东省某医学院免疫学教研室先后流出十多位博士。所以高层次人才匮乏是制约学校发展的瓶颈问题。国家对部属院校以及"985""211"工程等重点院校教育政策的倾斜，使地方高等医学院校在发展建设、科研项目、人才等方面处于劣势，无法与部属高校竞争。地方高等医学院校人文社会学科和其他医学相关学科的发展受限，难以形成学科、融合，对地方高等医学院校学术水平和科研能力的提高产生不利影响。大部分教师是为评职称而从事科研，科研成果以发表论文或出版著作为主，真正能够转化为产品，应用于临床，产生效益的却很少。

3. 新旧专业学科发展不协调

地方高等医学院校的发展是基于医学专业及其相关学科的支撑而存在的，建校之初或者在很长一段时间，医学专业数占全部专业数的比例在 80% ～ 90%，医学行业背景色彩鲜明，校名前冠以"医学"或"医药"，往往只有 1 ～ 2 个实力强大的专业学科，大多数专业学科实力不强，而且交叉融合能力也不强。随着高等教育大规模扩招，地方高等医学院校基于经济社会发展和需求，开设了一些医学相关专业和非医学专业。2007 年，地方高等医学院校开办专业数 72 个，而非医学专业数 36 个，占开办专业数的 50%；平均每所院校开办专业数 12 个，开办非医学专业数 4 个，所占比例为 33.3%[②]（表 2-13）。从以上数据可以看出，开设非医学专业已经常态化，并随着高校的发展有上升的趋势。

有些医学院校为了扩招，根据区域社会需求，开设了英语、日语、俄语、电子商务、市场营销、人力资源管理、计算机科学与技术等专业，与医学教育渐行渐远，而且师资条件不足，专业发展的方向偏离轨道，办学水平和人才培养水平明显不高。随着开办专业的增多，涉及的学科也迅即增加，其中山东某医学院多达 7 个学科，包括法学、教育学、文学、理学、工学、医学、管理学等，是涵盖学科门类最多的院校。由于新办专业、新兴学科建立较晚，没有丰厚的基础和实力，发展后劲不足，原有的学科专业由于资源的分散，

① 柯杨 .21 世纪中国医学教育改革再定位 [M]. 北京：北京大学医学出版社，2014：37.

② 刘向锋，杜莉 . 优化医学院校专业设置的若干思考——基于医学专业与非医学专业良性互动的视角 [J]. 西北医学教育，2010（6）：227.

得不到巩固，其优势特色慢慢丧失。

表2-13　地方高等医学院校专业设置情况

专业类型	专业数（个）	累计专业数（个）	平均每所院校专业数（个）
开办目录内专业	16	430	7
开办医学相关专业	20	72	2
开办的非医学类专业	36	191	4
合计	72	694	12

资料来源：教育部《2007年全国高等教育专业设置大全》

4．人才培养模式滞后

人人享有基本医疗卫生服务是每一个人的权利。基层医疗单位缺乏真正科班出身的医学人才，老百姓看病难的问题依然没有解决。随着社会经济的发展，人民群众对健康的需求呈现多样性、个性化等发展趋势，注重生理、心理、社会、环境整体的健康观深入人心，既需要医生的高超医术，又需要医生的人文关怀。但是，地方高等医学院校的人才培养规格存有偏差，仍在一定程度上脱离基层医疗服务实践，学校的基础教学没有很好地结合临床实践。由于招生较多，在实践教学中，面临实验标本（包括尸体解剖）不够、学生动手机会不多等问题；作为医学院校主要教学基地的附属医院，其诊疗环境与服务过程是特殊化的，与基层医疗卫生服务有许多不同之处。在这样的条件下培养出来的医学生，实践能力往往不强。同时，在教育教学过程中，不注重人文教育和职业道德修养，学生仁爱精神丧失，人性的温暖失去，医学的世界就成了冰冷的世界。

5．毕业生下不去、留不住

地方高等医学院校本科生主要面向地方，但有些毕业生宁愿改行留在大城市工作，也不愿去基层从事医疗卫生工作，更不愿意到西部偏远地区。原因有几个：一是学校专业和课程设置不很合理，与社会需求有差异，社会需求大的专业就业前景就好，社会需求不大的专业就业就困难。二是学生家长受社会大环境的影响，认为医学生学制长、培养费用高，付出与收获要成正比。基层医疗卫生单位条件差，待遇和薪酬不高，发展机会也不多。三是职业发展道路不通畅，由于基层相对封闭、信息技术落后，获得上级医生的指导和进修学习机会少，影响了基层卫生技术人员的职业发展。四是医学生的社会责任感缺乏，功利性增强。有的医学生为患者服务的意识在减退，追求功利的意识在进一步强化。医学毕业生的高期望值与基层医疗单位的需求有较大差距，因此出现了一边医学生找工作难，一边基层医疗单位人才难求的状况。

（三）地方高等医学院校发展的机遇

1．民众健康意识和卫生需求不断提高

随着经济发展和生活水平的提高，人民群众对健康需求日益增加，对于医疗卫生服务的要求也不断提高，从简单的消除躯体疾病，逐渐延伸至人文关怀、提高生命质量等方面，要求未来的医生具有更高的职业素养。要求医生在治疗疾病这一基本职能外，更多地扮演医疗专家、沟通者、合作者、管理者、健康顾问、学者等多种角色。这些角色所需要的能力并不是天生具备的，需要通过医学教育逐步培养形成。随着社会、经济、人口等方面的变化，影响健康的因素日益复杂，个体健康状况受到遗传、生活方式、社会与自然环境、医疗卫生服务等因素的共同影响。健康决定因素的复杂性，已远远超出了专科医疗服务所能覆盖的范畴，单纯依靠医学精英和高科技医疗技术远远不能解决健康的全部问题。根据2002年世界卫生组织报告，70%的疾病负担可以通过预防和健康教育在基本卫生保健范畴中得到解决，而不需要昂贵的治疗服务①。另据研究，我国80%～90%的健康问题可以通过以全科医生为骨干的基层卫生服务队伍来解决②，对于以全科医生为代表的基层卫生人才培养提出了巨大需求。

伴随着人民生活水平提高、生活方式变化和医疗技术发展等，我国疾病谱与死因谱发生了显著改变，以心脑血管疾病、肿瘤、糖尿病、呼吸系统疾病等为代表的慢性非传染性疾病的发病率、患病率迅速上升，成为健康的首要威胁。与此同时，我国逐渐进入人口老龄化社会。在未来几十年，我国老年人口将以每年约596万人的速度增加，老龄化水平迅速提高。到2030年，我国将成为全球人口老龄化程度最高的国家。2050年及以后相当长的时期内，老年人口总数将超过4亿，所占总人口比例将达到30%甚至更高水平。人口老龄化成为当代中国面临的最重要的卫生挑战之一，几乎所有专业的医护工作者都将面临越来越多的老年患者。与其他年龄组人群相比，老年人健康状况更脆弱，患病风险增大，并且往往多种病种并存、病程更长。患有慢性病的老年人的绝对数量不断增加，预计将由2010年的1.13亿增至2030年的3.12亿。老年人失能率也呈上升趋势。2010年末，部分失能和完全失能的老年人约3300万，占老年人口的19.0%，2030年将增至9706万。老年人卫生服务需求与利用水平显著高于其他年龄人群，人口老龄化将导致医疗卫生服务供给总量增长，需要医学教育部门培养出更多的医疗卫生人员。此外，老年人卫生服务需求种类也日趋广泛，从医院、社区卫生服务中心等医疗卫生机构扩展到养老机构、家庭病床等。除医疗服务外，老年人对健康促进、专业化护理、家族保健、康复、长期照顾、临终关怀和心理卫生等服务的需求不断增加，迫切需要医学院校开展老年医学、老年护理、老年精神卫生等专业教育，加快老年卫生人力资源培养。

2. 知识更新与医学技术进步日新月异

人类社会已进入知识爆炸的信息时代，医学知识累积速度日益加快，知识更新周期越来越短。每年，超过200万篇文章在21 000多种生物医学期刊上发表，并且这个数字还在以每年4%的速度递增③。医学知识加速增加与更新的趋势将进一步加大基础知识量与个人可掌握极限量之间的差距。科学和信息技术日新月异，对于医学教育发展具有革命性影响，也为医学教育改革提供了更多的选择。以计算机和网络为核心的信息技术发展迅速，慕课等新兴教育形式，对于医学教育产生了深远影响。伴随改革开放和国内外交流的深入，中国医学技术领域获得突飞猛进的发展，大量新技术、新材料与新方法被引入到医疗卫生实践中。基础医学传统的人体解剖学、生理学、生物化学等向分子化微观层面推进，使得人体疾病得以用生物学的方法进行精确定位，磁共振成像、计算机断层成像等先进医疗技术

① 李丽剑. 临床医学专业研究生预防医学教育现状与对策研究 [J]. 中华医学教育杂志, 2011, 31 (1): 135-136.

② 李丽剑. 临床医学专业研究生预防医学教育现状与对策研究 [J]. 中华医学教育杂志, 2011, 31 (1): 135-136.

③ 于微微. 论医学生信息素养的养成 [J]. 中国医学信息教育25周年暨第五届全国医学信息教育可持续发展学术研讨会, 2010: 127-129.

和生化诊断、分子诊断指标的应用使诊断的精确性和患者依从性提高，自动化治疗手段、微创手术、器官移植、特效药物等的使用大幅提高了治疗效率与患者生存质量。新的医学成像技术、纳米技术、基因工程技术、人工器官、微电子技术等对传统的医学思维方式和工作方式提出了挑战，更为医学院校人才培养、科学研究和服务社会提供了良好机遇。

3．高等教育发展与高等医学教育改革的深化

《国家中长期教育改革和发展规划纲要》（2010-2020 年）指出，"提高质量是高等教育发展的核心任务"。2012 年，教育部发布了《关于全面提高高等教育质量的若干意见》，指出高等教育走以质量提升为核心的内涵式发展之路。经过高等学校扩招和高等教育规模跨越式发展之后，我国高等教育发展的重心已经从规模扩张转移到质量提高、内涵发展上来，提高质量、提升内涵成为我国高等教育改革和发展的主旋律。为了建设世界一流大学，国家相继出台实施了"211""985"工程，投入巨资支持建设重点大学，但是这个大蛋糕，几乎切不到地方大学，地方高等医学院校更是微乎其微，只有天津医科大学入围。国务院近日印发关于《统筹推进世界一流大学和一流学科建设总体方案》的通知，这一被称为"高校五年计划"的新战略，是继"211""985"工程之后，近 20 年来最大的一次政府支持动作。下好"双一流"建设这盘大棋，需要地方大学同频共振。这将给一些规模较小，整体实力不强，但在某些学科上有着突出优势的地方高校带来新的发展机遇。2012 年教育部《关于实施临床医学教育综合改革的若干意见》中明确指出，"进一步完善符合国际医学教育规范的我国临床医学教育专业认证标准和认证程序，建立起具有中国特色并与国际医学教育标准等效的医学专业认证制度"，并且要求在 2020 年之前完成高等学校临床医学专业认证的首轮认证工作。《本科医学教育标准——临床医学专业（试行）》已正式颁布，成为我国临床医学专业质量监控及教学工作自我评价的主要依据。国家认证机构也已由教育部组建完成，由"医学教育认证委员会"和"临床医学专业认证工作委员会"全权负责我国医学院校临床医学专业的认证工作。临床医学专业认证工作已成为医学院校保证教育质量、推进教学改革、调整教育结构和控制教育规模的有效手段和有力抓手。

4．国家医药卫生体制改革不断深化

2009 年，中共中央、国务院下发了《关于深化医药卫生体制改革的意见》，其中明确提出"加强医药卫生人才队伍建设"。《国家中长期人才发展规划纲要（2010-2020）》提出全民健康卫生人才保障工程等 12 个重大人才工程。2010 年 3 月，国家发展与改革委员会等六部委联合印发了《以全科医生为重点的基层医疗卫生队伍建设规划》，计划 2020 年通过多种途径培养 30 万名全科医生。2011 年，《国务院关于建立全科医生制度的指导意见》发布，提出 2020 年基本实现城乡每万名居民有 2～3 名合格的全科医生。2011 年，原卫生部发布《医药卫生中长期人才发展规划（2011-2020）》，认为我国卫生人员总量虽在 2009 年已达 778 万人，但总量仍然不足。因此，提出到 2020 年卫生人员总量达到 1255 万人，满足人民群众健康需求。针对新时期卫生人才现实需求，特别提出加强护理人员、卫生应急、卫生监管、精神卫生、儿科医师等急需紧缺专门人才的培养。2012 年以来，教育部、原卫生部先后颁布了《关于实施临床医学教育综合改革的意见》《关于实施卓越医生教育培养计划的意见》等文件，对于医学教育相关领域的改革作出制度安排。随着人民生活水平提高和医药卫生体制改革的深化，原国家卫计委 2016 年实施分级诊疗，分级诊疗的关键是基层首诊，基层和社区医药需要大量医生。我国卫生人力资源的城乡分布呈倒金字塔型分布，大中城市卫生人力资源供给过多，中小城镇及农村基层卫生人才短缺的矛盾日益突出。这为

地方高等医学院校培养区域医疗人才提供了良好的机遇。

(四) 地方高等医学院校发展的挑战

1. 政策环境制约地方高等医学院校自主发展

我国国家政策支持多倾向于一流大学、办学资源追求聚集效应、大学评估排行不尽合理、社会舆论存在综合性崇拜等现象，影响甚至误导了地方高等医学院校办学特色与发展定位，使地方高等医学院校办学优势丧失，特色淡化，定位趋高趋同。地方高等医学院校要申报国家级的项目、成果、教学名师及特色学科、专业时，要经过地方政府主管部门的层层筛选，即使有水平较高的内容，也往往被拒之门外。因为政策制定者已经内心判定来自地方的申报项目，一般没有突出的。在医学教育领域，院校教育的主管部门为教育行政部门，毕业后教育、医疗卫生人员从业资格准入和继续教育的主管部门为卫生行政部门。两大部门各自为政，缺乏有效沟通协商，使院校教育与毕业后教育、从业资格准入之间衔接不甚流畅。而且，在医学院校办学规模、分类分层定位、专业设置、招生、学制等重要方面的宏观指导上，理念还不尽相同，影响了医学院校为医疗卫生行业服务的效率。同时，与医学教育的高成本相比，来自地方政府的经费投入，明显不足，这在很大程度上影响并制约了地方高等医学院校可持续发展和综合创新能力的提高。

2. 与同类医学院校竞争压力大

随着我国高等教育快速发展，高等学校之间的竞争也日趋激烈，每一所学校都在优质生源、高水平人才等办学资源方面亢奋激烈竞争，特别是地方高等医学院校所处地理位置大多不占优势，办学层次不高，获取资源的能力也不强，有限的资源就那么多，所以各校都八仙过海，各显神通。每年都有不同的组织机构依据一定的评价体系对各类大学进行排名和评价，但多数评价体系强调综合排名。用统一的标准对不同类型与层次的学校进行评价，仅是对数量和规模的简单相加，过于强调"标准"而淡化"特色"，缺乏科学性与合理性，地方高等医学院校在评价中的学科优势无法体现，很大程度上引导了这些地方医学院校向综合性大学看齐，拓展学科专业，办学定位"高、大、全"，从而导致了地方高等医学院校办学优势与特色渐失，社会影响力也随之降低。

3. 医生的执业环境在恶化、医生执业信心在下降

我国自古就有尊医的良好传统，《文正公愿为良医》中更有"不为良相，当为良医"的说法，我国医患关系在 20 世纪 80 年代以前相当和睦。但是，现在医患关系较为紧张，暴力伤医、杀医事件也时有发生，原国家卫计委统计 2013 年我国医疗纠纷发生数高达 7 万余起。2013 年，上海华山医院医生跟公安学武的事件成为网络热点，有网友调侃道："医而优则武"，调侃的背后我国医生执业环境的不断恶化：医生已经成为我国最高危的职业之一，2012 年中国医师执业报告显示，我国 96% 的医院发生过医生遭遇语言暴力，医生遭遇过身体暴力的医院达六成多。时代的变化使得患者在与医生、医院发生纠纷时，对医生与医院的解释怀疑、猜忌，在解决纠纷时更倾向于以私人暴力的方式向当事人医生讨回"公道"。2016 年 10 月 3 日，莱芜市莱钢医院儿科医生李宝华被患儿的父亲连砍数刀，不治身亡。这一悲剧的发生引起了全国医疗界医生群体的极大愤慨，他们纷纷要求严惩凶手，依法严厉打击暴力伤医。2009 年中国执业医师职业状况调查显示，仅有不到一成的医生愿意其子女从事医学工作，高劳动强度和当前高执业风险是这一结果的主要原因。早 7 点上班晚 7 点下班，周六上午查房几乎成为每一医生的生活工作规律。实行住院医师规范化培训制度后，

自 2020 年开始，医生没有执业医师证和住院医师规范化培训合格证，不得从医，也就是说，医学生 5 年本科教育再加 3 年住院医师规范化培训，8 年后才开始挣钱，而其他理工科毕业生 4 年后就可以挣钱，所以医生应当有较高的收入。医生收入与支出严重不成比例，据统计，2006 年中国内地医护人员薪酬支出仅占医院支出的 26.86%。相比之下，香港公立医院人员支出却占医疗机构总支出的 80%。[①] 据 2016 年 7 月 21 日澎湃网新闻介绍，2016 高考状元专业选择调查：最爱经济、管理类专业，医学无人选。医生的执业环境和执业信心在下降，医学院校的优质生源在减少，尤其对地方高等医学院校的生源会产生不利影响。

通过以上分析可以发现，办学定位游离导致办学取向不明、特色淡化，高水平人才与师资匮乏导致发展后劲不足，政策环境制约学校的发展等，是当前地方高等医学院校发展过程中面临的主要问题，也是阻碍地方高等医学院校发展的主要因素。

对大学而言，任何环境变化总是存在着利弊，关键在于大学能否识别这些因素并实施与之相适应的战略和策略。通过分析地方高等医学院校的内部环境，以确定学校能做什么；通过分析地方高等医学院校发展的外部环境，确定学校可能会选择做什么，SWOT 分析的目的就是使地方高等医学院校"能够做的"和"可能做的"之间的有机结合，明确发展战略取向，选择最优的、恰当的发展战略。图 2-8 中四个策略组合，SO 组合是拓展组织优势、寻求发展契机的一种较为理想的策略模式，是地方高等医学院校利用外部机会并发挥内部优势，提升核心竞争力的关键。同时，发挥办学优势，积极对应挑战，即 ST 策略也是地方高等医学院校必要的战略选择。具体 SO、ST 战略与 WO、WT 战略分析见第五章第二节。

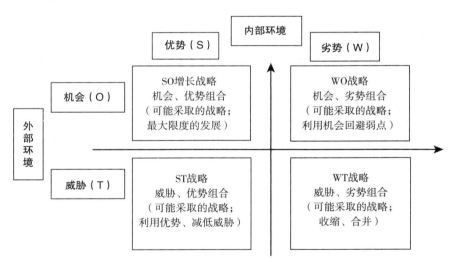

图 2-8　SWOT 矩阵分析图

① 40 万人放弃行医 责任推给医生 患者付出代价 http：//www.medsci.cn/article/show_article.do?id= bc8649862a1.

第三章 地方高等医学院校"十二五"发展战略规划文本分析

发展战略规划文本是学校办学理念、办学定位、发展目标、办学特色、战略举措的载体与反映，也是推进学校科学发展的重要指引。如果说第二章的地方高等医学院校发展现状分析是基于动态的话，那么，本章从静态角度来分析总结地方高等医学院校"十二五"发展战略规划文本，验证与地方高等医学院校发展中现存问题的一致性，这对于地方高等医学院校制定新的发展战略及措施，特别是制定实施"十三五"发展规划具有重要借鉴意义，也为地方高等医学院校实施战略管理提供价值选择。

第一节 资料来源及分析方法

一、资料来源

按照自然地理特征和经济发展水平，将我国划分为东、中、西三大地域。东部地区包括辽宁、北京、天津、河北、山东、江苏、上海、浙江、福建、广东、广西、海南12个省（直辖市、自治区），中部地区包括山西、内蒙古、吉林、黑龙江、安徽、江西、河南、湖北、湖南9个省（直辖市、自治区），西部地区包括陕西、甘肃、青海、宁夏、新疆、四川、重庆、云南、贵州、西藏10个省（直辖市、自治区）。

本研究通过网站、联系地方高等医学院校办公室、发展规划处等形式，搜集到了涵盖全国24个省（直辖市、自治区）55所地方高等医学院校中35所的"十二五"发展战略规划文本作为研究资料，另外20所地方高等医学院校"十二五"发展战略规划文本未能搜集到。这35所地方高等医学院校分布如下：

位于东部地区的有17所，分别是广东医学院（现更名为广东医科大学）、海南医学院、泰山医学院、温州医学院（现更名为温州医科大学）、大连医科大学、辽宁医学院（现更名锦州医科大学）、滨州医学院、济宁医学院、广西医科大学、广州医学院（现更名为广州医科大学）、桂林医学院、南京医科大学、沈阳医学院、天津医科大学、徐州医学院（现更名为徐州医科大学）、承德医学院和福建医科大学。

位于中部地区的10所，分别是包头医学院、湖北医药学院、皖南医学院、长治医学院、安徽医科大学、蚌埠医学院、齐齐哈尔医学院、赣南医学院、哈尔滨医科大学和牡丹江医学院。

位于西部地区的8所，分别是成都医学院、西安医学院、遵义医学院、泸州医学院、新疆医科大学、昆明医学院（现更名为昆明医科大学）、宁夏医科大学和贵阳医学院（现更名为贵阳医科大学）。

二、分析方法

将这35所地方高等医学院校的"十二五"发展战略规划文本转换成统一的WORD格式，进行模块整理，按照东、中、西部地区分布编码，建立地方高等医学院校"十二五"发展战略规划文本库。"十二五"发展战略规划文本编码采用3位数，第1位数字代表地区，后2位数字代表学校，其中第1位数字中的1代表东部地区，2代表中部地区，3代表西部地区。例如101，代表东部地区的广东医学院，203代表中部地区的皖南医学院，308代表西部地区的贵阳医学院。出于文本简洁的需要，除了在表3-1中同时出现编码编号和对应的学校名称外，其他图表和文字表述中均只使用编码编号，不再列示学校名称，编码编号即代表该地方高等医学院校的名称和所在地区分布。

将整理规范编号的35所地方高等医学院校"十二五"发展战略规划文本作为个案，导入Nvivo8.0质性分析软件。以质性分析软件Nvivo8.0为辅助工具，在对个案进行详尽解读的基础上，按照开放式编码、轴心式编码和选择式编码的顺序，进行节点的编码，同时链接备忘录，全部个案编码结束后，再进行层次的提升即树状节点的分析整理，并导出节点编码统计表，对35所地方高等医学院校"十二五"发展战略规划文本的内容进行归纳、概念化，生成主题，使用"探索"工具中的模组图功能，呈现特定研究主题的结构关系，利用多种图表呈现文本分析结果，探讨35所地方高等医学院校"十二五"发展战略规划文本内容的特征及存在的问题。

第二节　地方高等医学院校"十二五"发展战略规划基本状况

一、地方高等医学院校基本情况

35所地方高等医学院校涵盖了我国东部、中部和西部的24个省、自治区、直辖市，其中14所位于省会城市，1所位于直辖市，20所位于地级城市；34所为省属高等医学院校，1所为省会城市所属高等医学院校；26所具有硕士学位授权点，其中13所具有博士学位授权点；9所为单纯本科院校，没有硕士、博士学位授权点。35所地方高等医学院校发展规划文本的目标期限均为2011年-2015年。35所地方高等医学院校具体的基本情况见表3-1。

表3-1　35所地方高等医学院校基本情况

编号	学校	所在地域	所在城市	是否省会	有无硕士点	有无博士点	十一五在校生规模	十二五在校生规模	属性
101	广东医学院	东部	广东湛江	否	有	有	20 434	22 000	省属重点大学
102	海南医学院	东部	海南海口	是	无	无	12 878	19 000	省属高等院校
103	泰山医学院	东部	山东泰安	否	有	无	-	22 200	省属高等院校
104	温州医学院	东部	浙江温州	否	有	有	20 000	15 400	省属重点大学
105	大连医科大学	东部	辽宁大连	否	有	有	11 000	17 000	省属重点大学
106	辽宁医学院	东部	辽宁锦州	否	有	无	-	11 400	省属高等院校
107	滨州医学院	东部	山东烟台	否	有	无	14 200	18 000	省属高等院校

续表

编号	学　校	所在地域	所在城市	是否省会	有无硕士点	有无博士点	十一五在校生规模	十二五在校生规模	属　性
108	济宁医学院	东部	山东日照	否	无	无	13 130	16 000	省属高等院校
109	广西医科大学	东部	广西南宁	是	有	有	15 000	20 000	省属重点大学
110	广州医学院	东部	广东广州	是	有	有	6 832	8 500	市属重点高等院校
111	桂林医学院	东部	广西桂林	否	有	无	8 288	11 000	省属高等院校
112	南京医科大学	东部	江苏南京	是	有	有	13 534	11 400	省属重点高校
113	沈阳医学院	东部	辽宁沈阳	是	有	无	7 469	8 000	省属重点高校
114	天津医科大学	东部	天津	直辖市	有	有	9 040	14 000	省重点建设大学
115	徐州医学院	东部	江苏徐州	否	有	无	17 096	15 000	省属重点建设大学
116	承德医学院	东部	河北承德	否	有	无	-	10 000	省属高等院校
117	福建医科大学	东部	福建福州	是	有	有	14 518	15 000	省属重点大学
201	包头医学院	中部	内蒙古包头	否	有	无	-	10 600	省属重点大学
202	湖北医药学院	中部	湖北十堰	否	有	无	12 624	14 000	省属高等院校
203	皖南医学院	中部	安徽芜湖	否	有	无	14 000	16 000	省属普通高校
204	长治医学院	中部	山西长治	否	无	无	10 858	13 000	省属高等院校
205	安徽医科大学	中部	安徽合肥	是	有	有	11 925	16 000	省属重点大学
206	蚌埠医学院	中部	安徽蚌埠	否	有	无	9 998	16 000	省属高等院校
207	齐齐哈尔医学院	中部	黑龙江齐齐哈尔	否	无	无	-	11700	普通本科院校
208	赣南医学院	中部	江西赣州	否	无	无	12 231	15 000	普通本科院校
209	哈尔滨医科大学	中部	黑龙江哈尔滨	是	有	有	16 790	23 000	省属重点本科高校
210	牡丹江医学院	中部	黑龙江牡丹江	否	无	无	9 490	13 030	省属本科院校
301	成都医学院	西部	四川成都	是	无	无	-	11 000	省属普通高校
302	西安医学院	西部	陕西西安	是	无	无	17 979	18 000	省属普通本科高校
303	遵义医学院	西部	贵州遵义	否	有	无	17 120	25 000	省属高等院校
304	泸州医学院	西部	四川泸州	否	有	无		16 000	省属高等院校
305	新疆医科大学	西部	新疆乌鲁木齐	是	有	有		15 000	省属重点大学
306	昆明医学院	西部	云南昆明	是	有	有	-	14 000	省属重点大学
307	宁夏医科大学	西部	宁夏银川	是	有	无	8 876	15 000-20 000	省属普通高等学校
308	贵阳医学院	西部	贵州贵阳	是	有	有	14 165	20 000	省属重点大学

注："-"表示对应高校"十二五"发展战略中未提及在校生规模

二、地方高等医学院校"十二五"发展战略规划文本基本状况

（一）战略定位

为了对上述获得地方高等医学院校"十二五"发展战略规划定位的资料进行归纳与梳

理,对文本资料进行分析。图 3-1 为地方高等医学院校"十二五"发展战略规划定位分析的树状节点。如图 3-1 所示,本研究对"十二五"发展战略规划定位部分在进行详细自由编码的基础上,对发展战略定位进行归纳,概括为办学类别、办学层次、服务面向、专业学科、发展目标和办学规模六个大类,导出节点统计表,使用模组工具建立了上述六个部分的结构关系图。

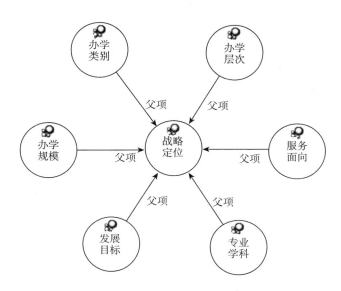

图 3-1 战略定位分析的树状节点图

1．办学类别定位

35 所地方高等医学院校"十二五"发展战略规划中,有 17 所将办学类别定位于教学研究型,9 所定位于教学型,2 所定位于研究教学型,但有 7 所地方高等医学院校未提及办学类别定位。114(天津医科大学)学校在其"十二五"发展战略规划中将办学定位为研究教学型,在 2020 年规划建设成为研究型医科大学。35 所地方高等医学院校"十二五"发展战略将办学类别定位于教学研究型的最多,占 48%,定位于研究教学型的最少,占 6%。具体如表 3-2、图 3-2 所示。这个数据说明,绝大多数地方高等医学院校不具备独立发展医学科研的能力。

表 3-2 办学类别树状节点的材料来源和参考点汇总情况

类型	名称	材料来源	参考点
树节点	教学型	9	9
树节点	教学研究型	17	17
树节点	研究教学型	2	2
树节点	未提及	7	7

2．办学层次定位

35 所地方高等医学院校全部为普通本科院校,培养医学及与医学相关专业的人才,其中办学层次定位于本专科,没有进行硕士生、博士生培养的医学院校占 26%;既进行本专科生培养、又进行硕士研究生培养的占 37%；既进行本专科生培养、又进行硕士生、博士生培养的占 37%。具体情况如图 3-3 所示。

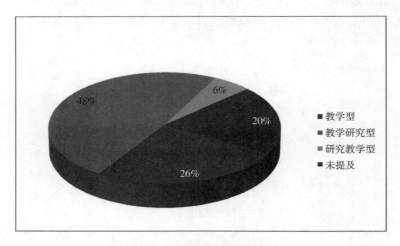

图 3-2　办学类别分布状况图

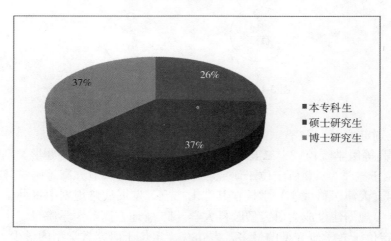

图 3-3　办学层次分布状况图

3．服务面向定位

35 所地方高等医学院校"十二五"发展战略规划中有 26 所学校对服务面向定位进行了描述，大多数学校将服务面向定位于立足本省（区）、面向全国，有的还提出辐射学校所在的周边地区或者周边国家。35 所地方高等医学院校中有 9 所学校没有明确的服务面向定位；有 4 所学校定位于立足所在城市，服务面向基层与地方；有 19 所学校定位于立足所在省区，服务面向全国；有 3 所学校定位于融入所在经济区域，服务全国，辐射周边国际地区。35 所地方高等医学院校服务面向定位具体情况和分布见图 3-4。

4．学科专业定位

35 所地方高等医学院校"十二五"发展战略规划中，有 24 所学校专业学科定位于以医学学科为主，发展与医学相关学科，理、工、文、管、法等多学科专业协调发展；有 4 所学校专业学科发展定位为"医、理、工等多学科全面建设"；7 所地方高等医学院校对学科专业没有明确发展定位。35 所地方高等医学院校在其"十二五"发展战略规划对专业学科定位的具体表述情况见图 3-5。

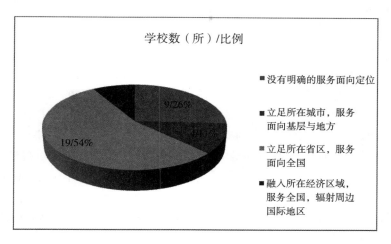

图 3-4 服务面向定位分布图

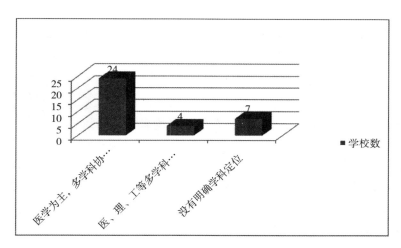

图 3-5 专业学科定位情况图

5．发展目标定位

35 所地方高等医学院校大多都对学校自身发展目标进行了明确的定位，根据对地方高等医学院校发展目标定位的不同表述，可以将地方高等医学院校发展目标定位大体分为：建设成为国内一流医科大学、国内同类院校先进行列、国内知名医学院校三类。35 所地方高等医学院校发展目标定位情况见表 3-3。

表 3-3 发展目标定位情况

发展目标定位	学校数	占学校总数比例
没有明确的发展目标定位	11	31.43%
国内一流医科大学	3	8.57%
国内同类院校先进行列	11	31.43%
国内知名医学院校	10	28.57%

如表 3-3 所示，35 所地方高等医学院校中，有 3 所学校定位于发展成为国内一流医科大学；有 11 所学校定位于进入国内同类院校先进行列；10 所学校定位于发展成为国内知名医学院校；但是仍有 11 所学校在其"十二五"发展战略规划中没有对学校自身发展目标进行明确定位。

6．办学规模定位

35 所地方高等医学院校的"十二五"发展战略规划中，有的既列出了"十一五"时期学校在校生规模，又规划了"十二五"时期的在校生规模，但有的只列出了"十一五"时期学校在校生规模或者只规划了"十二五"时期的在校生规模。除了 101（广东医学院）学校和 115（徐州医学院）学校规划的"十二五"时期的在校生规模小于"十一五"时期学校在校生规模外，其他地方高等医学院校规划的"十二五"时期的在校生规模均大于"十一五"时期学校在校生规模。"十一五"期间，在校生规模最小的是 110（广州医学院）学校，6 832 人；在校生规模最大的是 101（广东医学院）学校，20 434 人。"十二五"期间，规划的在校生规模最小的是 113（沈阳医学院）学校，8 000 人，在校生规模最大的是 209（哈尔滨医科大学）学校，23 000 人。

综上所述，本研究文本分析的重要发现是，地方高等医学院校的战略定位包含六大要素，即办学类别、办学层次、服务面向、专业学科、发展目标和办学规模。同时也不难看出，并不是所有医学院校发展战略的文本都包含以上要素。部分院校的战略发展定位尚待进一步完善，这是本研究得出的初步结论之一。

（二）发展思路

1．地方高等医学院校"十二五"发展战略的指导思想

35 所地方高等医学院校的"十二五"发展战略均有明确的指导思想，指导思想均明确以"以邓小平理论和'三个代表'重要思想为指导，深入贯彻落实科学发展观"，以提高人才培养质量为核心，从发展方式、发展战略、发展特色、服务面向或者发展目标定位等方面进行表述。有 28 所学校在发展思路中明确提出"依法办学"，15 所学校对发展思路设专门章节进行表述。35 所地方高等医学院校"十二五"规划关于是否含有指导思想、依法治校（办学）、发展思路等内容的汇总情况见表 3-4。

表3-4　指导思想统计汇总

学校数	是否有明确指导思想	占学校总数比例	是否坚持依法治校	占学校总数比例	是否有明确发展思路	占学校总数比例
35	是	100.00%	28	80.00%	15	42.86%
0	否	0.00%	7	20.00%	20	57.14%

2．地方高等医学院校"十二五"发展战略的环境分析

对 35 所地方高等医学院校发展规划文本进行分析归纳，可以将地方高等医学院校发展规划环境分析概括为：人才社会需求、生源、医药卫生体制改革、高等教育政策四个主要方面。如图 3-6 所示。

35 所地方高等医学院校"十二五"发展战略中，有 21 所学校对学校发展的外部环境进行了分析，有 14 所学校没有对学校发展的外部环境进行分析。101（广东医学院）学校、110（广州医学院）学校、202（湖北医药学院）学校、302（西安医学院）学校、304（泸州

医学院）学校、307（宁夏医科大学）学校 6 所学校从人才社会需求、生源、医药卫生体制改革和教育政策等四个方面分析了学校发展的外部环境。其他 15 所对学校发展外部环境进行分析的学校，在人才社会需求、生源、医药卫生体制改革和教育政策等四个外部环境因素中，有的学校分析了三个，有的学校分析了两个，有的学校只分析了一个。对发展环境进行了分析的 21 所学校涉及的学校发展的外部环境因素汇总情况如图 3-7 所示。

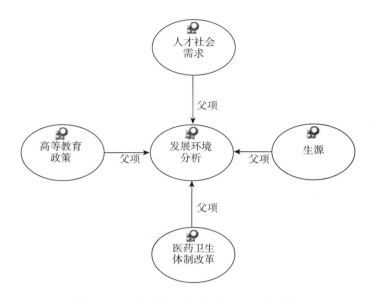

图 3-6 发展环境分析树状节点结构关系图

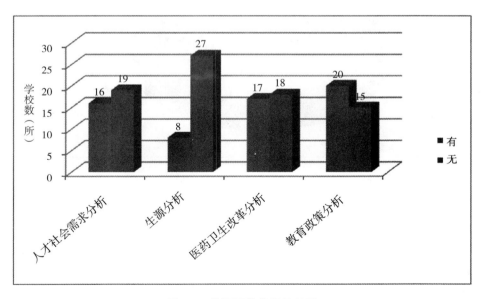

图 3-7 发展环境分析情况图

由此可见，指导思想是地方高等医学院校的发展战略规划文本的重要组成要素，与指导思想密切相关的要素是依法治校（办学），而且发展思路也在部分地方高等医学院校的发展战略中也被纳入到指导思想之中。但是，节点分析发现，尽管不少高校提到了依法治校

（办学），依据的"法"是什么，并未具体阐述，只有少数高校提到了高等教育法。因此，依法治校（办学）内容的具体化是要引起较多高校注意的问题。环境分析是高校发展规划的重要外部因素。从上述文本分析看，人才社会需求、生源、医药卫生体制改革和教育政策是高校发展外部环境的基本内容。

（三）发展战略措施

35 所地方高等医学院校"十二五"发展战略规划文本，对发展战略措施（有的文本称作发展战略举措）均有明确描述，NVivo8 质性分析软件只从大学（学院）章程制定与实施、附属医院建设规划两个方面进行呈现。

1．大学章程的制定与实施

35 所地方高等医学院校中，有 19 所提到了制定大学章程，占 54.29%，16 所学校没有大学章程制定与实施的表述，占 45.71%。提到制定章程的学校中，大多数是准备制定，有的是已经制定，章程出处多是建立完善现代大学制度、强化管理体制改革。19 所制定了大学章程的学校中，有 12 所学校对章程的实施状况进行了规划性描述，7 所学校对章程的实施状况没有进行描述，如 301（成都医学院）学校制定了章程但没有对章程实施状况进行描述。大学章程制定情况见图 3-8，大学章程制定与实施树状节点的材料来源和参考点汇总情况见表 3-5。

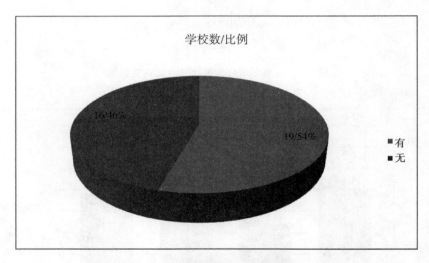

学校数/比例

16/46%   19/54%

■ 有
■ 无

图 3-8　大学章程制定情况图

表 3-5　大学章程制定树状节点的材料来源和参考点汇总情况

节点类型	名称	材料来源	参考点
树节点	章程出处	19	19
树节点	章程实施	12	12
树节点	章程制定	19	19

2．附属医院建设规划

将 35 所地方高等医学院校在"十二五"发展战略中对附属医院发展建设进行的规划进行归纳与梳理，可以将地方高等医学院校附属医院发展建设概括为对附属医院功能定位、床位数、业务收入等几个方面，如图 3-9 所示。

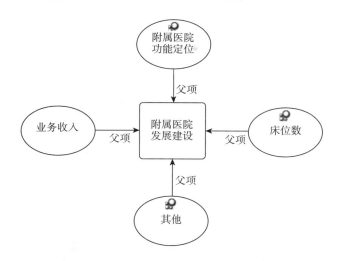

图 3-9 附属医院发展建设树状节点结构图

　　35 所地方高等医学院校中，对附属医院发展建设进行规划的学校有 30 所，有 5 所学校没有对附属医院发展建设进行规划。由于地方高等医学院校的直属附属医院可能不止一所，对地方高等医学院校直属附属医院功能定位的判断以其多所附属医院中定位最高的附属医院为准。30 所对附属医院发展建设进行规划的学校均对附属医院功能进行了明确定位，有 3 所学校将附属医院功能定位为三级乙等医院，27 所将附属医院功能定位为三级甲等医院，如图 3-10 所示。

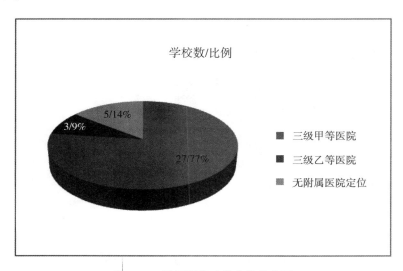

图 3-10 附属医院功能定位分布图

　　30 所对附属医院发展建设进行规划的学校中有 28 所学校对其附属医院床位规模进行了规划定位，其中有 4 所学校附属医院床位规划定位在 2000 张及以下，有 14 所学校附属医院床位规划定位在 2001 ～ 4000 张区间，有 7 所学校附属医院床位规划定位在 4001 ～ 6000 张区间，有 3 所学校附属医院床位规划定位在 6000 张及以上，如图 3-11 所示

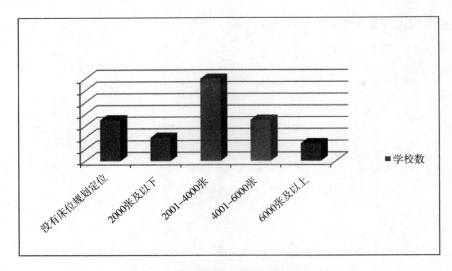

图 3-11　附属医院床位规划定位柱状图

　　30 所对附属医院发展建设进行规划的学校均对附属医院业务规模进行了规划定位，有 11 所学校附属医院业务规模定位为 10 亿元以下，有 8 所学校附属医院业务规模定位为 10 亿～ 20 亿元区间，有 5 所学校附属医院业务规模定位为 20 亿～ 30 亿元区间，有 4 所学校附属医院业务规模定位为 30 亿～ 40 亿元区间，有 2 所学校附属医院业务规模定位为 40 亿元及以上，如图 3-12 所示。

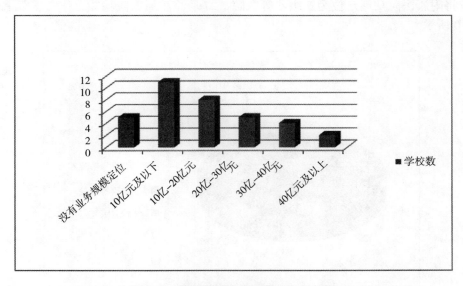

图 3-12　附属医院业务规模定位柱状图

（四）保障条件

1．发展规划保障条件的基本情况

　　图 3-13 为地方高等医学院校"十二五"发展战略的保障条件分析的树状节点。如图 3-13、表 3-6 所示，本研究在对保障条件部分进行详细编码的基础上，对发展规划保障条件归纳，概括为组织领导保障、物质保障、政策保障、制度保障、人才保障和经费保障六个

大类，导出节点编码统计表，使用模型工具建立结构关系。

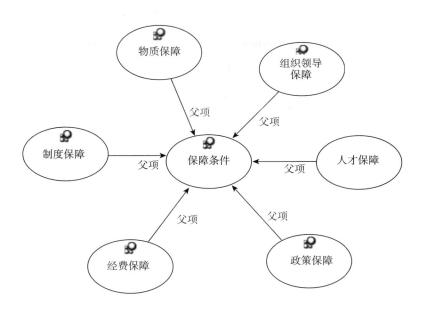

图 3-13 保障条件树状节点分析图

35 所地方高等医学院校"十二五"发展战略中，有 31 所医学院校对规划保障条件进行了表述，108 学校、110 学校、117 学校、305 学校 4 所地方高等医学院校在其发展规划中对组织领导保障、物质保障、政策保障、制度保障、人才保障、经费保障均未提及。由于各个学校"十二五"发展战略的保障条件各有侧重，因此并非每个学校的发展规划保障条件都涵盖组织领导保障、物质保障、政策保障、制度保障、人才保障和经费保障六大类，有的学校保障条件仅涉及五大保障条件中的一个或两个。31 所医学院校对规划保障条件分析情况见表 3-6。

表 3-6 保障条件树状节点的材料来源和参考点汇总情况

节点类型	名称	材料来源	参考点
树节点	组织领导保障	25	37
树节点	物质保障	28	39
树节点	政策保障	12	24
树节点	制度保障	28	36
树节点	经费保障	23	41
树节点	人才保障	11	19

2．规划实施监督与评估

规划实施的监督与评估是保证地方高等医学院校"十二五"发展战略顺利有效实施的重要保证，也是地方高等医学院校"十二五"发展战略实施保障分析环节中必不可少的一环。有 31 所地方高等医学院校对学校"十二五"发展战略实施保障部分进行了分析，31 所地方高等医学院校中仅有 15 所学校规划制定了明确的规划实施监督计划和规划实施评估体系，有 16 所医学院校未对学校规划实施监督与评估进行表述，见图 3-14。

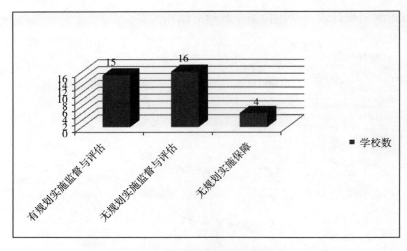

图 3-14　规划实施监督与评估情况图

第三节　地方高等医学院校"十二五"
发展战略规划存在的问题

一、法治理念不强、法治意识淡薄

运用 Nvivo8.0 质性分析软件阅读结果显示，地方高等医学院校法治理念不强、法治意识淡薄是"十二五"发展战略普遍存在的突出问题。

《中华人民共和国教育法》和《中华人民共和国高等教育法》（以下简称《教育法》和《高等教育法》）是地方高等医学院校办学的基本法律依据。《教育法》明确要求，设立学校及其他教育机构，必须具有章程，学校及其他教育机构按照章程自主管理。2010 年 7 月 30 日发布的《国家中长期教育改革和发展规划纲要（2010-2020 年）》第二十章专章规划"依法治教"，明确要求"学校要建立完善符合法律规定、体现自身特色的学校章程和制度，依法办学"。教育部 2011 年 11 月 28 日发布，自 2012 年 1 月 1 日起施行的《高等学校章程制定暂行办法》，其制定依据是《教育法》《高等教育法》。

Nvivo8.0 质性分析软件阅读结果显示，在 35 所地方高等医学院校中，仅有 4 所在其发展规划文本中提到了"高等教育法"，有 31 所地方高等医学院校对"高等教育法"只字未提，只字未提"高等教育法"的学校占了 88.57%。在 35 所地方高等医学院校发展战略规划文本中，只有 17 所提出准备制定大学（学院）章程，但有 18 所地方高等医学院校对大学（学院）章程只字未提，只字未提大学（学院）章程的占了 51.43%。而提出准备制定章程的学校，基本上是发展战略规划文本编制较晚的学校，即其规划期间在 2011-2015 年的"十二五"发展战略，是在教育部 2011 年 11 月 28 日发布《高等学校章程制定暂行办法》之后编制发布的，如山东某医学院的发展规划是在 2011 年 12 月 29 日印发的，在其发展战略规划文本"积极稳妥推进校内管理体制改革，增强办学生机和活力"部分，写明要"认真贯彻教育部《高等学校章程制定暂行办法》精神，依法制定大学章程，依照规章制度加强学校管理，不断提高管理的制度化、规范化、科学化水平"。

　　章程对于高校的地位和作用，无异于宪法对于国家的地位和作用。1995年《教育法》就要求设立学校必须具有章程，学校按照章程自主管理；1998年《高等教育法》更进一步对高等学校的章程应当具备的事项做出明确规定，但在十几年后，地方高等医学院校在编制"十二五"发展战略时仍然还没有章程，更谈不上依据章程自主管理。地方医学院的法治理念普遍不强、法制意识普遍薄弱，地方高等医学院校也没有依据《教育法》《高等教育法》制定章程、依据章程自主管理的内部动因，地方高等医学院校习惯于听从教育行政部门的安排布置，"十二五"发展战略规划文本编制较晚的医学院校便有了"认真贯彻教育部《高等学校章程制定暂行办法》精神，依法制定大学章程"的现象。在准备制定章程的医学院校，对章程的地位和作用的认识上也突出地表现出法治理念不强、法治意识淡薄，这些学校认为章程就是学校管理的工具，而没有将章程看作是高等学校依法自主办学、实施管理和履行公共职能的基本准则。35所地方高等医学院校"十二五"发展战略规划文本还比较普遍地反映出医学院校法人独立发展意识淡薄，依法自主办学意识不强，法人治理结构未能有效发挥作用，学校自主管理、自我约束的体制机制未能有效形成。

　　地方高等医学院校法治理念不强、法治意识淡薄，还表现在"十二五"发展战略的战略价值取向上：强调学校近期规模效益，忽视国家、社会和受教育者的需要，对举办者、教师、学生的权益重视不够；规划多以管控者的姿态提出要求，反映学校各种组织、教师、学生的诉求不够。

二、发展战略内容不够规范和完整

　　1．部分院校发展战略的核心概念尚待规范

　　地方高等医学院校"十二五"发展战略，表现为其进行战略管理的整个过程。按照高校战略管理模式基本要求，医学院校"十二五"发展战略应包括战略要素、战略措施、战略分析、战略实施和战略评估等管理环节。35所地方高等医学院校"十二五"发展战略的内容不尽相同。有的学校适度回顾了学校"十一五"时期的发展成就，重点分析了"十二五"时期发展面临的、内外部环境，但有的学校大篇幅地回顾了"十一五"时期的发展成就，成绩总结很多，但问题分析较少。Nvivo8.0质性分析软件阅读结果显示，地方高等医学院校战略规划内容，主要表现在战略要素不够完整、战略措施依托不够全面、缺少战略分析环节和缺少战略实施监督、评估等四个方面。

　　2．战略要素不够完整

　　战略定位、战略措施和保障措施是地方高等医学院校"十二五"发展战略必备的三个战略要素，缺少任何一个要素，战略目标任务就难以实现。Nvivo质性分析软件阅读结果显示，35所地方高等医学院校发展规划文本中，有的缺少战略定位。某省医学院校对办学类别没有进行定位，规划文本中对于建设教学型、教学研究型还是研究教学型大学没有进行表述；对学科专业也没有进行定位，没有明确重点发展的学科专业及其相互关系，只是进行了工作任务式的描述："到'十二五'末期，努力争取实现国家重点学科一级学科'零'的突破，国家级重点学科二级学科（临床三级学科）增加1～2个，省特色学科建设工程立项一级学科1～2个，二级学科3～5个，省高校创新团队增加2～3个；继续加大博士学位点的申报力度，争取一级学科博士点增加1个；一级学科硕士点增加1～2个。新增专业学位授权5个，其中专业博士学位1个，专业硕士学位4个。增加博士后流动站1个。"

　　战略要素不够完整，还表现在不少地方高等医学院校"十二五"规划中缺少保障措施，有的将保障措施和工作任务混为一谈，有的对学校发展的外部保障条件考虑不足，甚至有的将组织制度保障仅仅理解为是"加强和改进党组织建设"。Nvivo8.0质性分析软件阅读结果显示，在领导保障、物质保障、政策保障、制度保障、人才保障等5个保障措施的要素中，有10个学校没有提到领导保障，7个学校没有提到物质保障，23个没有提到政策保障，7个没有提到制度保障，没有提到人才保障的高达24个。某医学院校规划文本的第四部分应当是其规划编制者理解的实施规划的保障措施，第四部分的标题为"加强和改进组织建设，为'十二五'规划实施提供坚强保障"，分别从"建设学习型党组织、健全基层党的组织、加强干部队伍建设、加强党风廉政建设、建立健全保障机制"等五个方面进行了规划。该校在其整个规划文本中对规划实施的至关重要的保障措施没有提及，在提及的"建立健全保障机制"的具体措施中，表述的具体内容则为不具有硬约束性的"在全院广泛宣传《"十二五"发展战略纲要》的主要内容和战略意义，深刻认识学校事业发展的紧迫性和重要性。充分利用校内宣传媒介，动员全体师生员工关心和支持学校的改革与发展，为《"十二五"发展战略纲要》的实施创造良好的环境和氛围"等。

3．战略措施依托不够全面

师资队伍是实现学校战略目标、落实学校战略措施、提高人才培养质量的非常重要的依托力量。具有素质优良、结构合理、精干高效、富有创新精神和实践能力，具有影响力和竞争实力的师资队伍，是学校教学、科研、医疗工作全面、协调、可持续发展的重要保障。有的地方高等医学院校如304（泸州医学院）学校，在其"十二五"发展战略中，很好地体现了教师和学生在学校发展中的主体地位，明确提出"人人参加学校的改革建设发展，人人享受到学校改革与建设发展的成果，真正体现'在共建中共享，在共享中共建'的理念，让学生有自豪感，教师有尊严感，职工有成就感"。

但不少地方高等医学院校"十二五"发展战略规划的战略措施过于依托于行政权力，具有浓烈的行政管理色彩；忽视了教师和学生的主体地位，忽视了教师队伍落实战略措施上的重要作用；忽视了依托学术权力实现发展目标、落实战略措施。学术委员会的权力未能得到有效保障，教授治学的途径未能有效形成，教职工代表大会、学生代表大会等民主管理方式未能得到足够重视，民主党派和群团组织的作用未能得到有效发挥。如某医学院校在"保障措施"中提出"锤炼干部队伍，加强效能建设"，但未提及教师队伍；某医学院校提出"充分发挥党的领导核心作用，充分发挥各级党组织领导核心、政治核心和战斗堡垒作用，为学校各项事业科学发展提供有力政治和组织保证。深化干部人事制度改革，坚持在干中培养、锻炼、考察和选拔干部，在扩大干部工作民主、加大竞争性选拔干部力度、完善干部考核制度、推进干部交流、健全从基层一线选拔干部制度、强化干部选拔任用监督等方面实现新突破。充分发挥基层党组织的战斗堡垒作用和共产党员的先锋模范作用，充分发挥共产党员和领导干部的作用"，同样未提及教师队伍。

4．欠缺战略分析环节

"十二五"发展战略制定时期以至现在，地方高等医学院校培养人才、实现发展，离不开国家、社会对医药卫生人才的需求，离不开生源质量，离不开国家教育政策，离不开医药卫生改革。107（温州医学院）学校在其发展规划文本中，从高等教育大众化时代的到来，《国家中长期科学和技术发展规划纲要（2006-2020年）》的颁布，《中共中央国务院关于深化医药卫生体制改革的意见》的发布，《国务院关于长江三角洲地区区域规划的批复》（国函〔2010〕38号）、海西经济区建设和《国务院关于浙江海洋经济发展示范区规划的批复》（国函〔2011〕19号）等方案的实施，温州的经济社会转型需要全面分析学校发展面临的外部机遇以及存在的困难，提出"稳定本科生规模，适度发展硕士研究生和留学生规模，积极发展博士研究生规模，按社会需求适度发展远程与继续教育。""为浙江'富民强省'战略特别是温州地区的崛起做贡献；在温州地区增建研究院或社会服务中心，成为该区域高新技术产业的孵化中心、企业发展的服务中心、科技信息的集散中心。"205（安徽医科大学）学校也从国内、国际环境，省内、校内环境分析了学校面临的发展机遇。

但是，从人才社会需求、生源、医药卫生改革和教育政策等多个方面分析学校发展的外部环境的学校仅有6所，只占全部35所学校的17.14%。而未对学校发展环境进行分析的学校有14所，占学校总数的40%。21所对发展环境进行分析的学校，除上述对四个方面进行全面分析的6所学校外，其余15所学校仅仅从人才社会需求、生源等因素中某一个或两个方面进行了分析，并不全面。地方高等医学院校"十二五"发展战略在整体上缺少战略分析环节，对学校外部发展环境的分析有的没有涉及，已涉及的分析也不够全面。对学校外部发展环境分析的缺失或者欠缺，影响了战略目标、战略措施制定的准确性、针对性。

5. 欠缺战略实施监督、评估

根据战略管理理论，战略管理的关键是战略实施，地方高等医学院校再好的战略规划若不能监督实施，战略规划实际上无益于医学院校的发展。战略实施的效果究竟怎样，必须通过战略评估进行测评和监控。尽管医学院校"十二五"发展战略不可能，实际上也没有必要反映战略评估的全部内容和动态过程，但是明确提出评估目标、确定评估标准和评估方式，并建立相应的激励约束机制则是十分必要的。

Nvivo8.0质性分析软件阅读结果显示，35所地方高等医学院校中，有15所地方高等医学院校的"十二五"发展战略提及战略实施的评估与监督，不到43%；有20所没有提及战略实施的评估与监督，超过57%。战略实施的评估与监督大多情况下只是在"十二五"发展战略中被象征性地提及，具有实质性意义的评估目标、评估标准、评估方式以及相应的激励约束机制并未确定。如106（辽宁医学院）学校在其"十二五"发展战略的"组织保障"部分提出："建立'十二五'发展战略实施情况的监测、评估、考核和督导机制，强化督促检查。学院将组织人员分期、分阶段以不同的形式检查计划落实情况，确保"十二五"发展战略的顺利实施。"

三、发展战略特色不够鲜明

Nvivo8.0质性分析软件阅读结果显示，部分地方高等医学院校"十二五"发展战略具有鲜明的地域特色、学科特色，表3-7摘抄了102（海南医学院）学校等5所地方高等医学院校的地域学科特色关键词，如307（宁夏医科大学）学校"十二五"期间，"以具有明显优势和特色的学科方向为突破口，结合宁夏独特的伊斯兰习俗、丰富的药材资源、特有卫生环境问题、常见病、地方病等地域特色，重点建设民族医药学（回医药学）、神经外科学和心血管内科学等特色学科，争创国内一流学科"。

但是，总体来看，地方高等医学院校战略规划特色不够鲜明，有的学校表现为自身缺少特色，有的学校表现为对自身特色的提炼和概括不够，有的学校提炼和概括的办学特色与教学质量目标不相匹配。

表 3-7　学科发展特色关键词摘录

编号	地域学科特色关键词	
102	热带医学和养生保健	建立热带医学和养生保健的学科体系、产业体系、服务体系
109	中国—东盟双边合作国家	积极扩大对外开放，加强与东盟各国的合作与交流，引进优质教育资源，推进教育国际化
210	黑龙江省东南部地区	北药开发、地方病治疗等适合本地区需要的应用研究
307	宁夏区域	结合宁夏独特的伊斯兰习俗、丰富的药材资源、特有卫生环境问题、常见病、地方病等地域特色
308	少数民族地区	继续发扬我院扎根西南边陲，为少数民族地区培养高级医药卫生专门人才，有效防治地方病、多发病、常见病的优良传统

1. 自身缺少特色

有的地方高等医学院校在自身发展过程中还没有形成自己的比较优势，也没有形成自己鲜明的特色，或者形成的特色还不够鲜明，在其"十二五"发展战略规划文本中表现为对高等教育的多样化认识不足，对医学教育的终身性、实践性、精英性认识不够，办学理念存在简单模仿痕迹，缺少个性、独特性，不少学校的"十二五"发展战略同质化较为严重。

2. 对自身特色提炼和概括不够

地方高等医学院校特色发展战略，应以"学校如何形成或者巩固办学特色"为核心，进行设计规划和办学资源调配，变医学院校的比较优势为竞争优势，推动医学院校又好又快地发展。医学院校的办学特色，可以表现为学科专业特色，也可以表现为地域特色（省域特色或者大区域特色），还可以表现为服务社会面向等特色。从对"十二五"发展战略规划文本分析可见，地方高等医学院校对办学特色的内涵、外延的认识不足，有的将办学特色仅仅理解为是优势学科专业，更多的体现为学校整体工作的安排，而不是依据办学特色形成的规律和影响因素权重进行设计规划和资源调配。有的医学院校对自身办学特色的提炼和概括不够，其提出的办学特色定位流于口号、形式，缺少实质性内容，与学校的自身条件、外部环境以及医药卫生领域需求的结合不够紧密。

3. 有的办学特色与教学质量目标不相匹配

地方高等医学院校办学特色的形成具有鲜明的时代性和社会性，通常表现为以优势学科专业对医药卫生领域在一定阶段或者持续地做出社会贡献。地方高等医学院校办学特色最直接的载体是培养造就特色人才，特色人才的培养造就需要落实学校发展战略措施，更需达到学校教学质量目标。

黑龙江某医学院校规划的办学特色定位为"完善'为农村办学，为基层服务'的'两为'办学特色，拓宽办学理念、学科专业、人才培养模式等特色，建成特色应用型本科高校"，规划的办学特色目标为"深化'两为'特色，积极探索专业、学科、人才培养模式等其他特色，突出应用型人才培养，建成全省特色应用型本科高校"。可以说，该校的办学特色定位不仅鲜明，而且实际，符合农村医药卫生人才缺口巨大的需求。但是，从该校的"十二五"发展战略规划文本还可知，该校规划的教学质量目标为"学生的综合素质和临床动手能力明显增强，外语运用能力和信息技术有较大提高，应届本科毕业生考研率达到15% ~ 20%，毕业生一次就业率、年度就业率高于全省平均水平"。外语和考研，特别是考研率，成了教学质量的主要目标，明显与"为农村办学，为基层服务"的办学特色定位不相匹配。由此可以推断：不是考研率、就业率绑架了学校，学校难以实现办学特色，就是学校提出的办学特色只是一个幌子而已，学校本没有这样的办学特色，或者这样的办学特色本就没有打算实现。

四、战略定位与自身实际办学条件契合度不够

地方高等医学院校在特定的办学理念指导下，结合自身办学条件，充分考虑外部环境，制定发展规划，做出的战略定位才是切实可行的，符合社会需求的。有的学校的办学理念、发展思路和主要战略相辅相成，战略定位与学校自身办学条件符合度较高，如112（南京医科大学）学校以"医学与人文融通、教学与科研并重、基础与应用结合"为办学理念，以"统筹医学与人文学科融合发展、统筹人才培养与科学研究协调发展、统筹基础研究与临床应用一体化发展、统筹传统优势学科与新型交叉学科协调发展"为发展思路，制订的主要战略有：人才强校战略、特色发展战略、创新驱动战略、质量兴校战略和开放合作战略。307（宁夏医科大学）学校是一所具有博士学位授予权的医科大学，但其结合所处地域的实际需要，在"十二五"期间，采用定向弹性学制、全日制教学等培养方式，定向培养3 000名具有大专学历的村医。但是，Nvivo8.0质性分析软件阅读结果显示，比较多的地方高等医学院校战略定位不够切合自身办学实际条件，主要表现在片面追求"高大全"、高层次人才"瓶颈"和对培养人才出口的"集体性失语"三个方面。

1. 片面追求"高、大、全"

"十二五"发展战略期间，我国高等教育的发展任务是"以全面提高质量为重点，更加注重提高人才培养质量，提升科学研究水平，增强社会服务能力"，要求高等教育要"稳定规模、优化结构、提高质量、办出特色"。Nvivo8.0质性分析软件阅读结果显示，地方高等医学院校在"十二五"发展战略中，明显地表现出追求"高大全"的倾向和趋势：在学校名称上，追求由"医学院"变更为"医科大学"；在学校办学场所上，追求大规模地建设新校区；在学校办学规模上，追求学生数量增加；在办学层次上，追求本科层次申请硕士授权单位，研究生层次申请博士授权单位；在办学水平上，追求"国内知名""国内领先"。黑龙江省某医学院校在其"十二五"发展战略中描述，2005年，在校生7126人；2010年，在校生9 490人，比2005年增加33%；规划的2015年在校生13 030人，比2010年又增加37%。有一所医学院校"十二五"发展战略设定的总体目标是建设"千亩校园、万人大学"，要全力实施的三大任务是"迎评、申硕、建新校区"。地方高等医学院校"十二五"发展战略片面地追求"高、大、全"，在一定程度上延续了相对粗放式的扩大办学规模的发展模式，与医学院校自身的办学实际条件不相匹配，也与医药卫生领域对人才的实际需求不够符合。

尽管对于西部地区的医学院校，扩大规模有其自身的发展阶段的特殊考虑，但精英化培养的医药卫生人才应以保证质量为前提，医学院校也不能把扩大规模作为自身发展的目标。有的西部医学院校在其"十二五"发展战略规划文本中描述，西部与东中部发达地区的差距仍在不断拉大，在较长时期内肩负着扩大规模和提高质量的双重任务，必须提速增效，实现跨越式发展，在扩大办学规模与提高办学质量的双重压力加大，处理好规模与质量关系的难度加大。地方高等医学院校在"十二五"发展战略规划文本中片面追求"高、

大、全",对不同层次、不同领域、不同地域的自身特殊性考虑不够。

2. 遭遇高层次人才"瓶颈"

人才资源是医学院校的第一资源。师资队伍是医学院校人才培养质量的重要保证。通过树状节点进行归纳发现,35 所医学院校分别就专任教师、师资队伍学历、师资队伍职称、引进人才等方面对师资队伍建设进行了规划。具体如图 3-15 所示。

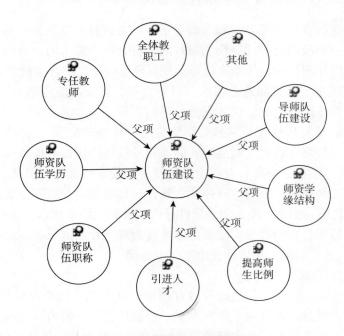

图 3-15 师资队伍建设情况树状节点图

地方高等医学院校"十二五"发展战略在对发展面临的困难进行分析中,提到最多的是缺少高层次人才或者难以吸引高层次人才。与之相对应,地方高等医学院校也长期面临着高层次人才流失的严重问题。没有大师,难以办大学;没有高层次人才,难以办"高大全"的学校,也难以培养"高大全"的人才。

3. 对培养人才的出口"集体性失语"

高等教育的急速扩招带来的就业压力增大,每年的高校毕业生已经成为一个庞大的社会群体。以人才培养为根本任务的地方高等医学院校,其培养的毕业生都走向了什么样的工作岗位?就业状况如何?为社会做出了什么样的贡献?对于培养人才的出口问题,地方高等医学院校在"十二五"发展战略规划文本中呈现出"集体性失语"的状态。

通过文本阅读显示,只有 307(宁夏医科大学)学校在"十二五"发展战略规划文本中表示,"学校牢固树立主动为社会服务的意识,'十一五'期间,共培养各层次医学人才近万人,大大增强了宁夏医疗卫生人才队伍的实力,完善了宁夏医疗卫生服务体系"。其他 34 所地方高等医学院校,不论是在对"十一五"期间成就的回顾中,还是"十二五"期间的事业规划中,均只字未提培养人才的出口问题。这或许是规划编制者的一个集体性的忽略,或许是规划编制者认为在"十二五"发展战略规划文本中没有必要涉及培养人才的出口问题,或许是毕业生的就业状况、对社会的贡献度与"高大全"的学校定位不相匹配而有意回避。不论哪一种"或许",可以肯定的是,地方高等医学院校注重追求规模发展大于提高人才培养质量的内涵发展，地方高等医学院校结合自身办学实际条件、培养符合社会实际需求的人才的任务还任重道远。

五、重视文化建设不够

1. 有的战略规划文本未涉及大学文化建设

以是否明确提出校园文化建设，描述文化建设内涵、措施、活动为标准，可以将 35 所地方高等医学院校"十二五"发展战略规划文本分为"有"文化建设和"无"文化建设两种。Nvivo8.0 质性分析软件阅读结果显示，东部地区的 17 所医学院校中，有 6 所无文化建设，占 35%；中部地区的 10 所医学院校中，有 4 所无文化建设，占 40%；全国 35 所地方高等医学院校中，有 10 所无文化建设，占 29%。具体如图 3-16 所示。

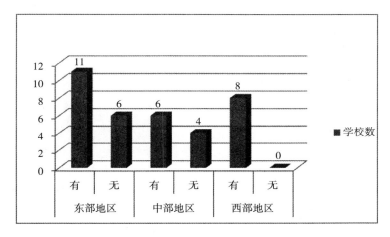

图 3-16 校园文化建设情况图

2. 有的校园文化建设目标与人才培养的实际举措相悖

有的地方高等医学院校在其发展规划文本中虽然提出了校园文化建设目标，但其人才培养、教学改革的实际举措与校园文化建设目标相悖，也与其办学特色定位相悖。如黑龙江省某医学院校的"十二五"规划文本中"以打造独具特色的'大医文化'"为校园文化建设目标，其办学特色定位为"面向基层，培养应用型医药卫生人才"，该校在制定"十二五"规划时不具有硕士学位授予单位权。但该校关于人才培养、教学改革的实际举措却是"积极鼓励和支持学生考研，制定出台《鼓励学生考研实施办法》，调整人才培养方案，为学生考研创造条件，对考研成绩突出的部门给予奖励，使学生的考研率大幅度提升，2009 年考研率为 10.88%，2010 年考研率为 15.9%"。考研可能成为与校园文化建设目标相左的一种"主流文化"，考研可能成了与办学特色定位无关、提高毕业生就业率的代名词。

3. 重技术教育、轻人文素质教育比较普遍

医学的研究对象是人，不仅具有自然科学的属性，还具有社会科学的属性。对医药卫生人才不仅要进行医学技术教育，还必须进行人文素质教育。人文素质教育在地方高等医学院校的教育中还相对处于弱势地位。随着医学模式从生物医学模式向生物 - 心理 - 社会 - 医学模式的转变，加强和改进医科院校大学生的人文素质教育显得格外迫切和必要。一般说来，一个接受过良好人文素质教育的人，在人格、情趣、爱好、个性、处事、抗挫、思维和写作诸方面都会有上好表现，往往热爱本职工作，积极乐观向上，办事公道正派，社会责任感强，人际关系和谐。分析地方高等医学院校"十二五"发展战略规划文本可知，重技术教育轻人文素质教育的现象，不仅在"十二五"发展战略无文化建设的地方高等医学院校中普遍存在，而且在"十二五"发展战略中有文化建设的地方高等医学院校中也比较普遍的存在。当前全国医患关系紧张、医疗纠纷频发与对医学生人文素质教育缺失不无关系。

六、办学经费较为紧张、来源过于单一

1.办学经费比较紧张，中西部地区尤为突出

医学教育具有成本高的特点。Nvivo8.0质性分析软件阅读"十二五"发展战略规划文本结果显示，地方高等医学院校办学经费比较紧张，其中西部医学院校尤为突出。东部地区的17所地方高等医学院校，有8所认为办学经费紧张，占47%；中部地区10所地方高等医学院校，有7所认为办学经费紧张，占70%；西部地区8所地方高等医学院校，有6所认为办学经费紧张，占75%。东中西部地区都有地方高等医学院校认为办学经费紧张，但西部地区医学院校认为办学经费紧张的比率最高，中部地区次之，东部地区最低。地方高等医学院校认为办学经费的紧张状况与我国东中西部地区经济发展程度相吻合。办学经费紧张状况的地域分布具体情况见图3-17。

2.办学经费筹措途径单一，主要依靠政府拨款

运用Nvivo8.0质性分析软件对35所地方高等医学院校办学经费来源表述进行归纳梳理，发现35所学校中有29所学校对办学经费筹措途径进行了详细表述。29所地方高等医学院校办学经费筹措途径结构关系见图27。

对29所地方高等医学院校办学经费筹措途径进行整理分析，29所学校全部都将政府拨款作为办学经费筹措途径，将学费收入作为办学经费筹措途径的有6所，将产学研结合与科技成果转化作为筹措途径的有13所，将社会捐助作为筹措途径的有9所，将银行贷款与金融融资作为筹措途径的有12所。见图3-19。

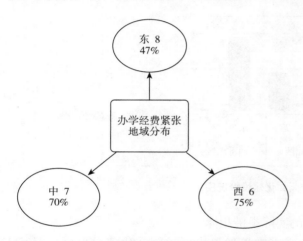

图3-17 不同地域学校办学经费紧张占比情况图

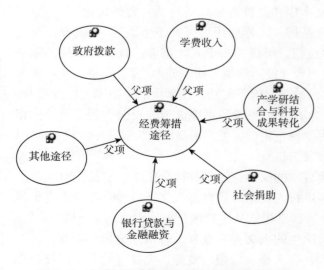

图3-18 办学经费筹措方式树状节点结构关系图

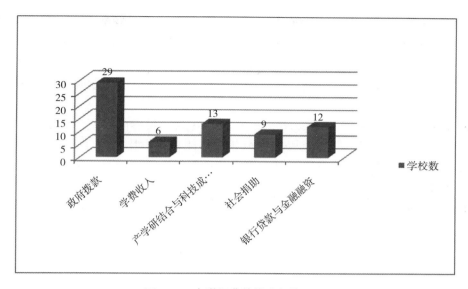

图 3-19　办学经费筹措途径情况图

　　按学校拥有办学经费筹措途径数量进行整理分析，29 所学校中拥有 1 条筹措途径的学校 6 所，占比 20%；有 2 条筹措途径的学校 15 所，占比 52%；有 3 条筹措途径的学校 4 所，占比 14%；有 4 条筹措途径的学校各有 2 所，占比 7%；办学经费筹措途径最多的学校有 2 所，各有 5 条经费筹措途径，占比 7%。大部分地方高等医学院校办学经费筹措途径不超过 2 条，办学经费筹措途径单一、以政府拨款为主是地方高等医学院校办学经费筹集普遍存在的问题。具体情况见图 3-20。

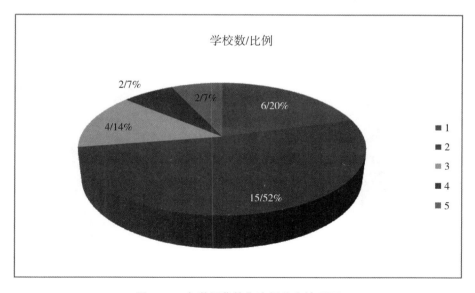

图 3-20　办学经费筹集途径分布情况图

　　地方高等医学院校一方面是办学经费的普遍紧张，另一方面则是办学经费的政府拨款来源单一。经过改革开放 30 多年的发展，我国的自然人、法人或者其他组织已经积累了相当大的财富，境外的自然人、法人或者其他组织也具有捐赠医学教育公益事业的意愿。《中华人民共和国公益事业捐赠法》由第九届全国人民代表大会常务委员会第十次会议通过，已于 1999 年 9 月 1 日起施行。正如 1998 年实施的《高等教育法》规定的大学章程制度被长期尘封一样，1999 年实施的《公益事业捐赠法》所设计的公益事业捐赠制度也长期处于冬眠状态，尽管政府向医学院校拨款的财力有限，尽管地方高等医学院校自身感觉到办学经费紧张。

国家法律在顶层制度上做了很好的设计，但法律规定没有能够落地，地方高等医学院校高度行政化，唯"上级"马首是瞻，运行相对封闭，思想比较保守，既缺乏自我发展、自我约束的动因，又缺乏自我发展、自我约束的机制保障。高校是依法设立，依据章程实施自主管理的事业单位法人，但是在高校行政人员和教师观念中，时时刻刻依赖着实际上几乎是无所不能的"上级"。在现代大学制度中，作为独立法人的高校没有"上级"。

第四章　地方高等医学院校发展
影响因素实证分析

在前述历史现实分析和文本分析的基础上，本研究自然而然进入到了一个问题分析与解决的新阶段，那就是作为一所地方高等医学院校，它是怎么发展到今天这个历史现状的？它又是如何对未来发展做出战略预期的？简略一句话，为什么一所地方高等医学院校会在那种情况下做出那样的战略设计和管理？实际上要追问的是哪些因素对学校发展战略的制定和管理产生了实际影响，也就是说，要制定地方高等医学院校的发展战略，必须深入到表象的背后去探究地方高等医学院校发展的影响因素及其结构关系，正是这些因素及其结构关系实际影响着一所地方高等医学院校发展战略的设计和管理。大学是特殊性组织，同时也是社会系统中的子系统，具有组织系统的属性。大学系统的整体性包括两个方面的内容，其一是发展影响因素的不可缺一性，既有外部因素又有内部因素，外部因素包括政治经济社会等，内部因素包括大学办学定位、办学资源、治理体系等，这些因素只有有机融合，才能影响大学发展、推动大学发展。其二是整体功能作用的非加和性，影响因素对大学发展影响的强度和力量，并非各因素的简单相加，而是它们相互作用、相互协调、相互优化，发挥着系统的整体效益。而且系统的开放性、适应性，使大学与所处的外部环境如政府、社会、企业、市场等之间，进行一定物质、能量、信息的双向交换，促进大学组织系统的发展进化。所以，大学的发展既是大学组织内部发展变革的结果，同时又是大学与外部发展条件和社会环境相互交流、相互作用、互动变革的结果。研究分析地方高等医学院校发展影响因素，不仅是其发展战略生成的基础，更是其提升核心竞争力的需要。

第一节　地方高等医学院校发展影响因素分析

地方高等医学院校是高等教育不可替代的组成部分，自然遵从高等教育发展的一般性规律。同时，地方高等医学院校还具有自身鲜明的发展特征，在对内部和外部影响因素进行考量时，还必须要从医疗行业特色上不断深入发掘。我国地方高等医学院校发展的外部影响因素主要有宏观条件、外部竞争环境等，内部影响因素主要有战略定位、人才培养、学科建设与科研、服务地方、高层次人才与师资队伍、组织管理与大学文化等方面。

一、外部影响因素

（一）宏观条件

地方高等医学院校发展的宏观条件主要包括经济、政治、社会基础，科技发展，高等教育政策与卫生政策，政府支持等。

1. 经济政治社会基础

从第二章回顾我国高等医学教育的发展历史，可以看到，经济政治因素是高等医学教育改革发展的主导因素，这当然与教育发展的外部逻辑有关，因为教育本身不可能超出经济、政治、社会、文化等外在因素之外单独存在。地方高等医学院校作为社会系统的重要组成部分，当然也必须站在经济社会发展的全局来分析其发展的宏观条件。

经济社会的发展对医学高等教育产生深刻的影响，经济社会发展与变化决定着医学教育的发展，决定着医学教育人才培养类型、办学层次、数量与质量，也影响着高等医学院校的学科类型、区域结构等，经济体制的变革也深刻影响着高等医学院校的体制变革。首先，要适应全面建设小康社会的历史条件与时代要求。当前是我国全面建成小康社会攻坚克难的决胜阶段，要实现经济更加健康快速发展、科技创新进步、社会更加繁荣和谐、人民生活殷实与健康的建设目标，地方高等医学院校对医学人才培养的数量、质量、类型就必须符合全面建成小康社会的要求。其次，经济发展方式的转变也对高等医学教育与高等医学院校的发展产生深刻的影响。当前是我国经济发展方式转变的关键时期，进一步优化产业结构、发挥科技创新巨大推力，重塑"生态文化"促进绿色发展，提高农业、工业和服务业发展水平与效益，调整生产力合理布局，促进区域、城乡经济协调可持续健康发展，是我国"十三五"时期的重要工作。高等医学教育的发展与改革，必须与国民经济发展方式转变相适应，紧跟经济发展结构调整对高等医学教育的现实需要，调整专业学科结构、人才培养规格、类型，转变人才培养理念，提高人才培养质量，不断适应经济社会发展变化对高等医学教育提出的要求。

2. 科技发展

科技发展与教育有着天然的联系，教育是科学技术的基础，科学技术的发展离不开教育；反过来科学技术的进步又促进了教育的发展，对教育的发展产生深刻影响[1]。首先，国家"科教兴国""人才强国"战略和国家创新驱动战略的实施，旨在大力提高科技创新能力，加快教育改革发展，发挥人才资源优势，推进创新型国家建设。"科教兴国""人才强国"战略和国家创新驱动战略的实施，极大地支持鼓励了现代高等教育的发展，同时也为高等医学的发展提供了人才支持，又对高等医学教育提出了更高的时代要求。高等医学教育作为我国高等教育中重要的组成部分，在国家"科教兴国""人才强国"战略和国家创新驱动战略占有重要地位，能够助推创新型国家目标的实现。其次，生物医学科学技术的飞速发展对医学教育与高等医学院校的发展产生深远影响，尤其是医疗科学技术的长足进步影响着医学教育内容、方式、方法。现代生物科学技术是科学技术发展的一次飞跃，基因重组技术、基因治疗技术、生物制药技术、克隆技术等是生物科学技术的主要研究领域，推动了生物制药、医学研究、疾病诊断、疾病治疗和疾病预防方式方法的变革，也为医学教育提供了更为丰富的教育资源、不断促使教育教学模式和教学理念的更新、促进医学教育教学的合作和创新[2]。再次，高等教育信息化和虚拟化技术的应用对高等医学院校的教育、教学、管理影响深刻。信息化技术的发展与应用推动了医学教育的信息化，信息网络技术整合全球信息资源为医学教育提供了丰富生动的教学资源，远程教学、模拟实验等技术推广创新丰富了医学教育教学的方式，校园网络应用平台为医学院校教学管理提供了极大的方便。

3. 高等教育政策与卫生政策

国家高等教育政策和改革是高等院校发展的先导，高等医学院校的发展也是在国家高等教育政策和改革的指导下进行的。国家高等教育政策对高等医学院校发展的影响主要体

① 王赫然，邵景琦. 论教育与科技发展的关系 [J]. 北京市经济管理干部学院学报，1998（2）：33-35.

② 李欣，曹翔，曲义坤. 医疗科技发展对医学教育的影响 [J]. 中国教育技术装备，2015（13）：128-129.

现在对其管理方式、发展规模和速度上，教育政策很大程度上指引高等医学院校的发展方向，决定着高等医学院校的发展规模，制约着高等医学院校的发展速度。国家医疗卫生政策作为指引我国医疗卫生事业发展先导，对高等医学院校的发展也产生深刻影响。第一，《国家中长期教育改革和发展规划纲要（2010-2020）》的实施。教育规划纲要的主题是建设人力资源强国，主线是推动教育事业科学发展，灵魂是改革创新[①]。教育规划纲要不仅对高等教育的发展提出了战略目标和新的任务要求，也对理性认识高等医学教育存在的问题，把握医学教育发展趋势，科学谋划医学教育的改革发展方向，对提高高等医学教育办学质量和人才培养质量具有重要意义。地方高等医学院校作为我国高等教育重要组成部分，应认真学习教育规划纲要精神，按照等教育规划纲的总体要求，坚持办学规模、教育质量和效益的统一，把握医学教育发展趋势，提高办学水平。第二，高等教育综合改革与地方本科院校转型发展。当前，高等医学教育面临着"大而不强"问题，医学人才培养的质量与经济社会发展对实用型医学人才的要求不相适应性日益突出，制约我国医疗卫生事业的健康发展。高等医学院校应顺应高等教育综合改革的要求，对医学人才培养体制、管理体制、投入体制、科研体制等进行系统持续的改革。第三，将地方高校建设纳入战略重点。党和国家对地方高等教育的重视给地方高等医学院校的发展带来了极好的发展机遇，给予地方高等医学院校更大的经费、人才、政策等支持，促进地方高等医学院校快速发展，同时将地方高等医学院校建设纳入战略重点，也对地方高等医学院校的教学工作、人才培养、学校管理等提出了更高的要求。第四，医学教育质量化、标准化和专业认证要求。医学教育质量化、标准化和专业认证对地方高等医学院校和医学教育提出更高的质量要求，医学教育质量化是我国医学教育发展的现实需要，标准化和专业认证也成为评估评价和保障高等教育质量的重要手段[②]，需要地方高等医学院校将教学质量放在更加突出的位置，注重教学质量监控与评估，提高人才培养质量。第五，新医改等卫生政策的实施。新医改，国家对医疗卫生领域给予更大的支持，高等医学院校也积极满足新医改对实用型高素质医学人才的要求。医疗保障制度改革、卫生管理体制改革、分级诊疗制度、社区卫生服务等一系列卫生改革与政策实施对医学人才培养提出了高素质、多规格的要求。需要地方高等医学院校转变人才培养理念，调整人才培养机制、人才培养类型，提高人才培养质量，满足新医改形势下对医学人才培养的要求。

4．地方政府的支持

地方政府的指导与支持对地方高等教育的发展至关重要，地方高等教育的发展也对地方经济、文化等事业的发展发挥积极作用。在高等教育大众化进程中，地方政府不仅承担了对地方高等教育投资的重任，还对地方高等院校发展走向、定位、特色等给予了指导，不断鼓励地方高等院校转型升级，同时也对地方高等院校教育教学工作进行监督。首先，指导地方高等医学院校发展方向和转型升级战略。省级政府对属地高等院校具有统筹权和决策权，通过对地方高等医学院校进行政策引导、统筹规划、组织协调、资源配置、信息服务、检查评价等促进地方高等医学院校发展[③]。2015年，教育部、国家发改委、财政部印

① 杨银付.《教育规划纲要》的理念与政策创新 [J]. 教育研究，2010（8）：3-12.

② 杨棉华，罗添荣，谢雯霓.临床医学专业认证及其对我国医学教育的影响 [J]. 中华医学教育杂志，2010，30（3）：321-323.

③ 金莲，梁艳菊.地方政府和高等院校和谐发展的路径选择 [J]. 内蒙古师范大学学报，2008，21（3）：22-25.

发《关于引导部分地方普通本科高校向应用型转变的指导意见》指出地方政府根据区域经济、行业现实服务需求等，促进一批地方高等院校转型升级，明确类型定位和转型路径，结合新经济、新业态和新技术发展机遇促进地方高等院校融入区域经济社会发展。能否抓住地方高等院校转型升级的机遇对地方高等医学院校发展影响重大。其次，地方政府对高等院校政策支持和经费投入。随着地方政府对地方高校贡献地方的认知不断提升，地方政府对地方高等医学院校的发展具有了更多的统筹指导权利，地方政府根据区域经济社会和卫生事业发展需要对地方高等医学院校的政策支持、经费投入等直接关系到地方高等医学院校的办学条件，对地方高等医学院校发展影响深刻。再次，地方政府对卫生人力资源的调控机制和供需报告。地方政府负有对地区卫生人力资源进行分配调控的职责，地方政府对卫生人力资源的调控机制对地方高等医学院校卫生人才培养的类型、素质意义重大，地方政府卫生人力才供需报告是平衡地区卫生人才供需的指标准，也对地方高等医学院校卫生人才培养规模、培养类型具有指导意义。

（二）外部竞争环境

地方高等医学院校发展的外部竞争环境主要包括地方高等医学院校所处的地域环境和高校之间的竞争环境。

1. 高校所处地域环境

地方高等院校的发展与所处地域环境联系密切。由于不同地域间在经济发展水平、医疗卫生资源需求、历史文化等都存在显著差异，毫无疑问会对地方高等医学院校产生不同影响，对地方高等医学院校发展方向、发展定位、规模等产生深刻影响。第一，区域经济发展水平与地方高等医学院校发展密切相关。不同区域经济发展水平不同、产业结构不同，对地方高等医学人才需求也会不同，地方高等医学院校需要根据区域经济社会对人才的现实需求设置相应的专业与学科。除此之外，区域经济发展水平差异还影响高等院校生源结构和对优秀师资吸引力的差异。第二，区域医疗资源需求差异。地方高等医学院校所处的不同区域存在的经济社会发展程度差异、人口数量与结构差异、医疗卫生事业发展差异等决定了不同区域对医疗资源需求的差异。地方高等医学院校的办学规模、办学层次、学科建设等必须与区域经济社会对医疗资源现实需求相适应。第三，区域历史文化特色。我国地域辽阔，气候、地理地貌差异较大，在数千年的历史沿革中不同地域不可避免发展形成了各具特色的地域历史文化。地域历史文化对地方高等院校发展影响深刻，地域历史文化差异、文化产业差异对地方高等院校办学理念、办学特色、人才培养均产生深刻影响[1]。

2. 高校之间竞争环境

目前，地方高等院校之间相互竞争日趋激烈，地方高等医学院校之间在生源、办学资源、高层次人才、社会声誉等方面的竞争对学校发展的影响不言而喻。第一，优质生源竞争。当前，我国高等教育面临激烈的生源竞争，生源竞争关乎地方高等院校的生存，生源竞争就是高等医学院校的生存竞争[2]。地方高等医学院校同样面临生源竞争问题，尤其是对优质生源的竞争，生源竞争环境激烈的地方高等医学院校如果无法吸引充足的优质生源，将对其教学质量产生深远影响，进而不断挤压其生存空间，对学校发展产生不利影响。第二，办学资源竞争。办学资源是高校进行一切教学、发展活动的基础。教育资源的稀缺性

① 王颖. 高等教育对区域文化及产业发展的驱动作用 [J]. 人民论坛，2015（36）：56.

② 贾永堂. 试析我国弱势高校的生源困境及出路 [J]. 现代大学教育，2010（5）：32-38.

导致当前高等院校办学资源的激烈竞争，地方高等医学院校面临不同程度的办学资源竞争问题，充足的办学资源尤其是办学经费，有利于学校提高办学基础条件、改善实验设施、为教育教学提供更为丰富的教育资源，对地方高等医学院校发展意义重大；相反地方高等医学院校办学资源不足会对学校教学工作、学校建设产生消极影响。第三，高层次人才竞争。高层次人才对高等医学院校教育教学、人才培养、教学质量、专业学科发展影响深远，地方高等医学院校对高层次医学人才的竞争也极为激烈。如何在高层次人才竞争中取胜关乎地方高等医学院校的发展与未来。第四，社会声誉竞争。社会声誉是学校在很长一段时期内形成的社会公众对学校教学、发展等表现的评价。社会声誉对高等院校发展意义重大，良好的社会声誉有利于学校对优秀生源的吸引，有利于学校的社会筹资，也对学校毕业生就业产生积极影响。

二、内部影响因素

（一）战略定位

战略定位体现着高校发展的思维和定位，地方高等医学院校发展战略定位主要包括学校办学理念和发展定位。

1. 办学理念

办学理念是学校在长期办学过程中经过办学实践、思维活动及文化传承与创新所形成的教育价值取向和价值追求，是对办学"应然状态"的理性认识和观念整合，是一种具有相对稳定性、延续性和指向性的观念体系[①]。高校办学理念是学校发展的指导性思想，为高校发展指明了方向，它贯穿学校办学的整个过程，对学校教书育人产生潜移默化的影响，最终决定学校的发展定位与方向。首先，学校主要领导战略思维和长远发展眼光。高等院校主要领导具有对学校各项工作的决策权，对学校教育教学起着直接作用，毫不夸张的说是否拥有好的领导决定着学校未来发展的好坏。世界一流大学办学特色与差异化优势的形成，都与学校领导密不可分。例如，麻省理工学院办学特色与成功离不开创办人罗杰斯和斯特拉顿、康普顿等几位杰出校长的办学理念和成功办学实践[②]。其次，高校基于自身优势与区域特点形成特色办学理念。特色办学理念是学校特色发展形成自身特色发展优势的思想基础，办学特色是大学提高教学质量、彰显办学优势的有效保障，形成和发展办学特色是一所大学发展的重要组成部分。地方高等医学院校应依托自身办学优势和所在地域传统医学的特点形成自己特色办学理念。再次，高校发展思路符合国家发展形势，社会需求与医学教育发展规律。高校发展思路是学校办学理念指导学校沿着其发展方向如何实现其发展目标的具体思想计划，发展思路正确与否直接关系到学校发展战略措施的正确与否、关系到学校发展是否符合医学教育规律，关乎学校发展战略的成败。

2. 发展定位

高校发展定位是明确学校在高等教育体系中相对位置、发展空间、发展方向的目标导向[③]。地方高等医学院校发展定位涉及学校发展目标、办学层次、专业学科建设、服务面向、

---

① 高德春. 高校办学理念在新时代背景下的发展趋势研究 [J]. 现代教育科学：高教研究，2009（5）：138-139.

② 李家福. 大学差异化发展研究 [M]. 北京：中国人民大学出版社，2011：56.

③ 周清明. 创新型地方高校发展研究 [M]. 北京：经济管理出版社，2013：23.

人才培养等方面，对学校发展影响深刻。发展目标定位是指学校的整体办学水平在同类学校群体中所期望达到的位置，是高校发展定位的核心[①]。学校发展目标定位是否科学合理对学校发展至关重要，发展目标定位过于高大，不切合实际，难以实现，发展目标就沦为空谈；发展目标定位过低，容易实现，则难以发挥发展目标对全校师生员工凝聚人心的激励作用。办学层次定位主要是指学校人才培养层次定位。办学层次很大程度上代表了高校的科研能力、教学能力等，办学层次的提升对提高高等院校知名度、社会声誉等具有积极作用。地方高等医学院校办学层次定位应该根据学校实际教育能力，结合学校人才培养供给面向地区对医学人才层次的需求，科学制定学校办学层次定位。专业学科定位是高校主要基本发展定位之一，对高效发展影响重大。专业学科定位涉及学校所有专业学科的设置，每个学科的研究方向等，对高校学术队伍建设、教育教学工作、学术交流等联系密切。专业学科定位的确定必须在高校总发展目标定位的框架下，以学校现实办学条件为依据确立，避免专业学科定位混乱，盲目"仿照"[②]。服务社会是大学的一项基本功能，服务面向定位是指高校要找准社会服务的空间范畴，反映了高校在履行人才培养、科学研究、服务社会等职能时所涵盖的地理区域和行业范围[③]。服务面向对学校学科建设、科研合作、人才培养等均有直接或间接的影响，对学校发展具有全方位的影响。人才培养定位主要体现在目标、类型、层次、规格要求四个维度上。地方高等医学院校肩负着为我国医疗卫生系统培养输送应用型医学人才的社会责任，明确人才培养定位直接影响学校教学质量监督和评价，也很大程度上决定了地方高等院校社会服务能力，对学校发展影响深远。

（二）人才培养

地方高等医学院校发展的人才培养因素主要包括人才培养目标、培养模式和培养方案调整机制三部分。

1. 人才培养目标

人才培养目标是关于大学培养人才的规格与标准，是学校人才培养的价值主张和具体要求。人才培养目标对高校社会服务、特色办学、教育教学工作等影响深远，人才培养目标的确定对高校发展具有重要意义。首先，培养服务区域经济社会发展所需要的应用型人才。目前，我国正处于由低等收入国家向中高等收入国家的转型阶段，经济社会发展对应用型人才需求迫切，地方高校承担着为经济社会发展培养输送高等人才的历史重任，培养区域经济社会所需要的应用型人才是地方高校发展的必然选择[④]。地方高等医学院校人才培养应该依据学校所在区域经济社会对医学卫生人才的现实需求，培养适应区域医疗卫生系统需求的应用型医学卫生人才。其次，密切跟踪行业需求新态势，形成新的人才特色与优势。行业经济发展变化对不同类型人才的需求也会变化，地方高校人才培养应密切跟踪行业发展变化对人才的需求进行适当调整，由此才能形成学校人才培养特色与优势，助力学校发展。地方高等医学院校应紧密跟踪医疗卫生行业需求，确立人才培养方案与目标。例如：我国已经进入老龄化社会，未来老龄化趋势不断加速，老年人的医疗卫生需求不断增

① 向兴华，赵庆年.基于文本的我国高校发展目标定位研究 [J]. 东北大学学报：社会科学版，2014，16（3）：315-320.

② 阳荣威.浅析高校定位视野下的学科专业建设 [J]. 学位与研究生教育，2005（11）：39-43.

③ 郭桂英，姚林.关于我国高校办学定位的研究 [J]. 江苏高教，2002（1）：59-62.

④ 徐同文，房保俊.应用型：地方高校人才培养的必然选择 [J]. 高等教育研究，2012（6）：59-65.

加对基本公共卫生人才需求迫切[①]，再次，调整优化医学教育规模与结构，提升人才培养质量。目前我国医疗卫生人才需求存在区域、城乡与专业分布不平衡，人才短缺与过剩现象并存，医学院校盲目扩招导致医学人才出现总体数量过剩而存在结构性不足的现象。例如：临床医学等传统专业招生规模过大，人才过剩，就业难；基层卫生人员严重缺乏、素质低；公共卫生、护理队伍、老年卫生人才严重短缺等。优化医学教育规模与结构，提升人才培养质量是地方高等医学院校人才培养工作的重要任务。

2. 人才培养模式

人才培养模式是人才培养体系的核心部分。所谓人才培养模式，实际上是指在一定的教育思想和理论指导下，为学生构建知识、能力、素质、结构相统一的培养范式，它是对高等教育的教育思想和教育观念的体现，规定了培养人才的根本特征。当今经济社会的发展对医疗卫生人才多样性、人才培养质量等要求越来越高，不断创新人才培养模式满足经济社会发展对医疗卫生人才的需求对地方高等医学院校至关重要。适应新的医学模式和国际医学教育标准。生物医学模式向生物—心理—社会医学模式的转变已经成为必然，现代医学模式要求医学人才不仅要牢固掌握临床专业知识技能，具备临床思维能力，还应具备适当的心理素质，良好的沟通技能，人文精神。为提高医学教育质量，国际医学教育标准也对医学人才培养模式提出了更高的要求，国际医学教育标准要求医学人才掌握先进的医学知识和技能，具备自主学习和发展的能力；具有高尚的职业医德；具备良好的科学思维能力和创新精神[②]。这要求地方高等医学院校创新医学人才培养模式，不断提高医学人才临床专业技能，加强医德素养教育，注重培养医学人才的创新能力与人文精神。适应医教协同的医学人才培养模式。2014年，教育部等六部门发布《关于医教协同深化临床医学人才培养改革的意见》明确指出深化院校医学教育改革，提高人才培养质量，不断深化临床医学本科教育改革、临床医学研究生教育改革和临床医学职业高职类人才培养改革，通过医教协同医学人才培养模式，提高临床医学人才培养质量。推动课程、教学方法、教学评价等改革是创新医学人才培养模式的关键。推动临床医学专业课程整合，优化课程教学体系，促进案例教学等提高临床医学专业学生对临床基础知识的掌握，同时注重医学人文教育，保证课程体系教学内容科学合理；推动教学方法改革，改变传统的说教式教学方法通过更为有效的教学手段，激发学生的参与意识，提高教学效果。发挥教师在教学方法改革中的作用，通过教师对教学方案的精心设计和新教学手段的应用，以学生为主，鼓励学生主动参与教学学习，促使医学教学过程中医学生从"被动接受"转变为"主动学习"[③]；教学评价改革是人才培养模式改革中的关键环节，推动教学评价改革，构建"评价-监控-分析-反馈"的新型教学评价体系[④]。强化实践教学环节是医学人才培养模式创新的要求。实践教学以培养医学生的综合动手实践能力、临床思维分析能力和创新能力的高素质医学人才为目

① 邓晶，蒋事臻. 我国人口老龄化背景下卫生需求研究 [J]. 医院管理论坛，2012，29（3）：21-24.

② 杨棉华，何萍. 围绕医学教育国际标准 创新医学人才培养模式 [J]. 中华医学教育杂志，2006，26（2）：10-12.

③ 郭玉婷，刘涛. 康福信. 深化高等医学教育教学方法改革的思考 [J]. 中国高等医学教育，2008（11）：41-42.

④ 欧少闽，解文明，杨棉华. 围绕国际医学教育标准构建新型教学质量评价体系 [J]. 现代教育技术，2010，20（8）：37-40.

标，对临床医学人才培养意义重大 ①。地方高等医学院校完善教学质量监控评估体系，构建"理论教学与实践教学""管理与教学""监控与评价机制"三位一体的教学质量监控评估体系，保证教学质量。提高附属医院医教研协同水平，附属医院对临床医学生的医教研协同教学是临床医学教育的重要组成部分，临床教学医院是医学院校重要的教学资源，地方高等医学院校加强附属医院教学、科研建设，改善附属医院临床教学条件，解决好医疗、教学、科研的三者的关系，提高附属医院医教研协同水平。

3．培养方案调整机制

人才培养方案是地方高等医学院校关于实现其人才培养目标和基本规格要求的总体设计蓝图和实施方案，也是学校对教学工作进行组织、管理的主要依据 ②。人才培养方案调整是当前医学教育改革的关键环节，对地方高等医学院校人才培养质量至关重要，也对地方高等医学院校发展影响深远。首先，健全多方参与的专业调研与社会需求分析机制。地方高等医学院校人才培养方案是依据经济社会发展对人才现实需求的变化而不断调整的，人才培养方案的调整与修订需要以社会人才需求调研分析为基础。其次，形成人才培养目标培养规格的动态调整机制。地方高等医学院校根据经济社会对医学人才的具体需求，制定不同医学人才培养目标与规格，并依据社会人才需求的变化形成人才培养目标、培养规格的动态调整机制，不断适应经济社会对医学人才的需求，培养社会真正需要的应用型医学人才。最后，面向区域卫生需求强化岗位胜任能力培养机制。地方高等医学院校的主要使命是培养输送区域医疗卫生事业所需要的医学人才。通过调研了解区域卫生人才岗位需求，修订人才培养教学体系，建立以岗位胜任力为核心的临床实践能力培养模式，全面提升医学生的知识、技能和素质，不断满足区域卫生岗位需求 ③。

（三）学科建设与科研

影响地方高等医学院校发展的学科建设与科研主要包括学科建设、科技创新与成果转化、科研与学科互动机制三部分。

1．学科建设

学科建设是关乎高等院校生存与发展的基础性建设，学科建设在高等院校发展中占有战略性、全局性、基础性的重要地位，是高等院校提高办学水平、推进学校内涵式发展的核心任务 ④。第一，进一步凸显学科已有的行业特色、区域特色。地方高等医学院校学科建设应注重凸显学科已有的行业特色、区域特色。例如：重视区域传统民族医药科学学科的建设；进一步加强学校学科已有特色学科方向建设，不断凝练学科建设先进方向，将学科特色转化为学科优势。第二，围绕优势学科与重点学科，实现多学科协调发展。重点学科是代表着现代科学的发展方向，是高等院校发展的动力，是高等院校学科建设的有利突破口，在高等院校学科建设中具有举足轻重的地位，关乎学校发展的未来。地方高等医学院校的学科建设应以学校学科优势与重点学科为突破口，把握优势学科与重点学科发展方向，通

① 施建明．医学教育实践教学改革的探索与思考 [J]．中国高等医学教育，2011（8）：74-75.

② 杨文莉，哈学军，徐涛．新医学教育标准背景下的地方高等医科大学人才培养方案的修订与实施 [J]．中国高等医学教育，2011（1）：48-49.

③ 朱庆双，张建，贾建国．以岗位胜任力为核心的临床实践能力培养模式的构建 [J]．医学教育管理，2016，2（1）：333-334.

④ 李元元．持续抓好学科建设 不断推进高校内涵式发展 [J]．中国高等教育，2013（19）：3-4.

过学科人才队伍建设、学科研究基地建设等措施，推动优势学科与重点学科发展，使其成为一流学科，带动其他学科的建设。第三，以特色学科打造特色高校，协同行业产业特色。当前，高等院校的竞争就是学校办学特色的竞争，办学特色就是学校的办学优势与品牌。对地方高等医学院校来说在学科建设上突出办学特色尤为重要，树立"人无我有，人有我优，人有我新"的思想，不能盲目追求"大而全"，以学科建设特色形成学校特色品牌。同时以学科优势与特色协同区域医药行业产业发展，以学科发展优势服务医药行业产业，利用区域医药行业产业发展特色反哺学校学科建设特色，形成相互促进的双赢发展局面。第四，适应区域医疗需求与人们健康需要培养培育新的学科优势。高等院校的学科建设只有面向经济社会现实需求，才能找准学科建设发展的方向，实现学校学科建设的发展目标。当前我国社会医疗需求和健康需要发生了巨大变化，同时不同区域医疗需求和健康需要的变化又存在差异。地方高等医学院校的学科建设应根据所在区域具体医疗需求和公众健康需要的新变化，进行适当调整形成新的学科优势，满足区域医疗卫生事业发展的需求。

　　2．科技创新与成果转化

　　科技创新日益成为促进国家经济发展的关键，成为影响国家核心竞争力的重要因素。高等院校作为自主创新的主体，在国家科技创新发挥着至关重要的作用，同时高等院校科技创新能力也是学校社会服务能力的体现。推动原始创新、自主知识产权和发明专利等科技创新，推动科技成果的转化，对提高高等院校社会影响力、社会声誉和综合竞争力具有深远影响。首先，着力解决区域经济社会与医疗卫生发展中急需解决的科学技术难题。一项医疗科技创新往往会推动诊疗技术的变革，甚至攻克困扰医学界的疑难杂症，救治数以万计患者的生命。地方高等院校的科技创新应着眼于当前困扰经济社会发展和困扰医疗卫生领域发展的技术难题，组织科研人才队伍、调配科研资源，重点突破，解决经济社会和医疗卫生发展中急需解决的技术难题。其次，注重科研成果的转化，开发新药和运用新技术。高等院校是高科技人才的聚集地和科技创新的主体，也是高新科学技术成果转化为社会生产力的重要基地[①]。地方高等医学院校将新制药技术、新药品研发、新诊疗技术等转化为经济社会和医疗卫生事业发展所需要的医药产品与应用技术，为经济社会和医疗卫生事业发展的同时提高学校科技创新水平与科研实力，促进学校发展。再次，健全科研管理有效机制。科研管理工作是影响高等院校科技创新与成果转化的重要因素，如何激发高等科技人才科技创新的潜力，是科研管理工作面临的主要挑战。地方高等医学院校要想推动科技创新进步，建立科研强校，必须建立健全有效的科研管理机制[②]。

　　3．科研与学科互动机制

　　高等院校科研与学科之间存在紧密互动关系，学科建设作为科研工作的基础与平台，决定了科学研究的方向，对学校科研水平影响重大；科研作为学科建设的前提，是推动学科建设最重要的推动力，是学科建设中最活跃、最关键的影响因素。建立科研与学科互动机制，形成科研带动学科建设、学科建设促进科研的有效机制，不断提升学校科研水平、推动专业学科发展，对提高高等院校核心竞争力意义重大。一方面，促进科研与学科互动，增强学校核心竞争力。构建科研与学科有效互动机制，可以形成高校科研与学科建设相互

① 李卓梅．高校科技成果产业化的影响因素及发展思考 [J]．科技管理研究，2006，26（7）：144-146.

② 管颖超，陈兰，徐时彬．新形势下高校科研管理工作创新探讨 [J]．四川师范大学学报（自然科学版），2010，33（4）：568-571.

促进的发展局面，促进高校发展；地方高等医学院校在处理科研与学科建设关系时，应树立正确的科研工作与学科建设理念，理解科研与学科之间的共生关系，促进科研与学科互动、彼此促进。在学科建设基础上为科研工作提供人才队伍、基础设施等科研工作所需的平台，并依据学科建设找准科研方向，不断提升学校科研水平与实力；重视科研对学科建设的重要作用，以科研突破作为学科建设的主要推动力[①]。另一方面，跟踪行业发展形成特色优势学科动态调整机制。如何紧跟医药卫生行业发展变化，不断调整学校学科建设适应经济社会发展需求，形成学科动态调整机制是地方高等医学院校学科建设工作的重要任务。

（四）服务地方

服务地方是地方高校的历史使命。地方高等院校服务地方经济社会发展对于获得办学资源，拓展办学空间，增强办学能力和突出办学特色，实现学校价值，提高高校社会声誉与影响力都具有积极作用。地方高等医学院校主要为地方发展提供人力资源服务、科研医疗服务和文化服务三项服务内容。

1. 人力资源服务

人力资源是推动经济社会发展的重要智力支撑，对经济社会发展至关重要。人力资源服务能力体现着高等院校人才队伍实力与教育教学水平，影响着高等院校融入经济社会程度，对高等院校发展影响深刻。第一，为区域经济社会发展培养人才。我国整体经济社会发展正处于转型阶段，但区域之间经济社会发展存在明显差异。不同区域经济发展不仅发展水平存在差距，经济结构、支柱产业等也不尽相同；不同区域的人口、历史文化等社会因素也各具特色。不可置否，不同区域经济社会发展的差异对不同类型人才需求也存在不同。地方高等院校人才培养工作应面向自身所在区域经济社会发展行业特色、区域优势、区域地缘民族特色等，依据自身实力与条件，以经济社会需求为导向，适当调整专业学科、办学规模和层次，为区域经济社会发展培养输送人才的同时体现学校自身人才服务特色[②]。地方高等医学院校在为区域经济社会发展培养人才时，应注意人才培养的区域化导向，面向区域医药行业特色、医疗机构分布等区域特点，坚持培养区域经济社会需求的人才。第二，为区域培训医药卫生人才。近年来，随着我国新医改不断深化，疾病谱、人口老龄化等因素的变化，我国对医药卫生人才的需求也发生了变化。公共卫生人才、全科医生、高素质基层卫生人才、儿科和护理等专业医药卫生人才短缺是阻碍我国医疗卫生事业发展的人才瓶颈，但不同区域医药卫生人才需求也存在差异[③]。地方高等医学院校不仅要根据区域医药卫生事业发展的现实需求，培养适应区域医药卫生事业需求的人才，更应该发挥学校自身人才队伍优势，延伸人才教育培养途径，拓宽学校医学教育服务职能，为区域培训医药卫生人才[④]。

2. 科研医疗服务

在知识经济时代，知识与科技创新对经济社会发展的推动作用日益突出。高等院校作

---

① 梁桂娥，刘德怀. 民族院校科研与学科建设互动的共生范式选择 [J]. 科技管理研究，2012，32（23）：85-88.

② 唐炯. 地方高校服务区域经济发展方略 [J]. 山西财经大学学报，2010（S1）：86-86.

③ 柯杨. 21 世纪中国医学教育改革再定位 [M]. 北京：北京大学医学出版社，2014：60-62.

④ 俞林伟. 地方高等医学院校服务基层卫生人才培养的实践与思考 [J]. 中国卫生事业管理，2011，28（8）：615-617.

为知识与科技创新的重要基地，应发挥学校人才队伍、学科优势，通过不断拓展高校科研工作服务经济社会发展的途径，创新服务方法，提高高等院校科研服务经济社会发展的能力，实现区域经济社会和学校共同发展的双赢。首先，促进区域产学研医合作和协同创新。协同创新是指通过高等院校与科研机构和企业的协同作用和资源共享，实现创新价值最大化的合作过程。其本质是打破人、财、物、信息、组织之间的壁垒和阻碍，使各个主体为实现创新目标协调合作，实现整体功效大于部分之和的效果[1]。地方高等医学院校在与区域的产学研协同合作中具有人才科研队伍、学科等优势，应发挥自身优势资源，通过产学研医合作走向社会，提高科研创新成果的经济效益和社会效益，并借此赢得更多的社会支持。其次，高校优势学科服务区域特色产业。地方高等院校的区域性，决定了高校学科建设必须与区域经济社会发展需求相适应，地方高等医学院校发挥自身学科优势服务区域特色产业，依托区域医药产业特色，明确学科建设方向，促进学科发展本土化；面向区域特色产业，建设学科科研梯队，为学科、产业发展提供人才支持；联合区域特色产业培养适应区域产业发展需求的人才；服务区域优势产业发展，引领产业科技发展，走产学研合作之路[2]。最后，高校附属医院提供区域高水平医疗服务。地方高校附属医院具有丰富的医学专家资源和科研优势，有提供高水平医疗服务的能力。地方高等医学院校附属医院提供区域高水平医疗服务，有利于学校社会声誉与影响力的提升。

3．文化服务

文化传承与创新是现代高等教育的一项基本职能，高等院校是加强社会主义文化建设，大力推进文化传承与创新，实现文化大繁荣的重要阵地[3]。地方高等院校肩负着区域公共文化发展服务的重任，促进大学文化与区域文化融合，传承区域优良文化传统并不断创新，提供文化服务对地方高等医学院校意义重大。首先，区域文化特色与大学文化特色融合。地方高校大学文化建设与区域文化特色相互影响，区域文化特色是大学文化扎根、成长的土壤。地方高校大学文化建设应积极传承区域优秀文化传统，发掘区域文化中利于大学文化发展的元素并与之融合，培养独具特色的大学文化[4]。地方高等医学院校大学文化建设与大学文化特色的形成，应积极汲取区域历史优秀文化特色和区域特色医药文化传统中的营养，在于区域文化特色融合中建设大学特色文化。其次，传播时代文明，普及医学与健康知识。地方高等院校发挥自身文化服务职能的主要任务之一是传播时代文明和普及知识，引领社会公众思想文化进步，提高公众知识文化素养。地方高等医学院校应以人才培养为基本途径，通过区域卫生人才培训、产学研合作等方式，向区域公众传播先进文明理念，并发挥学校人才、资源、科研等优势推动区域医学与健康知识的普及，提高公众思想道德素养和文化知识水平。再次，发挥大学文化在区域经济社会发展、文化建设中的引领作用。作为区域科学与文化中心，地方高等院校不仅可以直接为区域经济社会发展提供智力支持，还可以在丰富区域文化内涵、塑造人文精神、促进区域创新文化发展等方面发挥引领作用[5]。

① 饶燕婷．产学研"协同创新的内涵、要求与政策构想 [J]. 高教探索，2012（4）：29-32.

② 侯晨曦．加强高校特色学科建设 服务区域特色优势产业 [J]. 实践：思想理论版，2010（5）：34-35.

③ 何海翔．地方高校应主动融入区域文化传承创新 [J]. 中国高等教育，2015（6）：56-58.

④ 王廷栋．基于区域特色文化的大学文化建设研究 [D]. 西安科技大学，2010：65.

⑤ 曾冬梅．地方大学服务创新型区域建设的路径 [J]. 高校教育管理，2011（1）：5-9.

4. 高校与地方互动机制

高校与地方互动是指高等院校与地方政府和社会组织（行业协会、企业等）等，在人才培养、科学研究、社会服务等方面，各自发挥自身所具有的资源优势，通过资源整合促进高校与地方相互合作，实现高校与地方共同发展的双赢[①]。高校与地方互动是双方发展需要的必然结果，地方高等院校与地方互动对实现其科技创新、人才培养、科研合作、获得地方支持等具有重要意义。首先，加大共建力度，优化高校与行业互动模式。推动地方高等院校与地方互动实现双赢局面关键在于建立有效的互动机制，优化互动模式。积极建立信息、实验设备、图书等资源共享机制，构建科研人才队伍、资金等优势资源整合合作，本着互惠、互补、市场化的原则，通过共建实验场所、科技研发基地等合作，建立双赢互动机制，创新双方互动合作模式。其次，形成与行业之间长期稳定的合作机制。地方高等院校与地方经济行业合作中各有优势，又各有不同利益需求。地方高等医学院校应树立高等教育服务地方经济社会发展需求的理念，通过创新学校管理制度、考核标准与方式、建立学校与行业合作互动激励机制，鼓励地方高等医学院校专业学科、科研等以地方行业发展需求为导向，建立地方、学校与行业之间互动合作机制，促进双方在科技项目创新、人才培养、资源共享等合作建立长期稳定的合作关系[②]。再次，形成区域性经济、科技、卫生、教育之间相互促进的良性循环机制。地方高等医学院校与地方互动包括科技创新、人才培养、经济社会服务外，还包括与地方建立医疗卫生行业建立互动合作关系。建立地方高等医学院校与地方行业在经济、科技创新、人才培养、教育教学等全方位深度合作关系，实现经济、科技、卫生、教育的良性循环是地方高等医学院校与地方互动合作的重要目标。

（五）高层次人才与师资队伍

人才强校的理念已成为现代高等院校建设发展的共识，师资队伍是高等院校的立教之基、兴教之本、强教之源，是学校的核心竞争力。一所高等院校是否拥有高水平、高素质的师资队伍，决定着学校人才培养的质量、学科建设水平，最终决定着学校的生存与发展。影响地方高等医学院校发展的高层次人才与师资队伍建设因素主要包括科技创新团队、师资队伍和师资队伍保障措施等。

1. 科技创新团队

科学技术进步中各学科间相互交叉、融合趋势，使得科技创新越来越难以通过单兵作战的方式实现，优势互补、协同合作的科技创新团队已成为高等院校科技创新的主力军。高等院校科技创新团队的科研创新能力、协同运作决定着学高等院校科研创新实力，决定了高等院校学科科研发展特色，是高等院校核心实力的集中体现[③]。首先，培养、引进高层次人才。高层次人才是组成科技创新团队核心，是科研创新的主力。地方高等医学院校科技创新团队建立应将高层次人才作为关键，采取"外引内培"的方式，通过提高高层次人才待遇、加强高层次人才科研创新平台建设等措施吸引优秀高层次人才；注重对学校内部优秀学科骨干的培养，为其科研创新提供有力保障与平台，激发科研创新积极性。其次，围绕优势研究方向形成学术梯队合理的学术团队。找准科研创新方向、科学构建科研创新团队人才组成是高校科研创新的关键。科研创新团队的创建应围绕地方高等医学院校优势学

① 顾永安. 校地互动：地方高校科学发展的新思路 [J]. 高等教育研究，2011（2）：50-55.

② 王生龙. 新乡地方高校与区域经济互动发展研究 [J]. 管理学刊，2010，23（4）：73-76.

③ 周洪利，李建航，蔡媛莉. 高校科技创新团队组建的要素分析 [J]. 高校教育管理，2008（2）：61-68.

科发展方向，以做大做强优势专业学科，打造特色品牌学科为目标导向；同时做到人才层次结构、学科结构科学合理，创新科研管理方式促进部门协调合作与沟通，保证科研创新团队成员优势互补、协同合作[①]。最后，提升学术团队的创新能力和科研水平。地方高等医学院校可以通过创建科研创新平台培育科技创新团队、重大科研创新项目的申报、加强对外科研创新合作、科研创新团队成员培训进修等多种措施，不断培育、提高科技创新团队成员的科研创新能力。

2．师资队伍

师资队伍作为地方高等院校的主体，是地方高等院校教学质量和科研水平的保障，对地方高等院校生存与发展具有决定性作用。对地方高等医学院校而言，师资队伍质量与水平直接关系到学校学科建设水平、科研创新能力、教育教学质量、医学人才培养的质量等，是学校的核心竞争力。首先，改善师资队伍的年龄、职称、学历、学缘结构。由于地域、薪酬待遇、管理制度、学校层次等诸多原因，造成地方高等医学院校师资队伍结构存在诸多问题，对学校教学、科研创新等产生不利影响[②]。建立一支结构合理、优势互补的师资队伍对地方高等医学院校发展意义重大。其次，强化师资培训，提高教师专业发展能力。一所学校是否具有一支高素质的师资队伍，决定着学校能否建设成为一所高水平的大学。师资队伍是高等院校的主体，而师资队伍的素质与能力则是决定高校发展的决定性因素。最后，增加"双师型"教师，特别要提升附属医院教师临床教学能力。具有扎实的医学专业知识基础、熟练的临床操作能力的医学人才培养目标，要求地方高等医学院校师资队伍不仅具备较高的理论教学素质，还应具备高超的实践教学能力。地方高等医学院校师资队伍建设中，增加"双师型"教师。所谓"双师型"教师就是指既具有理论教学素质、又具备实践教学能力；既具有教师职业资格，又具有医、药等职业资格的高素质教师[③]。地方高等医学院校在增加"双师型"教师的同时，应注重附属医院教师临床教学能力的提升。通过教学管理改革建立临床教师教学激励机制、强化附属医院教师教学意识、组织临床教师队伍教育教学培训等措施，提高附属医院教师队伍教学积极性，熟练掌握必备的教学手段、方法、技术等，不断提高地方高等医学院校附属医院教师队伍教学能力[④]。

3．师资队伍建设保障机制

目前，高等教育蓬勃发展导致地方高等院校对高层次人才的竞争日趋激烈，使得地方高等院校师资队伍建设面临巨大压力。高等院校师资队伍建设与学校现阶段发展现状、办学特色和发展目标密切相关，师资队伍建设是一项系统性的工程，既需要强有力的资源支持，也依靠科学合理的管理制度保障。对地方高等医学院校而言，师资队伍建设保障机制是关系到学校能否建立一支素质高超、结构合理的师资队伍的重大任务。师资队伍建设保障机制的合理与否决定着能否发挥师资队伍教学、科研积极性，对学校教学效果、专业学科建设和科研创新影响重大。一方面，形成有效的人才使用、人才稳定运行机

① 魏晓卓，吴君民．高校科技创新团队建设的制约瓶颈与对策研究 [J].江苏科技大学学报：社会科学版，2008，8（3）：102-108.

② 张晓旭．地方高校师资队伍建设与优化研究 [J].国家教育行政学院学报，2014（04）：38-42.

③ 李树峰．从"双师型"教师政策的演进看职业教育教师专业发展的定位 [J].教师教育研究，2014，26（3）：25-27..

④ 樊国康，李春平，杜勇．高等医学院校教学医院师资队伍建设探讨 [J].中国高等医学教育，2008（2）：18-20.

制。当前，地方高等医学院校师资队伍建设存在师资队伍运行体制机制不适应新竞争形势、人才流失、管理机制和用人机制不合理等问题，导致师资队伍结构失衡、管理制度僵化、师资队伍积极性不足等现象[①]。地方高等医学院校应该改革师资队伍管理制度，建立稳定有效的用人机制。另一方面，健全人才考核评价与激励约束机制。考核评价和激励约束机制是调动师资队伍积极性，激发师资队伍创造性和能动性的关键。构建科学合理的考核评价机制，建立行之有效的激励机制是地方高等医学院校师资队伍保障制度建设的重要任务。

（六）组织管理变革与大学文化

组织管理与大学文化对高校发展至关重要，组织管理是关于高校如何生存与发展所形成的规则体系，以学术自由和大学自治为基础与核心，是高校发展建设的前提[②]；大学文化以大学人为主体，以知识及专业学科为基础，凝聚在大学文化底蕴中，决定着大学的凝聚力、教育力、创造力和影响力，是大学赖以生存、发展、办学和承担重大社会责任的根本。

1. 组织管理变革

当前，我国正处于深化高等教育改革创新的关键时期，如何增加教育发展的动力与活力，培养服务于经济社会发展的优秀人才是高等教育改革创新的目标与任务。组织管理变革是高校营造学校创新环境、激发内部活力的关键，对高校科研创新、人才培养、教育教学等影响深刻。以大学章程建设为统领，建立规范有序制度体系。地方高等医学院校应坚持"党委领导，校长负责，教授治学，民主管理"的原则，理清行政权力与学术权力边界，改革创新校、院（系）二级管理制度，理顺校、院（系）关系。通过完善学校内部治理体系，优化学校内部运行机制，激发学校各要素的活力，推动学校改革发展。地方高等医学院校管理体制改革应坚持以人为本的原则，侧重机构、岗位职责的管理改革，合理设置管理机构，简政放权，推进人事管理制度和分配制度改革，创新学校管理体制，为学校发展提供管理体制保障。

2. 大学文化建设

大学文化是一所大学在长期的办学实践中，由全体师生积淀而成的，是全体成员共同认同并遵守价值观、精神、行为准则及其规章制度、行为方式、物质设施的整合和结晶。大学文化是一所大学的根基与灵魂，是大学建设和发展的源动力，是构建大学核心竞争力的核心要素，对大学的建设和发展起决定性的引领和推动作用。地方高等医学院校面临新时期更高的时代要求和更为严峻的竞争环境，大学文化建设是其生存与发展的根本[③]。首先，提升物质文化建设以实现环境育人。物质文化是大学文化建设的基础，环境是大学的外部形象，一所大学的建筑、花草树木等无不体现着它的大学文化，并通过环境潜移默化的影响着大学人的精神面貌和核心价值观的形成。其次，提升精神文化建设以实现精神育人。精神文化是大学文化的核心与灵魂，是对一所大学理念的提升与升华，是大学和大学人核心价值和理想的体现。精神文化建设是大学文化建设的核心，有了高品位、远大志向、独具气质和神韵的大学精神，大学建设则自成气象，大学人自成人才。再次，提升行为文化建设以实现导向育人。行为文化建设是大学文化建设的关键，大学人的行为方式是对大学文化最直观生动的体现，也是对大学文化、大学精神建设最好的检验。地方高等医学院校提升行为文化建设应以大学人的素质培育与涵养提升为着力点，通过校风、校训、学风和系列优秀文化活动，挖掘文化育人涵养；加强师德、医德建设，提升教职工思想品德和医学人才医德素养，实现文化育人。最后，提升制度文化建设以实现管理育人。制度文化建设是大学文化建设的保障，地方高等医学院校人才培养、社会服务、科研创新等功能的实现都与制度文化密切相关。制度文化是大学自治与管理的基础，建设一套科学、合理、有效的管理制度才能保证大学建设和发展运转良好。制度文化通过管理制度对大学人的规范和约束，体现大学精神对大学人行为的导向和要求。

第二节　影响因素指标构建与量表编制处理

从上一节地方高等医学院校发展影响因素理论阐释可以看出，地方高等医学院校发展战略受内部、外部多种因素的影响。要确定内部、外部多种影响因素对地方高等医学院校发展战略具体影响强度如何，需要进一步分析与论证。本节在之前理论研究的基础上，运用德尔菲法调查结果，构建地方高等医学院校发展影响因素指标体系，并运用层次分析法确定各影响因素指标的权重；设计影响因素量表，进行实际测量与处理，为地方高等医学院校发展影响因素的实证分析奠定基础。

一、影响因素指标的构建

以上述文献综述为基础，采取德尔菲法（Delphi Method）请专家对指标进行识别与选择，根据专家的意见对地方高等医学院校发展影响因素指标进行修正和调整。

（一）专家小组的构成

本部分研究选择的专家小组人数为 30 人。专家小组成员包括：地方高等医学院校的校级领导及发展规划部门的负责人、国内医学高等教育专家和地方高等医学院校教育主管部门负责人三类，共 30 人。其中国内医学高等教育专家、地方高等医学院校教育卫生主管部门负责人均参与过不同层次高校战略规划的制定，在国内具有一定的影响力，能够保证专家小组成员在研究主题上具有较高的专业知识或技能，也能体现调查对象对研究主体的实践感知，因此所选专家具有一定的权威性。专家小组具体情况如表 4-1 所示。

表 4-1　专家小组人口统计学分析

类别	样本分析	频数	百分比 %
R1 性别	男	23	76.67
	女	7	23.33
R2 受教育程度	本科及以下	9	30.00
	硕士	10	33.33
	博士及以上	11	36.67
R3 职称	无职称（省教育厅、省卫计委领导）	3	10.00
	讲师	3	10.00
	副教授	6	20.00
	教授	18	60.00

类别	样本分析	频数	百分比 %
R4 职务	校党委书记、校长、副校长	7	23.33
	教育专家	8	26.67
	省教育厅、省卫计委领导	3	10.00
	发展规划等部门中层领导	12	40.00
R5 学科领域	医学	7	23.33
	教育学	9	30.00
	管理学	14	46.67
R6 专家来源	本校	10	33.33
	外校	17	56.67
	省教育厅、省卫计委	3	10.00
R7 从教或从政年限	10 年及以下	3	10.00
	11-20 年	5	16.67
	21-30 年	16	53.33
	30 年及以上	6	20.00

（二）德尔菲法调查问卷的设计、发送、回收与修正

本部分研究第一轮结构化问卷的设计基础是上文研究中已明确的地方高等医学院校发展影响因素类别及其内涵指标。问卷问题是："您认为哪些因素对地方高等医学院校发展产生影响；这些反映地方高等医学院校发展影响因素的指标，其重要性如何？"根据上文中对地方高等医学院校发展影响因素的初步研究结果，问卷共列出了 24 项指标。为将这些指标的重要性进行量化，本研究选择了李克特五级量表。对每个指标分别设置了五个重要性选项，即"不重要、有点重要、重要、很重要、非常重要"，分别赋予分数值 1、2、3、4、5。

自 2015 年 9 月 8 日起，通过电子邮件的形式发送第一轮问卷。按照德尔菲法的操作要求，专家小组成员独立发表个人意见，专家之间相互不见面、不交换意见。至 10 月 10 日，共收回问卷 30 份，回收率 100%，有效率 100%。

对第一轮问卷进行整理与分析发现一些问题，根据专家小组成员意见对问卷进行了如下修改：

第一、问卷设计的项目重要性程度区分度不够，导致绝大部分项目的得分都比较高。为增加区分度，将各项目重要性选项修改为"不重要、不太重要、重要、比较重要、很重要"，拉开了重要性程度差距。第二、对表述不当、不易理解的内容按照专家意见进行了修改。如：将"地方政府作用"改为"地方政府支持"，"内部治理体系"改为"组织管理变革"等。第三、将得分非常低的项目删除，问卷调查显示项目"院校联盟"的得分非常低，根据专家意见预以删除。经过上述修改后，形成了包括 23 个指标的德尔菲调查问卷 [见附录：地方高等医学院校发展影响因素指标的德尔菲问卷（最终版）]。

（三）影响因素指标的构建结果

经过对第二轮德尔菲调查问卷结果进行整理与分析，选取平均得分大于等于 3 的指标作为地方高等医学院校发展影响因素的最终构成指标，简表 4-2 所示。

表 4-2　地方高等医学院校发展影响因素指标体系构成

一级指标	二级指标	三级指标
地方高等医学院校发展影响因素	宏观条件	经济社会基础
		科技发展
		高等教育政策与卫生政策
		地方政府的支持
	外部竞争环境	高校所处地域环境
		高校之间竞争环境
	战略定位	办学理念
		发展定位
	人才培养	培养目标
		培养模式
		培养方案调整机制
	学科建设与科研	学科建设
		科技创新与成果转化
		科研与学科互动机制
	服务地方	人力资源服务
		科研医疗服务
		文化服务
		高校与地方互动机制
	高层次人才与师资队伍	科技创新团队
		师资队伍
		师资建设保障措施
	组织管理变革与大学文化	组织管理变革
		大学文化建设

　　从影响地方高等教育发展的共性因素和影响地方高等医学院校发展的特有因素出发，从外部因素和内部因素对影响地方高等医学院校发展的指标体系进行了归类。其中外部影响因素包括宏观条件和外部竞争环境 2 个维度，共分表 4-2 中相应的 6 个指标；内部影响因素包括战略定位、人才培养、学科建设与科研、服务地方、高层次人才与师资队伍和组织管理变革与大学文化 6 个维度，共分表 4-2 中相应的 17 个指标。该指标体系是构建地方高等医学院校发展影响因素量表的基础。

二、影响因素指标权重的确定

　　不同指标在整个指标体系中的地位与重要程度是不同的，因此仅仅使用测量值对指标分析是不完整的。为体现各指标在指标体系中的重要程度差异，达到客观、可比的要求，需要对每项指标设定权重。因此，需要运用层次分析法确定地方高等医学院校发展影响因素指标体系的权重。

　　运用层次分析法分析，按照研究问题的性质和总目标将研究问题的不同组成因素进行连续性分解，并按不同因素之间的隶属关系和相互关联影响程度，分不同层次将因素聚集组合，形成一个多层次的分析结构模型。使得问题归结为最底层（决策方案、解决措施等）相对于最高层（总目标）的相对重要权值的确定。

层次分析法确定因素权重的步骤：

1．建立层次结构模型。将问题目标、准则、方案或措施按相互隶属关系和相互关联关系分为目标层、中间层和方案层，绘出层次结构图。如表4-2所示。

2．确定判断量化的标度，构造两两比较的判断矩阵。比较两个因素时，采用1-9的标度体系，根据下层因素相对于上层因素重要程度，进行相对重要性赋值，具体标度赋值，如表4-3所示：

表 4-3 层次分析法两两比较标度

标度	涵义
1	两个元素相比，具有相同重要性
3	两个元素相比，前者比后者稍重要
5	两个元素相比，前者比后者非常重要
7	两个元素相比，前者比后者十分重要
9	两个元素相比，前者比后者极其重要
2、4、6、8、	上述相邻判断的中间值，需折衷时采用
1，2，···，9 的倒数	若元素 i 与元素 j 的比为 a_{ij}，那么元素 j 与元素 i 重要性之比为 $a_{ji}=1/a_{ij}$

两两比较标度把上层元素的所有下层元素逐一比较，以矩阵的形式表达每层中各因素对所对应的上一层因素的相对重要性，把每个元素两两相互比较的结果排成一行构成两两比较的判断矩阵。假设 H 层中的因素 Hk 与下一层中的因素 A_1，A_2，… An 有联系，则构造判断矩阵如表4-4所示。

表4-4 判断矩阵A

H_k	A_1	A_2	…	A_n
A_1	a_{11}	a_{12}	…	a_{1n}
A_2	a_{21}	a_{22}	…	a_{2n}
…	…	…	…	…
A_n	a_{n1}	a_{n2}	…	a_{nn}

3．被比较因素对于该准则的相对权重由判断矩阵计算，进行层次排序，并做一致性检验，确定下层因素对上层因素的重要性。

层次分析法的具体步骤如下：

（1）采用算数平均法计算因素 A_i 权重 W_i'

用算术平均值代表专家小组成员们的集中意见，计算公式为：

$$W_i' = \frac{\sum\limits_{j=1}^{n} a_{ij}}{n}, \quad i = 1,2,\cdots,n$$

将获得的各个因素的权重值进行归一化处理，归一化公式为：

$$W_i' = \frac{W_i'}{\sum\limits_{i=1}^{n} W_i'}, \quad i = 1,2,\cdots,n$$

W_i 即为所求相应指标关于上层因素的相对权重。

（2）由单一判断矩阵计算各层元素之间相对重要权重。

各层元素之间相对重要权重通过解 $AW = \lambda W$ 的特征根得到，其中 λ 为判别矩阵 A 的特征根，W 即权重向量。计算判断矩阵最大特征根公式为

$$\lambda_{max} = \frac{\sum_{j=1}^{n} a_{ij} W_j}{W_i}$$

（3）检验矩阵 A 的一致性，计算一致性指标：$CI = \dfrac{\lambda_{max} - n}{n-1}$

判断矩阵的随机一致性比例：CR=CI/RI，CI 是一致性指标，RI 是平均随机一致性指标，RI 与判断矩阵的阶数有关，表 4-5 给出了 1 ～ 11 阶矩阵的 RI 值。CR ＜ 0.1 时，判断矩阵具有较好的一致性，其所对应的特征向量值即为向量的权重值；CR ≥ 0.1 时，应当对判断矩阵进行适当的修正，本研究中一致性满足 CR ＜ 0.1 的要求。

表 4-5　平均随机一致性指标标准

n	1	2	3	4	5	6	7	8	9	10	11
RI	0	0	0.58	0.90	1.12	1.24	1.32	1.41	1.45	1.49	1.51

4．在问卷回收一致性检验统计基础上，筛选权威专家的赋值，通过层次分析法软件（yaahp10.1）得出各测量元素在指标体系中所占的权重，最终形成都有权重的指标体系。如表 4-6 所示。

表4-6　地方高等医学院校发展影响因素的指标及其权重

一级指标	二级指标	所占权重	三级指标	相对于二级指标的权重	相对于一级指标的权重
地方高等医学院校发展影响因素	宏观条件	0.184	经济社会基础	0.233	0.039
			科技发展	0.155	0.023
			高等教育政策与卫生政策	0.219	0.039
			地方政府支持	0.393	0.083
	外部竞争环境	0.148	高校所处地域环境	0.601	0.084
			高校之间竞争环境	0.399	0.064
	战略定位	0.157	办学理念	0.552	0.086
			发展定位	0.448	0.071
	人才培养	0.122	培养目标	0.411	0.054
			培养模式	0.344	0.040
			培养方案调整机制	0.245	0.028
	学科建设与科研	0.095	学科建设	0.44	0.042
			科技创新与成果转化	0.236	0.023
			科研与学科互动机制	0.324	0.030

续表

一级指标	二级指标	所占权重	三级指标	相对于二级指标的权重	相对于一级指标的权重
地方高等医学院校发展影响因素	服务地方	0.057	人力资源服务	0.303	0.017
			科研医疗服务	0.324	0.020
			文化服务	0.126	0.007
			高效与地方互动机制	0.247	0.013
	高层次人才与师资队伍	0.158	科技创新团队	0.223	0.034
			师资队伍	0.375	0.062
			师资建设保障措施	0.402	0.062
	组织管理变革与大学文化	0.078	组织管理变革	0.566	0.038
			大学文化建设	0.434	0.040

三、影响因素量表的初步编制

通过参阅大量与高等医学院校发展影响因素相关的研究，对地方高等医学院校发展影响因素量表进行了初步编制。

（一）确定影响因素量表初选题项

为直观量化的体现地方高等医学院校发展影响因素，需要进一步编制地方高等医学院校发展影响因素量表，进行调查、分析，以得出影响地方高等医学院校发展的具体因素。鉴于目前尚没有成熟的、应用于本研究的调查量表，在上述理论分析基础上自行编制地方高等医学院校发展影响因素量表。

为保证测量数据的信度与效度，对地方高等医学院校发展影响因素各项指标进行具体项目的设计，对每个影响因素设计足够丰富的测量项目，共编制了97个初选项目。

（二）对影响因素量表初选题项进行筛选

影响因素量表的初选题项并不都能准确的反映被调查者的真实思想意图，需要运用德尔菲法对初选题项进行筛选，组织对地方高等医学院校发展现状和相关研究有较高话语权的专家组对初选的97个题项进行调查。

调查量表的设计采用李克特量表五级评语的方法对初选题项进行重要程度测量，赋予"非常不重要、比较不重要、重要、比较重要、非常重要"五个重要等级以"1、2、3、4、5"五个分值，由专家对初选题项进行打分。

主要采用面对面访谈和电子邮件的方式进行调查，被调查专家独自完成调查问卷，调查共发放30份，回收30份，回收率100%。

通过对影响因素量表第一轮调查结果进行整理分析，对回收的30份调查问卷的题项得分进行均值计算，结合专家组在调查过程中添加的项目，将专家打分在3分（重要）以上的88个题项筛选列入地方高等医学院校发展影响因素测量量表。鉴于量表中存有不确定选项，根据专家的修改意见，将影响地方高等医学院校发展因素测量量表，再次通过面对面访谈和电子邮件的方式对专家小组进行调查，本次调查同样发放30份，回收30份，回收率100%。对本次回收的调查问卷的题项得分进行均值计算，结合专家小组成员的意见，将得分在3分（重要）以上的76个题项选取列入量表之中，得出最终地方高等医学院校发展影响因素的测试量表[见附录：影响地方高等医学院校发展因素测量量表（最终版）]。

第三节　影响因素测量量表的实证调查与信度效度检验

一、量表预调查与信度效度检验

在量表编制完成之后，对地方高等医学院校发展影响因素测量量表进行内容效度检验，通过专家咨询法，邀请地方高等医学院校领导、高等教育专家、统计学专家等在内的 6 名专家对量表进行内容效度评价。评定问卷采取 4 分制的相关性评定，1= 无相关，2= 弱相关，3= 较强相关，4= 强相关。根据内容效度得分情况，结合专家意见，对量表进行修改。

完成量表编制之后，进行调查问卷的预调查。本次调查随机抽取山东省 2 所地方高等医学院校，调查对象主要包括：地方高等医学院校的校领导，发展规划、教学科研部门领导，高等教育研究专家等。

预调查共发放调查问卷 100 份，回收 91 份，回收率 91%；有效问卷 86 份，有效率 94.51%。问卷的发放、回收和有效率符合研究条件。量表填写时间平均 10min。对于调查表进行内部一致性检验，Cronbach's =0.929。通过与部分预调查对象进行交流访谈，对量表部分条目进行完善与修改，形成最终影响因素测量量表。

二、量表正式调查与信度效度检验

为了尽可能得到可靠的结果，同时减少人力、物力等资源的浪费，确定合理的样本量是关键。由于本研究目前无标准的量表常模可以参考，根据样本量一般为量表条目 5 ～ 10 倍的抽样原则，综合考虑本研究调查所需人力、财力、时间等多种因素影响。本研究初步估计调查样本量为 500 份。

按分层随机抽样的原则，按经济区域划分，从我国东、中、西部地区随机抽取 35 所地方高等医学院校，将地方高等医学院校领导、发展基建部门、教学科研部门等负责人及管理人员、教育专家等作为调查对象。共发放问卷 500 份，收回问卷 495 份，回收率 99%，有效问卷 486 份，有效率 98.18%。问卷的发放、回收和有效率符合研究条件。将有效问卷录入 EXCEL，形成数据库。采用 SPSS21.0 对数据进行统计分析，采用内容效度指数（CVI）和验证性因子分析分析评价量表的效度；用折半信度、重测信度和 Cronbach's 分析评价量表的信度。

1. 信度检验

（1）克朗巴赫信度系数（Cronbach's ）

信度是指调查问卷测量结果的一致性和稳定性。一致性反映问卷题项是否测量了相同的内容；稳定性则是指用同一份调查问卷对同一调查对象不同时间上多次调查结果的可靠系数。运用 SPSS21.0 对本量表进行内部一致性检验，内部一致性由克朗巴赫信度系数（Cronbach's ）标度。

克朗巴赫系数公式：$Cronbach's = (n / n-1)(1- \sum S_i^2/S_t^2)$

为信度系数，n 为量表题项数，Si 为每题被试得分方差，St 为所有被试总分方差。Cronbach's 介于 0 ～ 1 之间，越大代表问卷题项间相关性越好，信度越高。一般而言，大于 0.8 表示信度非常好，大于等于 6 且小于等于 8 表示信度较好，小于 0.6 表示信度较差。在实际应用中，一般不得小于 0.6，最低不得低于 0.5。

通过预调查对地方高等医学院校发展影响因素测量量表进行信度检验，得出影响因素量表的 Cronbach's=0.943。如表 4-7 所示，量表在影响地方高等医学院校发展的宏观条件、外部竞争环境、战略定位、人才培养、学科建设与科研、服务地方、高层次人才与师资队伍、组织管理变革与大学文化八个维度上的 Cronbach's 均大于 0.6，量表具有较好的信度。

表 4-7　地方高等医学院校发展影响因素测量指标的内部一致性检验系数

测量指标	可测变量个数	Cronbach's α
宏观条件	13	0.763
外部竞争环境	7	0.762
战略定位	9	0.738
人才培养	12	0.688
学科建设与科研	9	0.716
服务地方	11	0.752
高层次人才与师资队伍	8	0.637
组织管理变革与大学文化	7	0.727

各个测量指标的 Cronbach's 值均大于 0.6，量表信度较好，可以进一步进行统计分析。

对量表具体项目进行单因素内部一致性检验，得出量表各测量项目 Cronbach's 值均大于 0.9，且与相关系数一致，调查量表具有很好的信度。并以此确定量表最终有效测量题项为 76 个。如表 4-8 所示：

表4-8　地方高等医学院校发展影响因素量表重测信度检验结果

项目	项目删除后的均值	项目删除后的方差	校正后项目总的相关性	项目删除后的 Cronbach's Alpha 值	项目	项目删除后的均值	项目删除后的方差	校正后项目的总相关性	项目删除后的 Cronbach's Alpha 值
Aa1-1	310.374	1574.766	0.397	0.979	Ad3-1	309.927	1564.754	0.702	0.979
Aa1-2	310.431	1570.475	0.511	0.979	Ad3-2	310.228	1561.164	0.697	0.979
Aa2-1	309.984	1570.539	0.513	0.979	Ad3-3	310.191	1556.392	0.734	0.979
Aa2-2	310.061	1578.506	0.390	0.979	Ae1-1	310.272	1559.881	0.686	0.979
Aa2-3	310.293	1571.098	0.519	0.979	Ae1-2	310.207	1563.692	0.662	0.979
Aa3-1	310.362	1563.571	0.613	0.979	Ae1-3	310.114	1567.611	0.594	0.979
Aa3-2	310.138	1567.311	0.526	0.979	Ae1-4	310.252	1562.916	0.699	0.979
Aa3-3	309.984	1571.028	0.565	0.979	Ae2-1	310.439	1561.455	0.623	0.979
Aa3-4	309.817	1567.236	0.610	0.979	Ae2-2	310.459	1567.041	0.585	0.979
Aa3-5	310.000	1566.335	0.597	0.979	Ae2-3	310.309	1567.014	0.573	0.979
Aa4-1	310.285	1570.768	0.501	0.979	Ae3-1	310.089	1569.470	0.562	0.979
Aa4-2	310.459	1560.355	0.629	0.979	Ae3-2	310.321	1558.725	0.694	0.979
Aa4-3	309.736	1581.420	0.427	0.979	Af1-1	310.394	1551.774	0.767	0.979
Ab1-1	310.268	1562.181	0.567	0.979	Af1-2	310.35	1548.253	0.781	0.979
Ab1-2	310.443	1561.603	0.651	0.979	Af2-1	310.439	1557.431	0.739	0.979
Ab1-3	310.175	1566.586	0.587	0.979	Af2-2	310.447	1560.118	0.691	0.979

项目	项目删除后的均值	项目删除后的方差	校正后项目总的相关性	项目删除后的 Cronbach's Alpha 值	项目	项目删除后的均值	项目删除后的方差	校正后项目总相关性	项目删除后的 Cronbach's Alpha 值
Ab2-1	310.772	1561.630	0.562	0.979	Af2-3	310.089	1563.282	0.650	0.979
Ab2-2	310.459	1570.429	0.484	0.979	Af3-1	310.496	1563.769	0.646	0.979
Ab2-3	310.370	1561.703	0.593	0.979	Af3-2	310.638	1564.028	0.602	0.979
Ab2-4	310.065	1569.441	0.554	0.979	Af3-3	310.638	1556.297	0.686	0.979
Ac1-1	310.309	1568.647	0.525	0.979	Af4-1	310.537	1556.625	0.730	0.979
Ac1-2	309.638	1587.391	0.393	0.979	Af4-2	310.480	1558.455	0.660	0.979
Ac1-3	309.785	1574.945	0.568	0.979	Af4-3	310.280	1556.684	0.702	0.979
Ac1-4	309.833	1578.417	0.513	0.979	Ag1-1	309.996	1575.196	0.493	0.979
Ac2-1	310.118	1564.708	0.593	0.979	Ag1-2	309.939	1573.086	0.537	0.979
Ac2-2	309.902	1568.864	0.634	0.979	Ag1-3	309.955	1571.700	0.550	0.979
Ac2-3	309.951	1567.402	0.671	0.979	Ag2-1	310.098	1569.762	0.560	0.979
Ac2-4	309.927	1569.627	0.644	0.979	Ag2-2	309.963	1569.701	0.600	0.979
Ac2-5	310.057	1562.519	0.683	0.979	Ag2-3	309.996	1565.000	0.632	0.979
Ad1-1	310.008	1564.914	0.684	0.979	Ag3-1	310.089	1566.563	0.615	0.979
Ad1-2	310.187	1556.226	0.711	0.979	Ag3-2	310.024	1567.428	0.627	0.979
Ad1-3	310.187	1559.287	0.678	0.979	Ah1-1	310.224	1562.852	0.661	0.979
Ad2-1	310.110	1566.033	0.621	0.979	Ah1-2	310.183	1564.689	0.622	0.979
Ad2-2	310.089	1567.698	0.613	0.979	Ah1-3	310.187	1557.287	0.692	0.979
Ad2-3	310.012	1563.163	0.689	0.979	Ah2-1	310.500	1558.308	0.670	0.979
Ad2-4	310.033	1569.730	0.575	0.979	Ah2-2	310.382	1553.045	0.742	0.979
Ad2-5	309.862	1570.813	0.594	0.979	Ah2-3	310.398	1557.498	0.717	0.979
Ad2-6	310.012	1568.077	0.606	0.979	Ah2-4	310.362	1557.007	0.717	0.979

（2）折半信度

折半信度是指将量表项目按照奇偶项分成两半，分别计分，测算出两半分数之间的相关系数，并以此确定整个量表的信度系数。折半信度属于内部一致性系数，是两半题项间的相关系数。折半信度一般不适用于事实式问卷，多用于态度、意见式的问卷。进行折半信度分析时，量表中含有的反意题项应作逆向计分处理，保证题项得分方向的一致性。具体计算过程，先将全部题项按奇偶或者前后尽可能分为相等的两半，计算两者相关系数（r_{hh}），然后用斯皮尔曼 - 布朗（Spearman-Brown）公式：$r_{tt}=2r_{hh}/(1+r_{hh})$，得出整个量表的信度系数 r_{tt}。

本研究对地方高等医学院校发展影响因素测量量表进行折半信度检验，得出量表折半信度 $r_{tt}=0.948$，量表信度良好。

（3）重测信度

重测信度又称再测信度，是指用同样的问卷对同一被测对象隔一定时间后的重复测试，计算两次测试结果的相关系数。它反应的是量表跨时间的稳定性与一致性。重测间隔时间一般为两个星期或一个月。

本研究重测间隔为两周，对地方高等医学院校影响因素量表重测信度检验结果显示，项目相关系数均大于 0.7，P 值均小于 0.001，量表重测信度良好。具体结果见表 4-9。

表 4-9　地方高等医学院校发展影响因素量表重测信度检验结果

条目	重测相关系数	P 值	条目	重测相关系数	P 值
Aa1-1	0.985	0.000	Ad3-1	0.976	0.000
Aa1-2	0.981	0.000	Ad3-2	0.988	0.000
Aa2-1	0.992	0.000	Ad3-3	0.699	0.000
Aa2-2	0.992	0.000	Ae1-1	0.979	0.000
Aa2-3	0.989	0.000	Ae1-2	0.986	0.000
Aa3-1	0.979	0.000	Ae1-3	0.989	0.000
Aa3-2	0.987	0.000	Ae1-4	0.985	0.000
Aa3-3	0.991	0.000	Ae2-1	0.974	0.000
Aa3-4	0.989	0.000	Ae2-2	0.978	0.000
Aa3-5	0.987	0.000	Ae2-3	0.983	0.000
Aa4-1	0.990	0.000	Ae3-1	0.993	0.000
Aa4-2	0.969	0.000	Ae3-2	0.986	0.000
Aa4-3	0.994	0.000	Af1-1	0.981	0.000
Ab1-1	0.989	0.000	Af1-2	0.976	0.000
Ab1-2	0.983	0.000	Af2-1	0.979	0.000
Ab1-3	0.992	0.000	Af2-2	0.982	0.000
Ab2-1	0.991	0.000	Af2-3	0.988	0.000
Ab2-2	0.991	0.000	Af3-1	0.982	0.000
Ab2-3	0.989	0.000	Af3-2	0.975	0.000
Ab2-4	0.980	0.000	Af3-3	0.970	0.000
Ac1-1	0.984	0.000	Af4-1	0.973	0.000
Ac1-2	0.983	0.000	Af4-2	0.972	0.000
Ac1-3	0.979	0.000	Af4-3	0.982	0.000
Ac1-4	0.976	0.000	Ag1-1	0.984	0.000
Ac2-1	0.761	0.000	Ag1-2	0.986	0.000
Ac2-2	0.702	0.000	Ag1-3	0.990	0.000
Ac2-3	0.716	0.000	Ag2-1	0.987	0.000
Ac2-4	0.685	0.000	Ag2-2	0.985	0.000
Ac2-5	0.702	0.000	Ag2-3	0.744	0.000
Ad1-1	0.708	0.000	Ag3-1	0.696	0.000
Ad1-2	0.701	0.000	Ag3-2	0.704	0.000
Ad1-3	0.686	0.000	Ah1-1	0.979	0.000
Ad2-1	0.658	0.000	Ah1-2	0.991	0.000
Ad2-2	0.736	0.000	Ah1-3	0.701	0.000
Ad2-3	0.710	0.000	Ah2-1	0.99	0.000
Ad2-4	0.798	0.000	Ah2-2	0.993	0.000
Ad2-5	0.722	0.000	Ah2-3	0.989	0.000
Ad2-6	0.753	0.000	Ah2-4	0.989	0.000

2．效度检验

效度是指调查问卷的有效性，即调查问卷能够测量其实际所要测量内容的正确程度。测量结果越接近所测内容真实特征，表示效度越高，反之，效度越低。本研究从内容效度和结构效度两个方面对调查问卷进行了效度检验。

（1）内容效度

内容效度是指调查问卷实际测量的内容与其所要测量的内容的吻合程度。内容效度指数是评价调查问卷内容效度最广泛的指标，分为条目水平的内容效度（I-CVI）和量表水平的内容效度（S-CVI）。本研究通过逻辑分析德尔菲法对调查问卷进行内容效度检验。

专家分析法，组织专家人数为9人，其中，地方高等医学院校校领导3人，医学教育专家3人，教育管理人员、学校发展部门领导3人，9位专家均具有高等职称资历，具有研究生学历或博士学位，对本调查问卷的分析评价具有较高发言权。要求专家对每一条目与相应内容维度代表性进行打分，评分选项为4个等级：1=不相关，2=弱相关，3=较强相关，4=非常相关。对每一条目评分3分或4分的专家人数除以专家总人数即为相应的I-CVI，调查问卷所有项目I-CVI的均数即为S-CVI。根据I-CVI不低于0.78和S-CVI不低于0.90的判断标准，可以得出，本调查问卷S-CVI=0.90，量表水平效度较好；76个题项均具有较高的内容效度。如表4-10所示。

表4-10　地方高等医学院校发展的影响因素量表内容效度指数

项目	评分为3或4的专家人数	I-CVI	Pc	K*	评价	项目	评分为3或4的专家人数	I-CVI	Pc	K*	评价
1	9	1.00	0.002	1.00	优秀	39	8	0.89	0.018	0.89	优秀
2	8	0.89	0.018	0.89	优秀	40	8	0.89	0.018	0.89	优秀
3	8	0.89	0.018	0.89	优秀	41	8	0.89	0.018	0.89	优秀
4	9	1.00	0.002	1.00	优秀	42	8	0.89	0.018	0.89	优秀
5	9	1.00	0.002	1.00	优秀	43	9	1.00	0.002	1.00	优秀
6	8	0.89	0.018	0.89	优秀	44	8	0.89	0.018	0.89	优秀
7	8	0.89	0.018	0.89	优秀	45	9	1.00	0.002	1.00	优秀
8	8	0.89	0.018	0.89	优秀	46	8	0.89	0.018	0.76	良好
9	8	0.89	0.018	0.89	优秀	47	9	1.00	0.002	1.00	优秀
10	8	0.89	0.018	0.89	优秀	48	8	0.89	0.018	0.89	优秀
11	8	0.89	0.018	0.89	优秀	49	9	1.00	0.002	1.00	优秀
12	9	1.00	0.002	1.00	优秀	50	8	0.89	0.018	0.89	优秀
13	7	0.78	0.070	0.76	良好	51	7	0.78	0.07	0.76	良好
14	7	0.78	0.070	0.76	良好	52	9	1.00	0.002	1.00	优秀
15	9	1.00	0.002	1.00	优秀	53	7	0.78	0.07	0.76	良好
16	8	0.89	0.018	0.89	优秀	54	7	0.78	0.07	0.76	良好
17	9	1.00	0.002	1.00	优秀	55	8	0.89	0.018	0.89	优秀
18	8	0.89	0.018	0.89	优秀	56	8	0.89	0.018	0.89	优秀
19	9	1.00	0.002	0.76	良好	57	7	0.78	0.07	0.76	良好
20	7	0.78	0.070	0.76	良好	58	9	1.00	0.002	1.00	优秀
21	7	0.78	0.070	0.76	良好	59	8	0.89	0.018	0.89	优秀

项目	评分为3或4的专家人数	I-CVI	Pc	K*	评价	项目	评分为3或4的专家人数	I-CVI	Pc	K*	评价
22	9	1.00	0.002	1.00	优秀	60	7	0.78	0.07	0.76	良好
23	8	0.89	0.018	0.89	优秀	61	9	1.00	0.002	1.00	优秀
24	7	0.78	0.070	0.76	良好	62	7	0.78	0.07	0.76	良好
25	8	0.89	0.018	0.89	优秀	63	7	0.78	0.07	0.76	良好
26	7	0.78	0.070	0.76	良好	64	9	1.00	0.002	1.00	优秀
27	7	0.78	0.070	0.76	良好	65	8	0.89	0.018	0.89	优秀
28	8	0.89	0.018	0.89	优秀	66	8	0.89	0.018	0.89	优秀
29	9	1.00	0.002	1.00	优秀	67	9	1.00	0.002	1.00	优秀
30	7	0.78	0.070	0.76	良好	68	8	0.89	0.018	0.89	优秀
31	7	0.78	0.070	0.76	良好	69	9	1.00	0.002	1.00	优秀
32	9	1.00	0.002	1.00	优秀	70	8	0.89	0.018	0.89	优秀
33	8	0.89	0.018	0.89	优秀	71	7	0.78	0.07	0.76	良好
34	8	0.89	0.018	0.89	优秀	72	8	0.89	0.018	0.89	优秀
35	8	0.89	0.018	0.89	优秀	73	9	1.00	0.002	1.00	优秀
36	9	1.00	0.002	1.00	优秀	74	7	0.78	0.07	0.76	良好
37	8	0.89	0.018	0.89	优秀	75	7	0.78	0.07	0.76	良好
38	8	0.89	0.018	0.89	优秀	76	9	1.00	0.002	1.00	优秀

（2）结构效度

结构效度是指调查问卷题项与研究内容的对应程度。本研究运用SPSS21.0对量表作KMO检验和Bartlett's球形检验。本研究球形检验结果表明，量表KMO为0.860，大于0.7，$P < 0.05$，如表4-11所示，适合因子分析。

表4-11 KMO检验和Bartlett球形检验

检验方法	Kaiser-Meyer-Olkin 值	近似 χ^2	自由度	P 值
Bartlett 球形检验	0.860	15226.923	2850	0.000

鉴于本研究在地方高等医学院校发展影响因素指标筛选与量表设计阶段，通过组织权威专家对影响因素指标体系关系、指标与具体项目关系等进行了多轮评价与修改、完善，影响因素量表各级指标关系已非常明确，运用层次分析法对各级指标影响权重进行了科学分析与计算，得出了各级指标具体影响权重，能够比较权威的解释各级各指标对地方高等医学院校发展影响的大小。因此，本研究仅对地方高等医学院校影响因素量表结构效度检验进行验证性因子分析，构建地方高等医学院校发展影响因素量表因子结构模型及其分量表因子结构模型，并对模型结构进行拟合优度检验。

根据构建地方高等医学院校发展影响因素量表结构进行验证性因子分析，量表有8个二级维度，包含23个三级指标。将23个三级指标作为潜在变量，建立潜变量与观测变量（条目）之间的测量模型，进行验证性因子分析，得到结构效度路径图与标准化参数见图4-1。

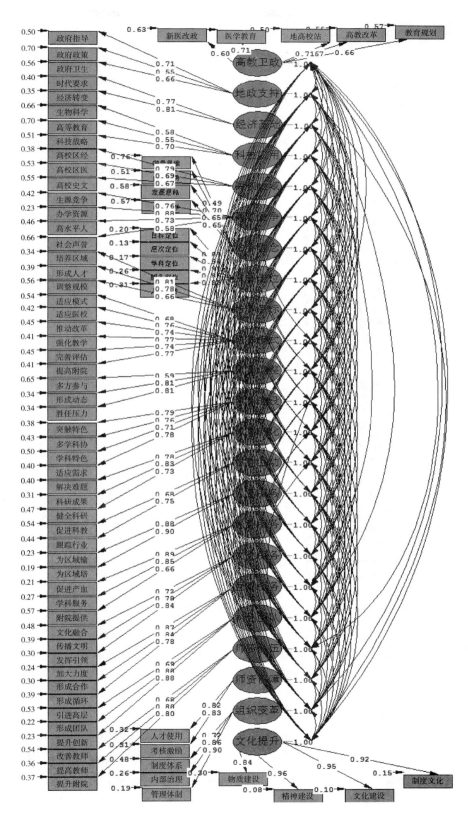

图 4-1 结构效度分析路径图及标准化参数（因子负荷）

鉴于地方高等医学院校发展影响因素量表模型结构关系过于复杂，为了清晰的表达量表的结构并验证其结构效度，本研究分别从宏观条件、外部竞争环境、战略定位、人才培养、学科建设与科研、服务地方、高层次人才与师资队伍、组织管理变革与大学文化八个二级指标维度呈现地方高等医学院校发展影响因素分量表的因子结构模型。

《宏观条件分量表》模型的因子图。《宏观条件分量表》由4个三级指标构成（在此简化为经济基础、科技应用、高教政卫及地方支持，分别代表经济社会基础、科技发展、高等教育政策与卫生政策及地方政府支持），将三级指标作为潜在变量，建立潜变量与观测变量（条目）之间的测量模型，进行验证性因子分析，路径图与标准化参数见图4-2。

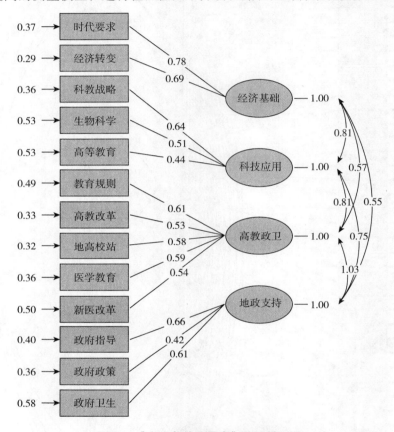

图 4-2 《宏观条件分量表》因子模型图

由图4-2可以看出，4个潜在因子对相应项目因子载荷较大，说明量表的条目设置合理。

《外部竞争环境分量表》模型的因子图。《外部竞争环境分量表》由2个三级指标构成，将三级指标（在此简化为高校地域和高校竞争，分别代表高校所处地域环境、高校之间竞争环境）作为潜在变量，建立潜变量与观测变量（条目）之间的测量模型，进行验证性因子分析，路径图与标准化参数见图4-3。

由图4-3可以看出，2个潜在因子对相应项目因子载荷较大，说明量表的条目设置合理。

《战略定位分量表》模型的因子图。《战略定位分量表》由2个三级指标构成，将三级指标（在此为治学理念、发展定位，分别代表三级指标办学理念、发展定位）作为潜在变量，建立潜变量与观测变量（条目）之间的测量模型，进行验证性因子分析，路径图与标准化参数见图4-4。

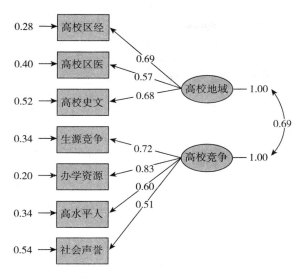

图 4-3 《外部竞争环境分量表》因子模型图

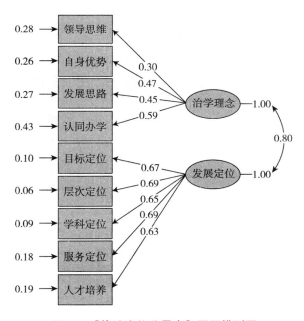

图 4-4 《战略定位分量表》因子模型图

由图 4-4 可以看出，除领导思维（因子载荷为 0.30）外，2 个潜在因子对相应项目因子载荷较大，说明量表的条目设置合理。

《人才培养分量表》模型的因子图。《人才培养分量表》由 3 个三级指标培养目标、培养模式、方案调整（代表三级指标培养方案调整机制）构成，将三级指标作为潜在变量，建立潜变量与观测变量（条目）之间的测量模型，进行验证性因子分析，路径图与标准化参数见图 4-5。

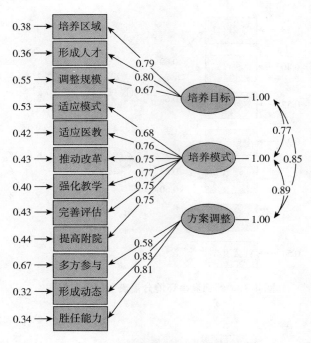

图 4-5 《人才培养分量表》因子模型图

由图 4-5 可以看出，3 个潜在因子对相应项目因子载荷较大，说明量表的条目设置合理。

《学科建设与科研分量表》模型的因子图。《学科建设与科研分量表》由 3 个三级指标构成，将三级指标（在此简化为学科建设、成果转化、学科互动，分别代表三级指标学科建设、科技创新与成果转化、科研与学科互动机制）作为潜在变量，建立潜变量与观测变量（条目）之间的测量模型，进行验证性因子分析，路径图与标准化参数见图 4-6。

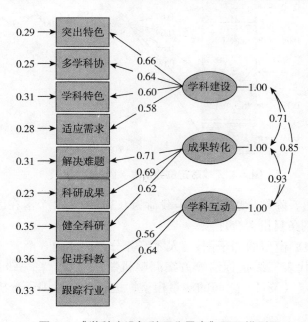

图 4-6 《学科建设与科研分量表》因子模型图

由图 4-6 可以看出，3 个潜在因子对相应项目因子载荷较大，说明量表的条目设置合理。

《服务地方分量表》模型的因子图。《服务地方分量表》由 4 个三级指标（在此简化为人才服务、医科服务、文化服务、互动服务，分别代表三级指标人力资源服务、科研医疗服务、文化服务、高效与地方互动机制）构成，将三级指标作为潜在变量，建立潜变量与观测变量（条目）之间的测量模型，进行验证性因子分析，路径图与标准化参数见图 4-7。

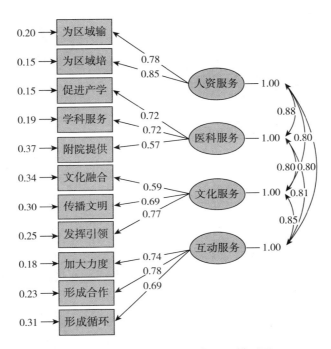

图 4-7　《服务地方分量表》因子模型图

由图 4-7 可以看出，4 个潜在因子对相应项目因子载荷较大，说明量表的条目设置合理。

《高层次人才与师资队伍分量表》模型的因子图。《高层次人才与师资队伍分量表》由 3 个三级指标构成，将三级指标（在此简化为科创团队、师资提升、师资保障，分别代表三级指标科技创新团队、师资队伍、师资建设保障措施）作为潜在变量，建立潜变量与观测变量（条目）之间的测量模型，进行验证性分析，路径图与标准化参数见图 4-8。

由图 4-8 可以看出，3 个潜在因子对相应项目因子载荷较大，说明量表的条目设置合理。

《组织管理变革与大学文化分量表》模型的因子图。《组织管理变革与大学文化分量表》由 2 个三级指标（在此简化为组织保障和文化提升，分别代表组织管理变革、大学文化建设）构成，将三级指标作为潜在变量，建立潜变量与观测变量（条目）之间的测量模型，进行验证性因子分析，路径图与标准化参数见图 4-9。

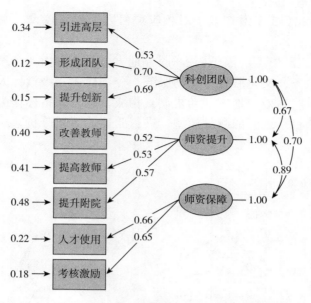

图 4-8 《高层次人才与师资队伍分量表》因子模型图

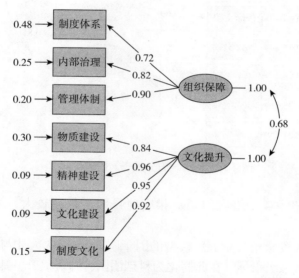

图 4-9 《组织管理变革与大学文化分量表》因子模型图

由图 4-9 可以看出，2 个潜在因子对相应项目因子载荷较大，说明量表的条目设置合理。

通过对地方高等医学院校发展影响因素量表模型进行验证性因子分析，对量表因子结构模型进行评价。评价指标主要有卡方值与自由度比值 χ^2/df，χ^2/df 越接近于 1，表示模型拟合越好；拟合优度指数 GFI 和 AGFI，两个指数值均在 0-1，越接近于 1，表示模型拟合越好，一般 GFI $\geq$ 0.90，AGFI $\geq$ 0.80 时，模型拟合较好；比较拟合优度指数 CFI，CFI 值在 0-1 之间，越接近于 1 表示模型拟合越好，一般 CFI $\geq$ 0.90，表示模型拟合较好；近似误差均方根 RMSEA，RMSEA $<$ 0.05，表示接近拟合；RMSEA 在 0.05 ~ 0.08 之间，表示拟

合合理；均方根残差 RMR，RMR＜0.1，表示模型拟合较好。本研究结果显示，影响因素量表结构模型 χ^2/df、RMSEA、RMR、GFI、AGFI、CFI 等主要拟合指数均达到可接受范围，接近理想指标，模型拟合效度较为理想。具体量表模型结构验证拟合指数见表 4-12。

表 4-12　量表结构验证拟合指数（n=486）

指标	χ^2	df	χ^2/df	RMSEA	RMR	GFI	AGFI	CFI
	4418.10	2521	1.75	0.055	0.057	0.90	0.83	0.91

第三节　地方高等医学院校发展影响因素综合分析

本研究在地方高等医学院校影响因素测量量表正式调查基础上对影响地方高等医学院校发展的各因素进行了进一步分析。本节就地方高等医学院校发展影响因素进行综合性分析。

一、影响因素量表的结构

统筹考虑分析影响地方高等医学院校发展的内部、外部影响因素，确定影响因素量表，并通过量表预调查与信效度检验，对量表进行完善与修改。本量表由 8 个二级指标构成，包括 23 个三级指标，具体由 76 个测量题项构成，具体结构如表 4-13 所示。

表4-13　地方高等医学院校发展影响因素的测量题项构成

二级指标	三级指标	具体题项	编码
宏观条件 Aa	经济社会基础 Aa1	全面建设小康社会的历史条件与时代要求	Aa1-1
		经济发展方式转变	Aa1-2
	科技发展 Aa2	科教兴国、人才强国战略与国家创新驱动战略	Aa2-1
		生物医学科学发展	Aa2-2
		高等教育信息化和虚拟化技术应用	Aa2-3
	高等教育政策与卫生政策 Aa3	教育规划纲要全面实施	Aa3-1
		高等教育综合改革与地方本科院校转型发展	Aa3-2
		将地方高等医学院校建设纳入战略重点	Aa3-3
		医学教育质量化、标准化和专业化认证	Aa3-4
		新医改等卫生政策实施	Aa3-5
	地方政府的支持 Aa4	指导高校发展方向与转型升级战略	Aa4-1
		高校政策支持与经费投入	Aa4-2
		卫生人才资源的调控机制和供需报告	Aa4-3
外部竞争环境 Ab	高校所处地域环境 Ab1	高校发展与区域经济发展水平的关系	Ab1-1
		高校发展与区域医疗资源需求关系	Ab1-2
		高校发展与区域历史文化特色关系	Ab1-3
	高校之间竞争环境 Ab2	优质生源竞争	Ab2-1
		办学资源竞争	Ab2-2
		高层次人才竞争	Ab2-3
		社会声誉竞争	Ab2-4

续表

二级指标	三级指标	具体题项	编码
战略定位 Ac	办学理念 Ac1	高校主要领导有敏锐战略思维和长远战略眼光	Ac1-1
		高校基于自身优势与区域特点形成特色办学理念	Ac1-2
		高校发展思路符合国家发展形势、社会需求与医学教育发展规律	Ac1-3
		高校师生员工认同办学理念	Ac1-4
	发展定位 Ac2	发展目标定位	Ac2-1
		办学层次定位	Ac2-2
		专业学科定位	Ac2-3
		服务面向定位	Ac2-4
		人才培养规格定位	Ac2-5
人才培养 Ad	培养目标 Ad1	培养服务区域经济社会发展所需的应用型人才	Ad1-1
		密切跟踪行业需求新态势，形成新的人才特色与优势	Ad1-2
		调整优化医学教育规模与结构，提升人才培养质量	Ad1-3
	培养模式 Ad2	适应新的医学模式和国家医学教育标准	Ad2-1
		适应医改协同的医学人才培养模式	Ad2-2
		推动课程、教学方法、教学评估等改革	Ad2-3
		强化实践教学环节	Ad2-4
		完善教学质量监控评估体系	Ad2-5
		提高附属医院医教研协同水平	Ad2-6
	培养发案调整机制 Ad3	健全多方参与的重要调研与社会需求分析机制	Ad3-1
		形成人才培养目标培养规格的动态调整机制	Ad3-2
		面向区域卫生需求强化岗位胜任能力培养机制	Ad3-3
学科建设与科研 Ae	学科建设 Ae1	进一步凸显学科已有的行业特色、区域特色	Ae1-1
		围绕优势与重点学科，实现多学科的协调发展	Ae1-2
		以特色学科打造特色高校、协同行业产业特色	Ae1-3
		适应区域医疗需求与人们健康需求培育新的学科优势	Ae1-4
	科技创新与成果转化 Ae2	着力解决区域经济社会与医疗卫生发展中急需解决的科学技术难题	Ae2-1
		注重科研成果转化，开发新药和运用新技术	Ae2-2
		健全科研管理有效机制	Ae2-3
	科研与学科互动机制 Ae3	促进科研教学与学科互动，增强高校核心竞争力	Ae3-1
		跟踪行业发展形成特色优势学科动态调整机制	Ae3-2
服务地方 Af	人才资源服务 Af1	为区域经济社会发展培养人才	Af1-1
		为区域培训医药卫生专业人才	Af1-2
	科研医疗服务 Af2	促进区域产学研医合作和协同创新	Af2-1
		高校优势学科服务区域特色产业	Af2-2
		高校附属医院提供区域高水平医疗服务	Af2-3

续表

二级指标	三级指标	具体题项	编码
服务地方 Af	文化服务 Af3	基于地域、高校办学历史形成的区域文化特色与大学文化特色融合	Af3-1
		传播与普及医学与健康文明观念	Af3-2
		发挥大学文化在区域经济社会发展、文化建设中的引领作用	Af3-3
	高校与对方互动机制 Af4	加大共建力度、优化高校与行业互动模式	Af4-1
		形成与行业之间长期稳定的合作机制	Af4-2
		形成区域性经济、科技、卫生、教育之间相互促进的良性循环机制	Af4-3
高层次人才与师资队伍 Ag	科技创新新团队 Ag1	培养引进使用高层次人才	Ag1-1
		围绕优势研究方向形成学术梯队合理的学术团队	Ag1-2
		提升学术团队的创新能力和科研水平	Ag1-3
	师资队伍 Ag2	改善教师的年龄、职称、学历、学缘结构	Ag2-1
		强化师资培训，提高教师专业发展能力	Ag2-2
		增加双师型教师，特别要提升附属医院教师临床教学能力	Ag2-3
	师资建设保障措施 Ag3	形成有效的人才使用、人才稳定运行机制	Ag3-1
		健全人才考核评价与激励约束机制	Ag3-2
组织管理变革与大学文化 Ah	组织管理变革 Ah1	以大学章程建设为统领，建立规范有序制度体系	Ah1-1
		完善高校内部治理体系	Ah1-2
		深化高校管理体制改革	Ah1-3
	大学文化建设 Ah2	提升物质文化建设以实现环境育人	Ah2-1
		提升精神文化建设以实现精神育人	Ah2-2
		提升行为文化建设以实现导向育人	Ah2-3
		提升制度文化建设以实现管理育人	Ah2-4

二、影响因素三级指标的一般性分析与相关性分析

本研究对影响因素三级指标进行了一般性分析与三级指标相关性分析。运用 SPSS21.0 对三级指标具体得分进行了相关计算，得出了地方高等医学院校发展战略影响因素的三级指标的整体性影响情况，具体分析情况如表 4-14 所示。

表 4-14　影响因素三级指标影响一般情况（N=486）

三级指标	最小值	最大值	均值	标准差
经济社会基础 Aa1	1.000	5.000	3.923	0.842
科技发展 Aa2	2.000	5.000	4.212	0.670
高等教育政策与卫生政策 Aa3	1.400	5.000	4.265	0.635
地方政府的支持 Aa4	1.000	5.000	4.017	0.647
高校所处地域环境 Ab1	1.000	5.000	3.862	0.739
高校之间竞争环境 Ab2	1.000	5.000	4.024	0.729

三级指标	最小值	最大值	均值	标准差
办学理念 Ac1	1.750	5.000	4.482	0.529
发展定位 Ac2	2.000	5.000	4.356	0.685
培养目标 Ad1	1.000	5.000	4.164	0.722
培养模式 Ad2	1.667	5.000	4.336	0.618
培养发案调整机制 Ad3	1.000	5.000	4.095	0.736
学科建设 Ae1	1.500	5.000	4.114	0.676
科技创新与成果转化 Ae2	1.000	5.000	3.923	0.744
科研与学科互动机制 Ae3	2.000	5.000	4.120	0.733
人才资源服务 Af1	1.000	5.000	3.953	0.868
科研医疗服务 Af2	1.000	5.000	4.000	0.727
文化服务 Af3	1.000	5.000	3.734	0.753
高校与对方互动机制 Af4	1.000	5.000	3.893	0.792
科技创新团队 Ag1	1.000	5.000	4.362	0.691
师资队伍 Ag2	1.667	5.000	4.306	0.681
师资建设保障措施 Ag3	1.000	5.000	4.268	0.732
组织管理变革 Ah1	1.667	5.000	4.127	0.759
大学文化建设 Ah2	1.000	5.000	3.915	0.829

运用SPSS21.0计算影响因素量表三级指标与影响因素总体得分相关性分析，得出三级指标与学校发展战略总体得分相关系数，并以此判断三级指标对地方高等医学院校发展战略影响程度大小。相关系数越大三级指标对地方高等医学院校发展战略影响程度越大。地方高等医学院校发展影响因素量表三级指标与发展战略总得分相关性分析情况见表4-15。

表 4-15　影响因素三级指标与学校发展战略相关性分析情况

指标	与发展战略相关系数	指标	与发展战略相关系数
经济社会基础	0.520	科技创新与成果转化	0.712
科技发展	0.639	科研与学科互动机制	0.740
教育政策与卫生政策	0.759	人才资源服务	0.740
地方政府支持	0.810	科研医疗服务	0.811
高校所处地域环境	0.735	文化服务	0.766
高校之间竞争	0.686	高效与地方互动机制	0.794
办学理念	0.838	科技创型团队	0.809
发展定位	0.830	师资队伍	0.813
培养目标	0.720	师资建设保障机制	0.689
培养模式	0.617	组织管理变革	0.756
培养方案	0.730	大学文化建设	0.766
学科建设	0.699		

如表4-15所示，23项三级指标普遍与学校发展战略总得分存在较高相关性，可以认为23个三级指标都对地方高等医学院校发展战略影响重大。其中办学理念、发展定位与地方

高等医学院校发展战略总得分相关系数最高，分别为 0.838 和 0.830，可以近似认为办学理念、发展定位两项影响因素对地方高等医学院校发展战略影响程度最高。除此之外，地方政府支持、科研医疗服务、师资队伍和科技创新团队等三级指标与学校发展战略总得分相关系数较高，分别为 0.810、0.811、0.813 和 0.809，对地方高等医学院校发展战略影响程度较大。

三、影响因素二级指标的一般性分析与相关性分析

基于层次分析法各三级指标与二级指标间结构关系，运用 SPSS21.0 进行分析，得出地方高等医学院校发展影响因素二级指标影响整体情况，如表 4-16 所示。

表 4-16　影响因素二级指标一般情况分析（N=486）

二级指标	最小值	最大值	均值	标准差
宏观条件	1.85	5.00	4.14	0.56
外部竞争环境	1.50	5.00	3.94	0.65
战略定位	1.88	5.00	4.42	0.56
人才培养	1.22	5.00	4.20	0.62
学科建设与科研	1.67	5.00	4.05	0.63
服务地方	1.17	5.00	3.90	0.70
高层次人才与师资队伍	1.44	5.00	4.31	0.60
组织管理变革与大学文化	1.67	5.00	4.02	0.72

运用 SPSS21.0 计算影响因素量表二级指标与影响因素总体得分相关性分析，得出二级指标与学校发展战略总体得分相关系数，并以此判断二级指标对地方高等医学院校发展战略影响程度大小。相关系数越大二级指标对地方高等医学院校发展战略影响程度越大。地方高等医学院校发展影响因素量表二级指标与发展战略总得分相关性分析情况见表4-17。

表 4-17　影响因素二级指标与学校发展战略相关性分析情况

指标	与发展战略相关系数	指标	与发展战略相关系数
宏观条件	0.797	学科建设与科研	0.809
外部竞争环境	0.824	服务地方	0.839
战略定位	0.906	高层次人才与师资队伍	0.901
人才培养	0.869	组织管理变革与大学文化	0.789

如表 4-17 所示，8 项二级指标与学校发展战略总得分相关系数均大于 0.7，与学校发展战略存在较强相关关系。其中战略定位、高层次人才与师资队伍与地方高等医学院校发展战略总得分相关系数最高，分别为 0.906 和 0.901，可以近似认为战略定位、高层次人才与师资队伍两项影响因素对地方高等医学院校发展战略影响程度最高。

四、内外部影响因素与地方高等医学院校发展战略相关性分析

地方高等医学院校发展影响因素既包括影响学校发展的经济社会发展水平、科学技术

发展、学校所处地区与环境等外部影响因素，也包括学校自身发展战略定位、学校学科建设、师资队伍等内部因素与条件。本研究通过文献研究和德尔菲法对影响地方高等医学院校发展的内外部影响因素进行了区分与识别，得出影响地方高等医学院校发展的外部因素包括外部宏观条件和外部竞争环境两个维度，包括经济社会基础、科技发展等6个三级指标；内部影响因素包括战略定位、人才培养、学科建设与科研、服务地方、高等层次人才与师资队伍、组织管理变革与大学文化六个维度，具体包括办学理念、发展定位等17个三级指标。

本研究在对影响地方高等医学院校发展的内外部因素进行识别基础上，运用SPSS21.0对内外部影响因素与地方高等医学院校发展战略相关性进行分析，得出与学校发展战略相关系数，并以此判断对地方高等医学院校发展战略影响大小。内外部影响因素与地方高等医学院校发展战略相关性分析结果见表4-18。

表 4-18　内外部影响因素与学校发展战略相关性分析

影响因素	与发展战略相关系数
内部影响因素	0.987
外部影响因素	0.894

如表4-18所示，影响地方高等医学院校发展的内外部因素与其发展战略相关系数分别为0.987、0.894，均与地方高等医学院校发展战略具有很强相关性，这一结果符合地方高等医学院校发展现实。比较来看，内部影响因素与学校发展战略相关系数高于外部影响因素，说明内部因素对地方高等医学院校发展战略影响更大。

第四节　地方高等医学院校发展影响因素分类研究

本研究在对研究对象进行总体角度研究之外，还从所处经济区域、学校类型、所在地城市、学校属性差异等不同角度对地方高等医学院校发展影响因素进行研究，以期有新发现。

一、基于学校所处经济区域差异的比较分析

我国经济区域分为东部地区、中部地区和西部地区，不同经济区域在经济、历史、文化等各有差异。地方高等医学院校的发展受其所在地区经济、文化、人口等诸多要素的影响。本节基于地方高等医学院校所处经济区域差异对地方高等医学院校发展影响因素进行研究分析。具体结果如图4-10和表4-19所示。

从图4-10所示，不同经济区域地方高等医学院校发展影响因素影响大小存在一定差异。主要表现在：战略定位、人才培养、高层次人才与师资队伍三个因素得分均值较高；外部竞争环境、战略定位、高层次人才与师资队伍对不同地区地方高等医学院校影响存在一定差异。

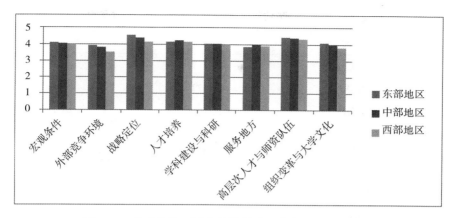

图 4-10　基于经济区域差异的影响因素内部结构对比图

表 4-19　基于经济区域差异的影响因素统计分析

影响因素	东部地区	中部地区	西部地区	F 值	P 值
宏观条件	4.16 ± 0.74	4.08 ± 0.80	3.98 ± 0.94	0.984	0.375
外部竞争环境	3.91 ± 0.80	3.81 ± 0.93	3.51 ± 0.92	4.377	0.014
战略定位	4.54 ± 0.92	4.42 ± 0.76	4.16 ± 0.83	6.308	0.002
人才培养	4.17 ± 0.64	4.28 ± 0.59	4.15 ± 0.62	0.888	0.413
学科建设与科研	4.08 ± 0.65	4.06 ± 0.60	4.00 ± 0.62	0.291	0.784
服务地方	3.87 ± 0.76	3.96 ± 0.60	3.90 ± 0.70	0.454	0.636
高层次人才与师资队伍	4.45 ± 0.55	4.39 ± 0.66	4.34 ± 0.66	6.014	0.003
组织变革与大学文化	4.06 ± 0.77	3.97 ± 0.92	3.78 ± 0.90	2.245	0.108

对不同地区间有统计学意义的影响因素进一步进行两两比较，采用 SNK-q 检验，结果分别如表 4-20、4-21、4-22 以及图 4-11、4-12、4-13 所示。

表 4-20　外部竞争环境因素在三个地区间的两两比较结果

比较地区	均数差	q 值	P 值
东部与中部	0.10	1.5121	> 0.05
东部与西部	0.40	4.1813	< 0.05
中部与西部	0.30	3.2938	< 0.05

表 4-20 的 SNK-q 检验结果表明，东部、中部地区外部竞争环境之间的差别无统计学意义，$P > 0.05$；但该两个地区与西部地区之间的差别有统计学意义，$P < 0.05$。图 4-11 的均数比较结果直观的说明了同样道理。因此，可以认为外部竞争环境对西部地区地方高等医学院校的影响小于对东部地区、中部地区地方高等医学院校的影响，即东部地区、中部地区的外部竞争环境更激烈。究其原因与不同地区地方高等医学院校数量有关，西部地区地方高等院校较少、同类的医学院校数量更少，院校间的竞争较小，而中部地区和东部地区教育事业发展远比西部地区进步，地方高等院校众多、同类医学院校数量较多，学校之间在生源、财政经费、人才等竞争更为激烈。

表 4-21　战略定位因素在三个地区间的两两比较结果

比较地区	均数差	q 值	P 值
东部与中部	0.12	1.3017	> 0.05
东部与西部	0.38	4.0877	< 0.05
中部与西部	0.26	2.5760	< 0.05

表 4-22　高层次人才与师资队伍因素在三个地区间的两两比较结果

比较地区	均数差	q 值	P 值
东部与中部	0.06	0.7158	> 0.05
东部与西部	0.33	4.5427	< 0.05
中部与西部	0.27	3.5303	< 0.05

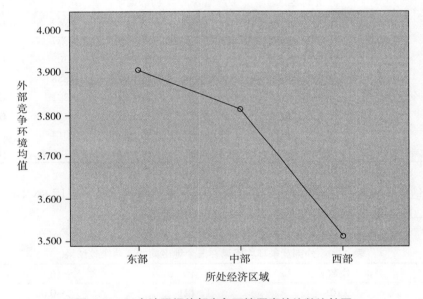

图 4-11　三个地区间外部竞争环境因素的均数比较图

　　表 4-21 的 SNK-q 检验结果：东部、中部地区战略定位之间的差别无统计学意义，$P > 0.05$；但该两个地区与西部地区之间的差别有统计学意义，$P < 0.05$，图 4-12 的均数比较结果直观的说明了同样道理。据此，可以认为战略定位对西部地区地方高等医学院校影响小于对东部地区、中部地区地方高等医学院校的影响。究其原因与不同地区学校竞争环境和学校发展条件有关，西部地区每个省份大多只有 1 到 2 所地方高等医学院校，他们面对的竞争较为宽松，受地方政府支持发展目标也比较明确。而东部地区和中部地区的地方高等医学院校可能在同一省内就面临多个同类院校的竞争，如何明确自身发展定位，利用有限的资源在激烈的竞争中谋取发展对东部地区和中部地区的地方高等医学院校而言更为重要。

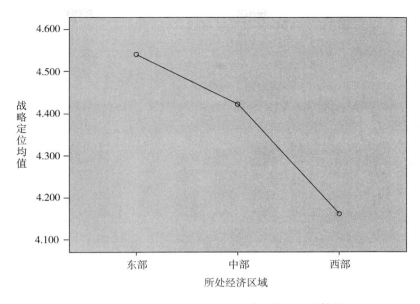

图 4-12　三个地区间战略定位因素均数两两比较图

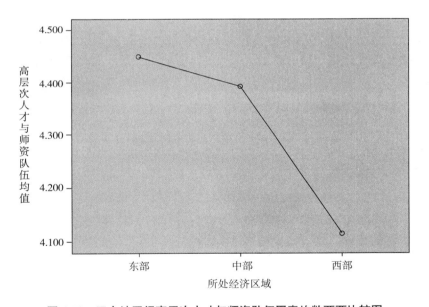

图 4-13　三个地区间高层次人才与师资队伍因素均数两两比较图

表 4-22 的 SNK-q 检验结果：东部地区、中部地区的高层次人才与师资队伍之间的差别无统计学意义，$P > 0.05$；但该两个地区与西部地区之间的差别有统计学意义，$P < 0.05$，图 4-13 的均数比较结果直观的说明了同样道理。据此，可以认为高层次人才与师资队伍对西部地区地方高等医学院校影响小于对东部、中部地区地方高等医学院校的影响。分析此差异的原因与不同地区竞争程度有关，高层次人才与师资队伍是地方高等医学院校发展的核心动力，对学校发展至关重要，东部地区和中部地区由于学校众多面临竞争更为激烈，因此谁先取得了高层次人才与师资队伍竞争的优势，将对学校的发展起到非常有利的作用。

二、基于学校类型差异的比较分析

地方高等医学院校有医科大学和医学院之分，不同类型医学院校在办学规模、办学条件等均存在一定差异。这里就医科大学和医学院之别来分析地方高等医学院校发展影响因素影响差异程度。分析结果如图4-14和表4-23所示。

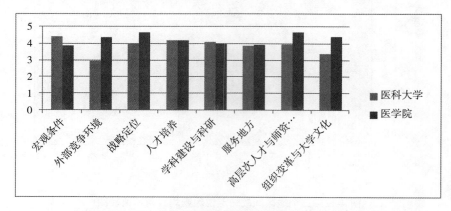

图4-14　基于学校类型差异的影响因素内部结构对比图

从图4-14所示，不同学校类型地方高等医学院校发展影响因素影响存在不同。主要表现在：外部竞争环境、战略定位、高层次人才与师资队伍、组织管理变革与大学文化四个影响因素对医学院校的影响高于医科大学；宏观条件因素对医科大学影响较大，对医学院影响较小。

表4-23　基于学校类型差异的影响因素统计分析

影响因素	医科大学	医学院	P值
宏观条件	4.41 ± 0.74	3.85 ± 0.79	0.000
外部竞争环境	2.95 ± 0.68	4.35 ± 0.43	0.000
战略定位	4.01 ± 0.88	4.68 ± 0.35	0.000
人才培养	4.20 ± 0.56	4.19 ± 0.66	0.950
学科建设与科研	4.08 ± 0.63	4.03 ± 0.63	0.548
服务地方	3.86 ± 0.66	3.92 ± 0.72	0.537
高层次人才与师资队伍	3.95 ± 0.73	4.64 ± 0.49	0.000
组织变革与大学文化	3.36 ± 0.85	4.38 ± 0.55	0.000

从表4-23所示，医科大学和医学院在宏观条件、外部竞争环境、战略定位、高层次人才与师资队伍、组织管理变革与大学文化五个影响因素方面的差别有统计学意义，对应P值均 < 0.05；结合表中均数比较，可以认为宏观条件对医科大学影响程度高于对医学院的影响。究其原因，医科大学与省部级国家单位合作更为紧密，受国家教育政策、医疗卫生改革等宏观政策的直接影响，与医科大学相比较而言，地方医学院则更多的受所在省政府的教育指导，因此国家宏观条件对医科大学的影响更大。外部竞争环境、战略定位、高层次人才与师资队伍、组织管理变革与大学文化四个影响因素对医科大学影响低于对医学院影响。究其原因，医科大学与医学院相比，大多已经在其发展历程中确立了明确的战

略定位，建立了较为科学合理的组织管理机制，大学文化建设也更为成熟，因此战略定位和组织管理变革与大学文化两项因素对医科大学的影响低于对医学院的影响是符合现实的。外部竞争环境、高层次人才与师资队伍两个影响因素影响强度的差异则与两类学校面临的竞争和办学实力有关，在获得政府办学支持上，医科大学具有地方医学院无法比拟的优势，加之医科大学办学实力本身就比医学院强，医科大学高层次人才与师资队伍自身建设本就具有优势，对高层次人才与师资队伍更具有吸引力。而医学院是否面临严峻的竞争环境、能否获得高层次人才与师资队伍，对其发展的影响显然要比对医科大学影响大。人才培养、学科建设与科研、服务地方三项因素对两类学校影响的强度无统计学意义。

三、基于办学层次差异的比较分析

地方高等医学院校存在办学层次差异，有博士、硕士和学士三个办学层次。这里就不同办学层次分别分析其差异程度。分析结果如图 4-15 和表 4-24 所示。

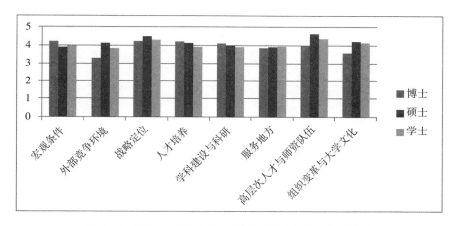

图 4-15　基于办学层次差异的影响因素内部结构对比图

从图 4-15 可知，地方高等医学院校发展影响因素受到不同办学层次的影响，即影响因素随办学层次不同而不同。宏观条件、外部竞争环境、战略定位、高层次人与师资队伍、组织管理变革与大学文化五项影响因素对地方医学院影响差异较大。人才培养、学科建设与科研、服务地方三因素对地方高等医学院校影响差异较小。这与前面基于医科大学与医学院之别进行的分类研究结果有很大相似之处，究其原因，一般而言医科大学办学层次普遍要高于医学院，学校类型与办学层次之间存在一定的联系与一致性。

表 4-24　基于办学层次差异的影响因素统计分析

影响因素	博士	硕士	学士	F 值	P 值
宏观条件	4.24±0.53	3.94±0.57	4.03±0.56	4.383	0.013
外部竞争环境	3.30±0.62	4.14±0.67	3.83±0.57	33.667	0.000
战略定位	4.27±0.53	4.51±0.59	4.32±0.36	3.441	0.034
人才培养	4.24±0.58	4.18±0.64	3.94±0.50	0.995	0.371
学科建设与科研	4.10±0.61	4.02±0.65	3.93±0.50	0.526	0.592

131

续表

影响因素	博士	硕士	学士	F 值	P 值
服务地方	3.87±0.68	3.91±0.72	3.96±0.41	0.152	0.859
高层次人才与师资队伍	4.00±0.55	4.63±0.55	4.38±0.22	29.582	0.000
组织变革与大学文化	3.58±0.71	4.24±0.71	4.24±0.58	21.123	0.000

为进一步比较各影响因素对不同城市地方高等医学院校影响存在的差异，对影响程度存在统计学意义的宏观条件、外部竞争环境、战略定位、高层次人才与师资队伍、组织管理变革与大学文化五项影响因素分别进行多重比较分析，采用 SNK-q 检验，结果分别如表 4-25 至 4-30 以及图 4-16 至 4-21 所示。

表 4-25　宏观条件在三个办学层次间的两两比较结果

比较地区	均数差	q 值	P 值
博士与硕士	0.33	6.0241	< 0.01
博士与学士	0.21	2.6209	> 0.05
硕士与学士	0.10	0.0825	> 0.05

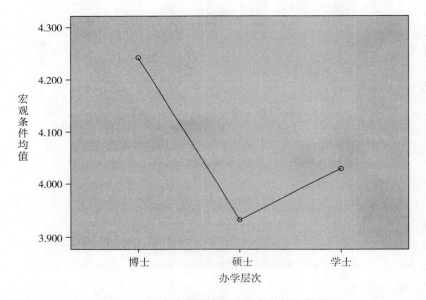

图 4-16　三个办学层次间宏观条件的比较图

如表 4-25 所示，两两比较的结果表明：博士办学层次与硕士办学层次在宏观条件方面的差异有统计学意义，$P < 0.05$；可以认为具有博士学位办学层次的地方高等医学院校相对于硕士学位办学层次的地方高等医学院校，更易受宏观条件的影响。图 4-16 的均数比较结果也对上述情况做了直观说明。

表 4-26　外部竞争环境在三个办学层次的两两比较结果

比较地区	均数差	q 值	P 值
博士与硕士	0.85	11.7346	< 0.01
博士与学士	0.50	3.7985	< 0.05
硕士与学士	0.36	2.0272	> 0.05

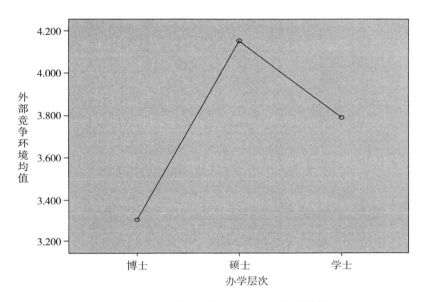

图 4-17　三个办学层次间外部竞争环境的比较图

表 4-26 表明：就外部竞争环境而言，博士办学层次与硕士办学层次学校之间的差别有统计学意义，同时与学士办学层次学校之间的差别也有统计学意义，相应 P 值均 < 0.05；结合表中均数比较，可以认为外部竞争环境对具有博士学位办学层次的地方高等医学院校影响低于硕士学位办学层次和学士本科层次的地方高等医学院校。图 4-17 的均数比较结果直观的说明了同样道理。

表 4-27　战略定位在三个办学层次的两两比较结果

比较地区	均数差	q 值	P 值
博士与硕士	0.27	4.2016	< 0.05
博士与学士	0.14	0.9013	> 0.05
硕士与学士	0.13	0.8434	> 0.05

表 4-27 的两两比较结果表明：具有博士学位办学层次与硕士学位办学层次学校在战略定位方面的差异有统计学意义，P < 0.05；可以认为战略定位对具有博士学位办学层次的地方高等医学院校影响低于硕士学位办学层次的地方高等医学院校。图 4-18 的均数比较结果直观的说明了同样道理。

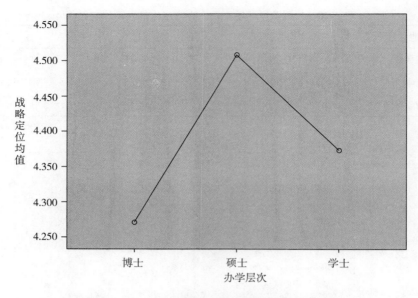

图 4-18 三个办学层次间战略定位的比较图

表 4-28 高层次人才与师资队伍在三个办学层次的两两比较结果

比较地区	均数差	q 值	P 值
博士与硕士	0.6000	11.0459	< 0.01
博士与学士	0.4600	3.5034	< 0.05
硕士与学士	0.1400	1.0745	> 0.05

表 4-28 的两两比较结果表明：博士办学层次与硕士办学层次学校在高层次人才与师资队伍方面的差异存在统计学意义，同时与学士办学层次学校之间的差异也有统计学意义，相应 P 值均 < 0.05；结合表中均数比较，可以认为高层次人才与师资队伍对具有博士学位办学层次的地方高等医学院校影响低于硕士学位办学层次和学士办学层次的地方高等医学院校。图 4-19 的均数比较结果直观的说明了同样道理。

表 4-29 组织变革与大学文化在三个办学层次的两两比较结果

比较地区	均数差	q 值	P 值
博士与硕士	0.6700	9.1682	< 0.01
博士与学士	0.6100	3.4532	< 0.05
硕士与学士	0.0600	0.3423	> 0.05

表 4-29 的两两比较结果表明：博士办学层次与硕士办学层次学校在组织管理变革与大学文化方面的差异有统计学意义，同时与学士办学层次学校之间的差异也有统计学意义，相应 P 值均 < 0.05；可以认为组织管理变革与大学文化对具有博士学位办学层次的地方高等医学院校影响低于硕士学位办学层次和学士办学层次的地方高等医学院校。图 4-20 的均数比较结果直观的说明了同样道理。

以上差异比较除宏观条件对具备博士办学层次的医学院校影响高于其他办学层次外，外部竞争环境、战略定位、高层次人才与师资队伍、组织管理变革与大学文化对具备博士

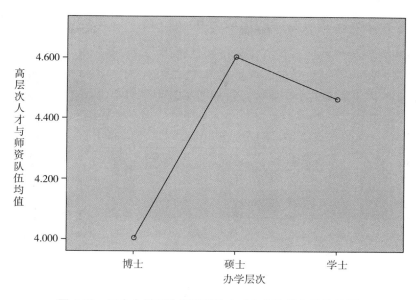

图 4-19　三个办学层次间高层次人才与师资队伍的比较图

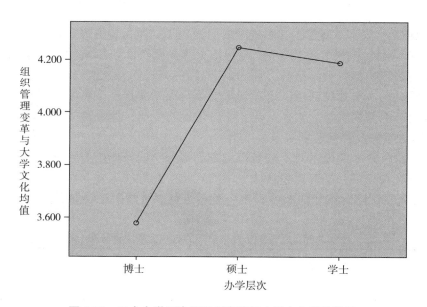

图 4-20　三个办学层次间组织变革与大学文化的比较图

办学层次的医学院校影响均低于其他办学层次学校。这一差异与之前医科大学与医学院之间影响程度差异结果在存在差异因素和差异表现上具有惊人的相似之处，究其原因并非偶然，如若能够理解办学层次由低到高和学校类别由普通医学院到医科大学的发展具有同步一致性，即具备博士办学层次的学校大多是医科大学，医学院大多只具备硕士和学士办学层次，则很容易理解这一结果。因此，对具体五项因素对不同办学层次医学院校影响差异的原因解释请参照之前基于学校类别的影响强度差异结果的解释。

四、基于学校所在城市差异的比较分析

地方高等医学院校的发展与其所在城市联系密切，学校依附其所在城市发展越来越明显，城市的经济、地位等都对学校发展影响重大。因此，本节就地方高等医学院校所在城市差异探索各影响因素影响大小。具体分析如图 4-21 和表 4-30 所示。

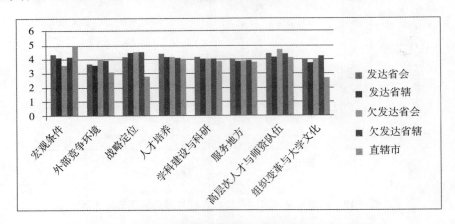

图 4-21　基于所在城市差异的影响因素内部结构对比图

从图 4-21 所示，地方高等医学院校发展因素对不同城市地方高等医学院校影响存在不同。总体而言，战略定位、人才培养、高层次人才与师资队伍影响因素对不同城市地方高等医学院校发展影响都较大，这与之前的研究具有一致性。宏观条件、外部竞争环境、战略定位、高层次人才与师资队伍、组织管理变革与大学文化五个影响因素对不同城市地方高等医学院校影响差别明显，人才培养、学科建设与科研、服务地方三个影响因素对不同城市地方高等医学院校影响差别不大。

为进一步比较各影响因素对不同城市地方高等医学院校影响存在的差异，对影响存在统计学意义的宏观条件、外部竞争环境、战略定位、高层次人才与师资队伍、组织管理变革与大学文化五项影响因素分别采用 SNK-q 检验进行多重两两比较分析。

表 4-30　基于所在城市差异的影响因素统计分析

影响因素	发达省会	发达省辖	欠发达省会	欠发达省辖	直辖市	F 值	P 值
宏观条件	4.35±0.46	4.10±0.87	3.60±0.92	4.14±0.67	4.96±0.86	7.688	0.000
外部竞争环境	3.65±0.99	3.58±0.94	3.99±0.71	3.94±0.83	3.07±0.53	3.727	0.006
战略定位	4.14±0.97	4.46±0.60	4.52±0.62	4.52±0.48	2.76±0.74	14.236	0.000
人才培养	4.39±0.36	4.18±0.70	4.21±0.64	4.13±0.61	4.09±0.57	1.210	0.307
学科建设与科研	4.20±0.51	4.00±0.70	3.99±0.63	4.09±0.61	3.88±0.59	0.903	0.463
服务地方	3.99±0.53	3.86±0.76	3.88±0.71	3.91±0.70	3.77±0.61	0.290	0.884
高层次人才与师资队伍	4.44±0.56	4.10±0.70	4.71±0.60	4.37±0.69	4.10±0.82	6.596	0.000
组织变革与大学文化	3.96±0.85	3.74±0.91	4.02±0.84	4.24±0.67	2.65±0.50	8.556	0.000

表 4-31　宏观条件在不同城市间的两两比较

比较组别 *	两均数之差	q 值	P 值
第 1 与第 2	0.2500	1.6808	> 0.05
第 1 与第 3	0.7500	5.1738	< 0.01
第 1 与第 4	0.2100	0.4614	> 0.05
第 1 与第 5	3.3860	11.0638	< 0.01
第 2 与第 3	0.5000	5.9283	< 0.01
第 2 与第 4	0.0400	0.0910	> 0.05
第 2 与第 5	3.1360	11.1040	< 0.01
第 3 与第 4	0.5400	1.2320	> 0.05
第 3 与第 5	2.6360	9.3992	< 0.01
第 4 与第 5	3.1760	6.1722	< 0.05

* 组别中 1、2、3、4、5 分别表示发达省会、发达省辖、欠发达省会、欠发达省辖、直辖市。

表 4-30 表明，不同城市的高等医学院校在宏观条件方面的差异有统计学意义，$P < 0.05$。通过表 4-31 中两两比较发现，直辖市与其他四类城市在宏观条件方面的差异均有统计学意义，相应 P 值均 < 0.05；可以认为宏观条件对发达地区省会城市的地方高等医学院校影响高于欠发达地区省会的地方高等医学院校，对直辖市地方高等医学院校影响高于其他城市的医学院校。分析其原因，发达省会城市与其辖区内医学院校联系更为密切，对其发展指导更为有力，因此宏观条件对其影响更大，直辖市作为省级行政区，对辖区内医学院校发展指导与支持明显是其他城市无法比拟的，因此宏观条件对直辖市医学院校影响高于其他城市，符合实际情况。

表 4-30 表明，不同城市的高等医学院校在外部竞争环境方面的差异有统计学意义，$P < 0.05$。表 4-32 中两两比较表明，直辖市与其他四类城市在该方面的差异均有统计学意义，相应 P 值均 < 0.05；结合表中均数大小，可以认为外部竞争环境对欠发达地区省会城市的地方高等医学院校影响高于发达地区省会的地方高等医学院校，对直辖市地方高等医学院校影响低于其他城市的医学院校；分析其原因，位于省会城市的医学院校大多是医科大学，他们面临的竞争更倾向于同类医科大学之间的相互竞争，因此欠发达地区省会城市医科大学由于区域经济社会因素无法与东部地区发达省会城市相比，面临竞争压力更大，因此外部竞争环境对其影响更大。在办学条件支持与竞争上位于直辖市的医学院校具有明显优势，其面临同类学校竞争更小，获得支持更大，因此外部竞争环境因素对其影响小于其他城市的研究结果符合实际。

表 4-32　外部竞争环境在不同城市间的两两比较

比较组别	两均数之差	q 值	P 值
第 1 与第 2	0.0700	0.6040	> 0.05
第 1 与第 3	0.3400	3.0101	> 0.05
第 1 与第 4	0.2900	0.8177	> 0.05
第 1 与第 5	1.5800	6.6256	< 0.01
第 2 与第 3	0.4100	6.2387	< 0.01
第 2 与第 4	0.3600	1.0510	> 0.05

续表

比较组别	两均数之差	q 值	P 值
第 2 与第 5	1.5100	6.8617	< 0.01
第 3 与第 4	0.0500	0.1464	> 0.05
第 3 与第 5	1.9200	8.7861	< 0.01
第 4 与第 5	1.8700	4.6640	< 0.05

* 组别中 1、2、3、4、5 分别表示发达省会、发达省辖、欠发达省会、欠发达省辖、直辖市。

表 4-33　战略定位在不同城市间的两两比较

比较组别	两均数之差	q 值	P 值
第 1 与第 2	0.3200	2.7611	> 0.05
第 1 与第 3	0.3800	3.3642	< 0.05
第 1 与第 4	0.3800	1.0715	> 0.05
第 1 与第 5	1.3800	5.7869	< 0.01
第 2 与第 3	0.0600	0.9130	> 0.05
第 2 与第 4	0.0600	0.1752	> 0.05
第 2 与第 5	1.7000	7.7251	< 0.01
第 3 与第 4	0.0600	0.0763	> 0.05
第 3 与第 5	1.7600	8.0539	< 0.01
第 4 与第 5	1.8200	4.4896	< 0.05

* 组别中 1、2、3、4、5 分别表示发达省会、发达省辖、欠发达省会、欠发达省辖、直辖市。

表 4-30 表明，不同城市的高等医学院校在战略定位方面的差异有统计学意义，$P < 0.05$；结合表 4-33 中两两比较结果及表中均数大小，认为战略定位对直辖市学校影响低于其他城市医学院校。

表 4-34　高层次人才与师资队伍在不同城市间的两两比较

比较组别	两均数之差	q 值	P 值
第 1 与第 2	0.3400	3.5711	> 0.05
第 1 与第 3	0.2700	2.5500	> 0.05
第 1 与第 4	0.0700	0.7338	> 0.05
第 1 与第 5	0.3400	1.7479	> 0.05
第 2 与第 3	0.6100	6.9681	< 0.01
第 2 与第 4	0.2700	2.6234	> 0.05
第 2 与第 5	0.0000	0.0000	> 0.05
第 3 与第 4	0.3400	3.8750	> 0.05
第 3 与第 5	0.6100	4.1957	< 0.05
第 4 与第 5	0.2700	1.4574	> 0.05

* 组别中 1、2、3、4、5 分别表示发达省会、发达省辖、欠发达省会、欠发达省辖、直辖市。

表 4-30 表明不同城市的高等医学院校在高层次人才与师资队伍方面的差异存在统计学意义，$P < 0.05$。通过表 4-34 两两比较可知，其中发达省辖、直辖市与欠发达省会比较 P 值均 < 0.05；结合表中均数比较，可以认为高层次人才与师资队伍对欠发达地区省会城市

地方高等医学院校影响较大，高于发达地区省辖市地方高等医学院校，同时高于直辖市地方高等医学院校。

表 4-35　组织变革与大学文化方面在不同城市间的两两比较

比较组别	两均数之差	q 值	P 值
第 1 与第 2	0.2200	2.4597	> 0.05
第 1 与第 3	0.0600	0.6538	> 0.05
第 1 与第 4	0.2800	3.0761	> 0.05
第 1 与第 5	1.3100	7.0579	< 0.01
第 2 与第 3	0.2800	3.9848	< 0.05
第 2 与第 4	0.5000	7.2156	< 0.01
第 2 与第 5	1.0900	6.1941	< 0.01
第 3 与第 4	0.2200	3.0441	< 0.05
第 3 与第 5	1.3700	7.7329	< 0.01
第 4 与第 5	1.5900	8.9941	< 0.01

* 组别中 1、2、3、4、5 分别表示发达省会、发达省辖、欠发达省会、欠发达省辖、直辖市。

表 4-30 表明不同城市的高等医学院校在组织变革与大学文化方面的差异有统计学意义，$P < 0.05$；表 4-35 两两比较结果表明，直辖市地方高等医学院校影响与其他四类城市在该方面的差异均有统计学意义，相应 P 值均 < 0.05；结合表中均数比较，可以认为组织变革与大学文化对直辖市地方高等医学院校影响低于其他城市地方高等医学院校。

战略定位、组织管理变革与大学文化对直辖市地方高等医学院校影响小于其他城市，高层次人才与师资队伍对欠发达地区省会城市地方高等医学院校影响高于发达地区省辖市地方高等医学院校，同时高于直辖市地方高等医学院校，原因同样是直辖市医学院校具有其他城市医学院校无法比拟的办学和竞争优势。

五、基于学校属性差异的比较分析

高等学校发展与其学校属性联系密切，地方高等医学院校的发展也受其学校属性影响。地方高等医学院校按其属性可以分为省属重点高校和省属普通高校两类。本节就地方高等医学院校属性差异探索各影响因素影响大小。具体分析如图 4-22 和表 4-36 所示。

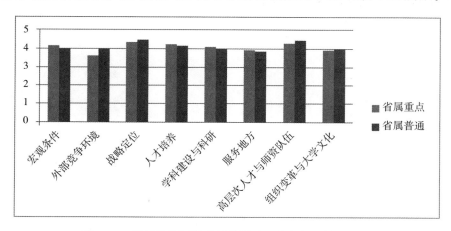

图 4-22　基于学校属性差异的影响因素内部结构对比图

从图 4-22 可以看出，地方高等医学院校发展影响因素对不同属性的地方高等医学院校影响强度存在不同。总体而言，战略定位、高层次人才与师资队伍两项影响因素对不同属性地方高等医学院校发展影响都较大，这与之前的研究具有一致性。宏观条件、外部竞争环境、战略定位和高层次人才与师资队伍四个影响因素对不同城市地方高等医学院校影响存在差异。

表 4-36　基于学校属性差异的影响因素统计分析

影响因素	省属重点	省属普通	P 值
宏观条件	4.15 ± 0.86	4.00 ± 0.75	0.147
外部竞争环境	3.62 ± 0.93	3.96 ± 0.79	0.003
战略定位	4.34 ± 0.79	4.47 ± 0.57	0.144
人才培养	4.24 ± 0.62	4.14 ± 0.62	0.218
学科建设与科研	4.09 ± 0.63	4.00 ± 0.62	0.228
服务地方	3.92 ± 0.72	3.86 ± 0.66	0.513
高层次人才与师资队伍	4.26 ± 0.72	4.44 ± 0.55	0.043
组织变革与大学文化	3.94 ± 0.87	3.98 ± 0.84	0.712

从表 4-36 可以看出，外部竞争环境、高层次人才与师资队伍两个影响因素对不同属性医学院校影响的差异有统计学意义，其相对应 P 值均 < 0.05；外部竞争环境和高层次人才与师资队伍对省属普通高等医学院校影响均大于省属重点高等医学院校，可以认为外部竞争环境和高层次人才与师资队伍对省属普通高等医学院发展影响高于对省属重点高等医学院校发展的影响。究其原因，省属普通高等医学院校办学条件与省属重点医学院校存在差距，省属重点医学院校更容易获得地区经济、政策的支持，因此，外部竞争环境对普通医学院校影响更大。由于高层次人才与师资队伍是普通医学院校发展存在的短板，能否获得高层次人才与师资队伍竞争与建设优势，对其发展至关重要。

宏观条件、战略定位、人才培养、学科建设与科研、服务地方、组织变革与大学文化等因素对不同属性的地方医学院校的影响无统计学意义，这与分类标准的不同有关。因此，宏观条件、战略定位、人才培养、学科建设与科研、服务地方、组织变革与大学文化六项因素对不同属性医学院校影响强度差异缩小。

第五章　地方高等医学院校发展战略决策模型构建

基于前述历史回顾、理论分析和定性、定量研究的成果，本章的主要着眼点在于地方高等医学院校发展战略影响因素的统一性分析、可能性分析、特异性分析和功能性分析，建立地方高等医学院校发展战略生态决策树模型；地方高等医学院校的组织性、公益性、差异性特征决定其在运用生态决策树模型时可以借鉴组织发展战略管理 SWOT 分析模型；而且支持生态决策树模型的各项有效数据，同时也支持组织战略管理的 SWOT 分析模型。由此建立以"战略定位"为核心、以"服务地方"为目标的生态决策树模型与 SWOT 分析模型的有机联结。

第一节　基于影响因素量化数据的战略性分析

如果把一所地方高等医学院校作为一个教育有机体，那么比照生物工程和系统科学对有机体不同结构层次和发展阶段的水平划分，可以对一个教育有机体做出不同水平的观照和考查，如表 5-1：

表 5-1　地方高等医学院校不同层次与发展阶段参照

名称	院校	发展战略	一级指标	8 个二级指标	23 个三级指标	76 个四级题项
水平	个体	系统	器官	组织	细胞	分子
例举	医学院	战略规划	内外部因素	规划、师资	科室、教研室	部门分工

如果说通过历史、定性和定量的分析已经对教育有机体在"组织""细胞"和"分子"水平上做了足够的科学论证和验证，那么本阶段主要就是回归到"器官""系统"及至"个体"（此处作为地方高等医学院校）水平上做综合和辩证的考查。

统一性分析是指对全部 8 个二级指标构成、23 个三级指标、76 个四级题项，不再局限于做局部分类项的有效性分析，而是回归到地方高等医学院校发展战略的统一性上对问题本身做全面、辩证的系统分析，以便从整体上进行宏观与微观的双重把握、理解。

可能性分析是指地方高等医学院校发展战略无论是从整体上作为一个独立的问题主体，还是从分项上作为整体的一个分部，是如何可能发挥自己的主体或分项作用的？如果不具备发挥主体作用所必需的主客观条件，该如何进行战略调整以做出适应性和发展性准备？

特异性分析是指在总体把握和可能性判断的基础上，作为战略主体的地方高等医学院校如何从中探索和建立自己的主体特色，以便解决自身的可持续生存与发展问题？不能解决和实现可持续生存和发展的战略规划称不上具有战略性，因为它不能实现自己的根本目标。

一、统一性分析——战略规划作为地方高等医学院校发展战略的基准

在完成了历史分析、质性分析、实证分析尤其是量表编制和检验的繁巨工作之后，本研究基本确认了影响地方高等医学院校战略发展的 8 个二级指标、23 个三级指标和 76 个题项的科学有效性，可以确立本量表是地方高等医学院校制订战略发展规划可资借鉴的实用工具。但是这并不意味着把本量表放在规划办公室的写字台上，学校就一定可以得到一份科学地制订出来的战略发展规划，因为还有进一步的全局性系统工作要做。也就是说，要在对问题自上而下做了细分研究之后，再自下而上做对应的追溯，一直追溯到问题的统一体本身，可称之为本体还原，在本研究中就是指地方高等医学院校发展战略本身。在本体还原的基础上完成对构成本体统一性的各种内外部因素、主客观因素、8 项二级指标和 23 项三级指标的矛盾关系判断和把握是统一性分析阶段的主要任务，对于一个规划制订来说基于本体还原、从规划的统一性出发在能动性过程中形成平衡处理各种矛盾关系的积极范式是非常必要的，头脑中如果不具备形成这些积极范式图景的潜力，则可能说明一个人并不适合在决策层面上处理各种必须做出决策却又经常发生矛盾的事情。

在前述表 4-6 中，分别给出了二级指标相对于一级指标、三级指标相对于二级指标、三级指标相对于一级指标的各级权重。分级权重虽然是基于 30 人专家小组分项赋值数据的统计分析，反映出的却是制订院校发展战略规划的一种内在思维图式——从问题的统一体开始自左到右分级加工处理各项信息，由此可以得到一幅水平方向的决策树模型，如图 5-1：

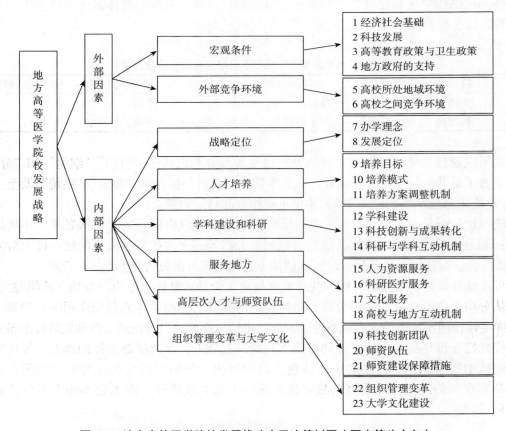

图 5-1　地方高等医学院校发展战略水平决策树图（图中箭头方向）

一所具有一定历史延续性的地方高等医学院校在长期的发展过程中应该不断建立和完善学校存续发展所必需和必要的历史条件，以控制和减弱随着社会运动、经济发展、教育演变、体制改革而被动做出改变甚至丧失存在必要的发展性风险，为此必须要有自己相对独立完整的中长期战略发展规划。完整统一的战略发展规划就是一所高等医学院校发展的起点和基准，是应该被学校的主要领导所首先和重点关注的事项。在制订规划的时候应该处理好四对主要的矛盾对立统一关系。

（一）统一性与多元性的矛盾关系

在图 5-1 水平决策树模型中，可以非常清楚地看到，地方高等医学院校的战略发展规划是从一级指标的统一性开始，沿着"8 个二级指标—23 个三级指标—76 个四级指标（题项）"逐次多元展开的，这非常符合组织的目标管理中建立分层目标的程序合理性要求。与此同时，随着分级指标和分层目标的建立，各级各类多元指标和目标又会向着高一级母目标逐次集中，及至达成最高目标的统一要求，这也符合规划制订过程中民主集中制的制度合理性要求。可见，此处存在着一个"统一、多元、再统一"的良性循环过程，统一性与多元性是实际存在并变动不居的两个不同维度，二者并不是一对完全一致或者必然矛盾的事物。完全一致就会失去发展战略的动态适应性，产生领导意志或一言堂，造成对组织积极性和创造性的否定；而必然矛盾就会造成组织目标过于分散，产生政出多门、各自为政，及至在组织内部产生对立，难以达成一致目标，从而对组织的统一性产生破坏作用。

图 5-1 水平决策树模型非常清楚地表示出，二者只是运动过程中的阶段性和方向性不同，运筹、协调、控制得当就可以既符合科学管理的要求，又符合制度管理的要求，产生相向而行的良性预期结果。统筹兼顾统一性与多元性的矛盾关系，是规划制订者在制订过程中可以积极应对和妥善处理各种可能矛盾关系的必备思路。事实上，在制定地方高等医学院校发展战略的时候，将会面对各种各样既存的或潜在的矛盾关系，譬如学校自身的历史条件与较高发展要求的矛盾，长期规划与现实困难的矛盾，规划预算与财政拨款、自筹经费的矛盾，师资需求与人才流失的矛盾，原有师资与新进师资薪酬制度的矛盾等等。如何理解和处理好这些矛盾关系将会是决定战略规划能否行之有效的关键，其基本原则是：①统筹统一性，兼顾多元性；②如果是属于统一性阶段的问题，就一定要立足于在统一性上解决；如果是属于多元性阶段的问题，一定要立足于多元性上解决；③一定不要在统一性阶段上去解决多元性的问题，那样会造成山头林立，需要到处灭火，无法统一；也一定不要在多元性阶段上去苛求统一性，那样会否定多元的积极性和创造性，形成一潭死水的组织或信息的孤岛；④在再统一阶段，经民主决议终止不必要或难以承担的多元性，消解一切在统一性上的不同意见，突出明确主要战略目标和确实可行的战略措施，制定出具有行政和法律效力的战略规划文本。

举例说明，譬如地方高等医学院校师资需求与人才流失的矛盾。在本研究得到的数据中，"高层次人才与师资队伍"所占权重高达 15.8%，在 8 个二级指标中是仅次于排名第一"宏观条件"的排名第二的影响因素，可见高层次师资队伍对于一所地方高等医学院校的重要程度。无论是在教育精英化还是大众化的时代，从人才培养、专业技术和长远发展的角度，地方医学院校都需要大量的优秀人才，吸引人才、留住人才、提升人才、优化配置成为师资队伍建设的重头戏。国家为此有"长江学者""千人计划""万人计划"，地方省份也有自己的"泰山学者""珠江学者""闽江学者"等类似这样的人才工程计划，但是绝大多数地方高等医学院校很难具备条件加入这些计划，或者很难吸引这些类型的人才来到自己的学校服务。这就存在着一个欲得而不能的矛盾问题。那么，是不是要把"招揽高层次人才"放在统一性上作为战略目标一定要在规划期内实现，还是要放在多元性上作为努力争取的阶段性目标？这一定会影响学校的战略发展措施。如果是放在统一性上作为战略目标一定要实现，那么制订战略规划时就有必要预设专项资金，专门组织人力资源部门跑遍国际国内名牌大学去招揽人才。如果是放在多元性阶段上，那么学校可以在规划期内节约出这部分资金和人力，但是又担心好的人才苗子被别的院校抢走了，自己在今后的竞争中陷入"一步落后，步步落后"的局面。这就对规划制订者产生了一个统筹统一性和兼顾多元性的要求，就是制订规划的时候必须同时看到，统一性是战略目标，多元性是途径和措施，不符合战略目标的，再高级的人才也不必要；符合战略目标的，创造条件也争取引进来。在这里，判断一个博士、一位教授是不是值得引进的人才，不是以某个领导意志为转移，也不是以某个人才的自身条件为转移，而是以学校发展规划总体上所必需的师资队伍建设事宜本身为标准，这是符合统一性要求的学校整体利益。鉴于这是一个学校整体利益的问题，而一个学校内部能够站在整体利益上具有战略眼光、能够做战略设计的人往往是少数的领导者，那么也就是说，地方高等医学院校发展战略规划的制订者角色应该由主要领导来担当，而不仅仅是交给一个规划部门。当然，规划部门承担战略规划下的分工也是必要的。

统筹统一性和兼顾多元性，是符合医学教育自身客观规律要求的。规律本身具有高度的统一性，各种不同层面的规律都是发生在高等医学教育这个统一体上，都高度集中统一在医学教育自身的辩证运动过程中，不是孤立存在的，同时在局部和阶段又表现出多元性和差异性，是对各个不同方面譬如发展定位、人才培养、师资配置、设备设施的有机结合。不从问题本身的统一性出发，往往导致偏离医学教育本身的规律，发生"只见树木不见森林"的片面认知和制订发展规划上的方向性失误。譬如自新中国成立初期至十年内乱之前，由于过于强调医学教育的政治性格，而脱离医学教育自身的规律，结果导致医学院多年停招和后来又招收工农兵学员等历史现象的出现，造成医学人才断代和质量下降。直至十一届三中全会我党拨乱反正、实行改革开放以来，才逐步纠正了脱离医学教育发展规律的历史性失误。可见，这种失误如果发生在宏观层面，历史的成本和代价会是多么巨大。

另一个可资借鉴的维度也是非常有历史意义的，就是随着社会经济和教育体制改革的不断深入，某些地方高等医学院校逐渐暴露出了战略发展规划的偏经济性格，突出表现在学校校区扩建和招生规模方面的快速扩大。1985年中共中央做出《关于教育体制改革的决定》之后，中国高等教育进入了扩大办学自主权的探索期。1988年，原卫生部印发了《关于改革和发展高等医学教育的意见》，为探索落实和扩大高等医学教育办学自主权做出了努力。但是在1999年之前，高等医学教育一直都是在探索期发展，尚未进入爆发期。1999年，中共中央出台了《面向21世纪教育振兴行动计划》，提出"至2010年要把我国的高等教育毛入学率由原来的8%左右，提高到15%"。同年中共中央、国务院又发布了《关于深化教育改革全面推进素质教育的决定》，两年之后又出台了《全国教育事业第十个五年计划》。为了尽快落实这些科教兴国战略和不断更新升级的国家性计划，2001年原卫生部与教育部就共同组织、制定和发布了《中国医学教育改革和发展纲要》，并明确指出纲要就是"新世纪初我国医学教育改革和发展的纲领性文件，是指导医学教育进行规模、布局、层次、结构调整的依据"，要求在普通医学教育年招生总量相对稳定的基础上，大幅度扩大研究生和本专科招生数量，到2005年"本专科教育（含高等职业技术教育）由1999年的35%提高到 52%，研究生教育由 1999 年的近 3% 提高到 8%"，到 2015 年"本专科教育（含高等职业技术教育）提高到 60%，研究生教育提高到 12%"。这实际上就是向全体高等医学院校发出了大规模扩招的号令，一个部门性纲要一下子就把高等医学教育推进到了规模快速发展的爆发期，地方高等医学院校就顺应政策和潮流做出了巨大的贡献。

数据显示，高等医学院校由 1998 年的招生数 7.52 万人，在校生数 28.33 万人，扩大到 2001 年的招生数 17.42 万人，在校生数 52.94 万人，3 年之内招生人数扩大了 2.3 倍，在校生人数扩大了 1.9 倍，每千人口医师数从新中国初期的 0.1 人上升到 2001 年的 1.65 人，迅速超过了世界平均水平。到了 2005 年，医学院校招生数与在校生数已分别增加到 386 905 人和 1 132 165 人，比 2001 年的规模分别又扩大至 2.22 倍和 2.14 倍，年度平均增长率都超过了 15%。国家教育统计报告显示，我国已经于 2002 年提前 8 年实现了 1999 年《面向 21 世纪教育振兴行动计划》提出的到 2010 年实现国家高等教育由精英型转入大众化的发展目标，目标好像是一提出就实现了。但是高等医学教育主要属于精英型教育，具有周期长、成本高的自身规律，过早过快地大众化发展在一定程度上脱离了客观规律，很明显地就是原有的校区、管理队伍、师资、设备设施、附属医院等都难以跟上快节奏，使得我国医生总量在趋于饱和的同时出现质量不高、分布极不合理的情况，更是脱离了制度最初设计时"服务地方"的根本宗旨。因此从 2004 年开始国家及时进行了宏观调控，针对我国高等医学教育新时期出现的新情况又提出了 16 字方针："稳定规模，调整结构，深化改革，提高质量"，开始了两个重大战略性转移，即从数量的发展转移到质量的提高，从教育外部的布局结构调整、管理体制改革转移到学校内部的学科专业结构调整和改革[①]。

从数据反映的历史发展经验教训来看，无论是偏政治性格还是偏经济性格，地方高等医学教育在顺应政策和潮流的同时，自身需要不断地提升自我管控的能力，否则一旦发生目标和规律偏离，若未能及时发现和纠正，则会对战略发展和地区社会服务造成巨大的压力，需要引起决策者的充分注意。

（二）内外部因素的矛盾关系

在图 5-1 水平决策树模型中，可以清楚地看出在院校发展战略的影响因素中存在着两个战略性考量，一个是外部战略性因素方向，另一个是内部战略性因素方向。内外部两个战略性因素的考量构成了整体影响因素的统一性，并统一在学校发展战略里，二者相辅相成，缺一不可。

1. 从图 5-2 显示的数据来看，内部因素的影响权重高于外部因素，超过外部因素的两倍多，是否意味着地方高等医学院校在制订发展战略时可以偏于内部因素而忽略外部因素？

回答是否定的。地方高等医学院校发展战略是一项系统工程，内外部战略考量是系统整体性的两个局部，根据本图在数学上可以表示为 0.332（外）+0.667（内）≈ 1。单从内外两个单独的局部来看，似乎存在着此消彼长的关系，就是如果外部权重增加了，内部权重必然减少；而外部权重降低了，内部权重必然增加。但是从统一性的"1"这个角度看，不存在这样的对立关系，内外部影响因素战略性权重关系的变化不是从自身两个局部开始并归于局部的，而是基于统一性并归于统一性的，也就是说是基于地方高等医学院校整体发展战略规划的客观需要，并归于战略统一性的。如图 5-3 所显示，内外部因素与整体发展战略规划实际上是一种辩证的对立统一关系。

---

① 高鸿雁. 当代中国高等医学教育改革研究 [D]. 第三军医大学，2006：10.

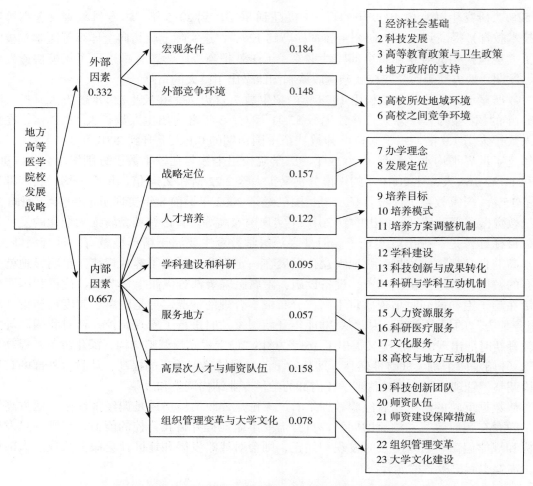

图 5-2　地方高等医学院校发展战略水平决策树影响因素权重图

由此可得，从统一性开始制订战略规划是院校发展的内在要求，从任何一个局部开始都必然走向片面，要么唯上偏上，要么唯下偏下，造成院校发展的矛盾丛生，破坏发展的稳定性和前瞻性。地方院校战略性发展规划的制订者一定要从统一性上把握内外部关系，或者具备运筹帷幄的整体领导能力。

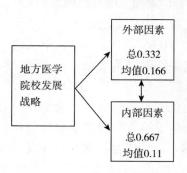

图 5-3　内外部因素影响权重的
矛盾对立统一关系图

事实上，从8个二级指标的平均权重来看，也不支持战略规划的局部性和随意性。在外部因素的两个二级指标中，平均权重是0.166；在内部因素的6个二级指标中，平均权重是0.11。也就是说，从平均权重来看，外部因素的平均重要性要高于内部因素，虽然如果把外部因素、内部因素分别作为一个单元或"器官"水平的整体来看内部因素总权重超过外部因素。

严格来说，影响因素的内外部战略考量不是一个具有科学意义的量化指标，而是研究和分析问题的两个不同维度或方向性的参考，因为单从维度上考量，可能历史周期太长，涉猎范围太大，若不能结合实际发展情况进行软着陆，对某个带有实践意义的具体问题可能失去指导意义。譬如有的相关论文也进行了地方高校发展战略的外部影响因素研究，但是涉猎范围时间性上追溯到中世纪古典大学的起源，空间性上扩展到教育全球化的发展，地域性上从德国现代大学教育的兴起到美国威斯康星教育实验面面俱到，可是对于眼下的中国地方高等医学教育的战略发展这个非常实践性的问题却不甚了了，笼统地提出一些服务地方、重视特色等口号色彩浓重的一般性措施[①]。还有的研究者在这个问题上走得更远，譬如有研究者在自己的论文中非常推崇"院校联盟"的发展战略[②]，并着力介绍和论证了安徽省推出的高等院校"行知联盟"的战略性意义。但是在本研究的第一轮问卷调查过程中，最初设计的 24 项三级指标之一"院校联盟"的得分非常低，不符合科学调查的要求，遂根据专家小组的意见给予删除，所以最终剩下了 23 项三级指标。而个别研究者为什么会在同一个问题上得出完全不同的结论呢？本章第二部分"可能性分析"中将做进一步讨论。由此可知，如何在内外部影响因素两个战略性考量方向上做更加深入务实的辩证分析，对于我们如何面对和解决实践问题有着更加现实的意义。

2. 从内外部战略影响因素的矛盾统一性出发，是不是就可以忽略内外部因素矛盾关系的客观性？

在地方高等医学院校制订战略发展规划的时候，从统一性出发并不是说一开始就有一个具体成文的统一性规划样本放在那里做指导，那样可能就不需要劳神费力地去制订了，而勉力制订出来的也可能丧失创新性和创造性。统一性是统筹兼顾、整体把握各种内外部因素的战略性考量，在文本正式形成之前更多地体现在规划小组领导、组织和决策的主体能动性能力上。它不是先验地对内外部因素进行是非、价值或功能的预判，而是建立在对内外部因素大数据分析的基础上进行顶层设计，因此必然包含了对各种内外部因素的辩证的肯定或否定，包括对各种积极的或消极的、有利的或不利的、暂时的或长期的影响因素的扬弃。因此，从统一性出发，不产生可以忽略内外部因素矛盾关系客观性的结论。相反地，却恰恰要求更加客观、综合地建立基于大数据的决策模型，避免出现决策唯上或唯下的单极局面的发生，那样称不上是院校发展战略的顶层设计，而只是局部设计，是对顶层战略设计的自我否定，会造成因为考虑个别意志、局部设计过多而对院校战略发展产生负面影响。

客观上，地方高等医学院校发展过程中时刻都面对着各种内外部矛盾，包括外部因素之间的矛盾、内部因素之间的矛盾和内外部因素之间的矛盾。有些矛盾可以在发展中解决，但往往是旧的矛盾解决了，新的矛盾又会产生，战略规划的制订者不可能做得到去忽略它、逃避它，而只能积极应对，尤其是从战略上设计好积极应对的措施和策略，使得问题一旦发生学校可以有规划、有程序、有法度地去处理，以免临时起意陷入被动和混乱。

在本研究中有一个具体的发现是，对自己所培养的毕业生就业走向、本地社会贡献等服务地方的根本性问题，诸多地方高等医学院校在"十二五"发展战略规划中普遍呈现出"集体性失语"的状态。研究数据显示，只有 307（宁夏医科大学）学校在"十二五"发展战略规划文本中总结了"学校牢固树立主动为社会服务的意识，'十一五'期间，共培养各层次医学人才近万人，大大增强了宁夏医疗卫生人才队伍的实力，完善了宁夏医疗卫生服

① 李名梁. 大学办学特色的形成机制研究 [D]. 天津大学，2007：81.

② 柳友荣. 我国新建应用型本科院校发展研究 [D]. 南京大学，2011：76.

务体系"的历史情况。其他 34 所地方高等医学院校，不论是在对"十一五"期间历史情况的总结中，还是对"十二五"期间的前瞻规划中，均只字未提培养人才的出口问题。以"培养人才、服务地方"为根本任务的地方高等医学院校，为什么在自己的总结和战略规划中对根本问题闭口不谈？这大概只说明了一个问题：地方高等医学院校在发展的过程中遇到了"扩招规模"与"提高质量"、"人才培养"与"服务地方"的两个基本矛盾问题，却不知道该如何积极应对。这两个基本矛盾，一个是内外部因素之间的矛盾，一个是内部因素之间的矛盾，可以肯定的是，不从战略上处理好这一对基本矛盾，将会影响地方高等医学院校在本地的生源质量和教育品牌声誉，将在长期性上影响学校的发展。可见，忽略矛盾存在的客观性，虽然可以暂时回避它，但是会损害地方高等医学院校的整体战略利益。一个适应性的战略措施是建立一个专门的就业信息统计和指导中心，来连续追踪人才出口信息数据，为大数据分析和人才培养机制调整和师资调配建立必要的数据库资料基础。

3．为什么在层次分析法上外部因素指标的影响权重高于内部因素，而在相关系数分析法上内部因素指标的影响强度却高于外部因素？

层次分析法的数据报告具体参见本研究表 4-6"地方高等医学院校发展影响因素的指标及其权重"，结合地方高等医学院校发展内部、外部影响因素与学校发展战略相关性分析见表 4-18。

二级指标、三级指标与地方高等医学院校发展战略相关性分析情况见第四章表 4-15 和表 4-17。

从表 4-18、表 4-15 和表 4-17 的数据可以看出，就相关系数而言，内部因素总体上要大于外部影响因素。为什么会出现这种情况：在层次分析法上外部因素指标的影响权重高于内部因素，而在相关分析上外部因素指标的影响强度却低于内部因素？二者是不是因此有潜在的矛盾性？这种情况是否说明了地方高等医学院校发展战略制订的过程中存在什么具体倾向性？

首先的一个原因是层次分析法与相关分析作为测量工具科学意义上的不同，也就是说影响权重与相关系数属于不同工具和方法。无论是哪个层级的影响权重，在计算的时候都是以上一级指标或初始指标作为参照系，是计算在更高级指标或初始指标里的权重，是通过同类项横向和纵向两两比较的判断矩阵计算出局部在总体中所发生作用的相对大小和比例，因此如果把总体参照系视为"1"的话，局部的影响权重数值上不可能超过 1。相关性分析则是对调查量表指标与地方高等医学院校发展战略相关关系的计算。二者虽然可能是针对同一级指标的数量表征，但表征的是不同的角度和关系。因此权重与相关系数不是同一个角度的矛盾问题，不存在潜在的矛盾性。在处理二者关系时不必拘泥于这种并不存在的关联关系，譬如某个外部因素权重高，因此就在相关系数上过于重视与纠结，而影响到对其他因素的客观判断。或者，某些权重高的因素本身在地方高等医学院校战略规划过程中发挥了过多的干预作用，从而人为地增大了因素的影响作用。

在本研究的应用过程中发现实际情况也是如此，权重高的未必强度大，譬如在 8 项二级指标里，"宏观条件"的影响权重高达 0.184，在所有内外部影响因素中绝对排名第一，但是在相关分析中"宏观条件"的相关系数为 0.797，在 8 个外部影响因素中排名只是第七位。相反地，权重偏低的未必影响强度也低，譬如"战略定位"的影响权重是 0.157，在所有内外部影响因素中排名只是第三位，但是在影响强度上"战略定位"的相关系数是 0.906，在 8 个所有内外部影响因素中排名第一。

其次，进一步看，在计算影响权重的时候存在着两两比较和总体赋值的客观过程，任何一个单项的影响权重都存在于横向、纵向比较、总体比较的相对客观性关系中，自身是不能单独计算和存在的，它的出发点是主体对单项因素在相对客观性关系中的认知和判断。而相关系数计算是对指标与学校战略发展密切程度、距离进行计算。参见图5-2：

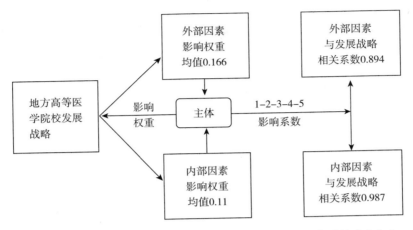

图5-4　内外部因素影响权重和相关系数的不同起点图（参见箭头方向）

如图显示，对于规划制订者来说，相对的客观性关系具有较小随意性或者说调整的难度很大，而相对主观性关系更多地体现了主观能动性，调整的可能性较大，因此决策者在实践操作和运用过程中往往会采用一个先难后易的优先次序，即先计算或考量影响权重后再考量相关系数，而一旦影响权重确立以后由于通常不易变更，决策者就会把精力更多地转向相关系数上，这可能是造成外部因素影响权重大而相关系数小、内部因素则影响权重小而相关系数大的基本原因。

据此，地方高等医学院校发展规划的决策制定者充分了解内外部因素影响权重和相关系数的差别，以及科学权衡和掌握二者之间可能的和潜在的矛盾关系，避免出现误读误解或过多人为干预因素的出现，对于制订出一个科学有效的规划是非常必要的。

（三）平行推进和重点推进的矛盾关系

从图5-2"地方高等医学院校发展战略水平决策树"和统筹兼顾统一性与多元性、内外部矛盾关系的战略性考量上，似乎很容易得出一个结论或者在行动上采取一种倾向，就是制订和实施地方院校发展战略的时候对各个方面、各项指标均采取平行推进、平行用力的举措，至少从整体上看起来这是最全面、最安全、最不容易出错的做法。这是对地方高等医学院校发展战略的动态性把握不足、静态性把握过重的处理，是把当前发展规划与历史积累和未来下一期规划割裂开来，把某一个单项指标的影响权重与强度与整体割裂开来，孤立地考量一个规划、一个因素、一项指标的临时性作用，而放弃了发展规划的战略性作用，恰恰是偏离了院校发展整体利益的。根据本研究得出的地方高等医学院校发展战略规划的影响因素，无论是2个一级指标、8个二级指标、23个三级指标还是76个分题项，其在整个学校发展战略中的权重和各自的影响强度都是不一样的，不能脱离客观实践和科学地数据分析报告，简单地平等对待、平行用力，这对于一个过渡性的、平庸的或不作为的决策者来说是可以理解的，但是对于一个院校的整体利益是绝对有害的。因为很简单，面面俱到的战略考量或做派往往导致面面不足，必将产生或遗留大量的新情况和新问题给下一期规划，浪费了非常宝贵的发展期和战略性发展资源。

对此可以采取"平衡用力、重点推进"的策略来加以宏观调控和目标性调整，制订医学院校发展战略规划时可以参考2004年以来国家针对我国高等医学教育新时期出现的新情况提出的宏观调控政策16字方针："稳定规模，调整结构，深化改革，提高质量"和做出的两个重大战略性转移，即"从数量的发展转移到质量的提高，从教育外部的布局结构调整、管理体制改革转移到学校内部的学科专业结构调整和改革"[①]。那么比较明显，未来一定时期内地方高等医学院校发展战略应该主要围绕着内部因素来进行改革和调整，具体地就是从战略定位、人才培养和师资队伍三个重点方面来做战略设计，而不是其他，具体参见图5-5：

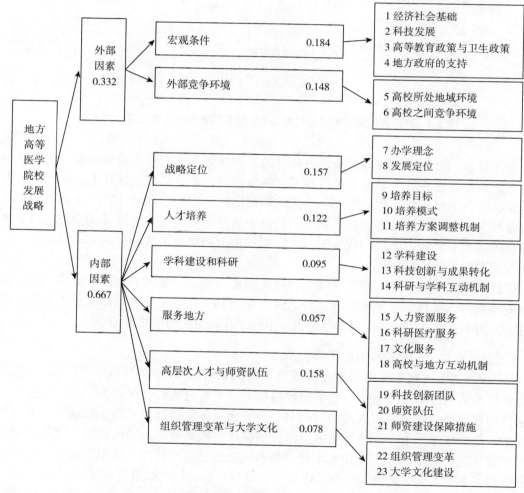

图5-5 地方高等医学院校发展战略预期规划的重点区域图

（四）高大全和少而精的关系

自从1985年中共中央做出《关于教育体制改革的决定》之后，我国高等教育进入了教育体制改革的发展阶段，在国家宏观教育政策调控下，扩大办学自主权逐渐成为高等教育

---

① 高鸿雁.当代中国高等医学教育改革研究 [D].第三军医大学，2006：10.

改革与发展的主题。在不断深化教育体制改革的基础上，1995 年 11 月国家推出了"211"工程，1998 年 5 月推出了"985"工程，1999 年推出了《面向 21 世纪教育振兴行动计划》的科教兴国战略，极大地促进了高等教育突飞猛进发展的新浪潮，很快就在高等教育领域出现了较大规模地转制（中央、地方两级办学）、兼并（综合大学兼并单科大学）、合并（地方单科学院合并）、吞并（重点大学吞并薄弱学院）、自主招生、高校改名（主要是学院改名大学）和民办高校等高潮迭起的现象，改制或升级后的新大学、新学院、新专业、新学科如雨后春笋般地蓬勃而生。表现在地方高等医学院校发展规划上，"提高办学定位""提高办学层次""扩建学校规模""扩大招生规模""吸引高精尖师资人才""提升科研水平"等等成为常用词汇。从唯物辩证法的观点看，这些战略性的改革规划对学院本身的发展有着非常积极的促进作用和深远的影响，但同时也产生了"高大全"和"少而精"的矛盾关系问题。本研究第三章的数据显示，地方高等医学院校在"十二五"发展战略规划中片面追求"高大全"的现象较为普遍，似乎不"高大全"就等于没有做规划，许多院校在制订规划时对不同层次、不同领域、不同地域的自身特殊性考量不够，脱离了自身实际条件和服务地区的客观需求。

1．地方高等医学院校发展规划或"高大全"或"少而精"，本身不是绝对错误的发展方向

无论是"高大全"还是"少而精"，都需要付出一定的发展成本、时间成本和机会成本，只要高校领导层、决策层有信心、有谋略、有规划、有能力、有保障做好挑战和应对的准备，你就可以制订出任何一种适合自己发展阶段的规划，中央和地方的宏观体制改革和调控政策并不直接规定某个高校尤其是地方高等医学院校应该是发展"高大全"还是"少而精"，这是高等院校自身统筹兼顾内外部因素和主客观关系的基础上发挥办学自主权的功能性部分，虽然在这个发挥过程中有很多单科医科大学（如原北京医科大学被北京大学兼并）、医学院（青岛医学院被青岛大学合并）被兼并，又有一些地方医学院把自己升格为医科大学如泸州医学院，还有论者坚持认为医综合并是现代医学模式发展的需要[①]。很显然，这里存在着一个如何把握内外部因素和主客观关系的倾向性问题，存在着一个见仁见智的局面，并不必然产生绝对正确或错误的规划。结合前述对影响权重和影响强度的分析，如果过于侧重于影响地方高等院校发展的外部因素，重权重而轻强度，就有可能分析出一个医综合并的结论，从而制订出一个"高大全"的发展规划，反之则可能会制定出一个"少而精"的发展规划。就"高大全"规划在总体上看起来可能会符合战略性的宏观调控政策，也符合高等院校追求自我发展完善的内在需求，但是用辩证发展的眼光来看，可能会在一定时期之后造成与高等院校服务地方、服务社会的基本发展目标相脱节，譬如人才培养模式创新不足、高层次人才流失、教育质量下降等，2004 年以来国家推出的高等医学教育两大战略性调整应该正是基于此点的宏观再设计。但是进一步分析，"高大全"的规划是不是就产生一个否定式的结论，地方医学院校自身发展永远不能达到现代医学模式的标准，不符合国家的宏观调控方向？在 2000 年前后我国高等教育大众化、大合并浪潮之后，仍然有若干所独立存在的医学院继续发挥着自己的积极作用，继续完成着服务社会、服务地方的战略任务，就是一个很好的说明。

2．在一定时期内可利用资源有限的条件下，"高大全"方案与"少而精"方案会存在

---

① 　陈宪松．论医科院校与综合大学合并的必然趋势 [J]．中国农村卫生事业管理，2002，22（2）：49-50．

着矛盾

这是客观上必然会发生的情况，因为在同一历史时期、同一种宏观调控政策、同样可利用资源的条件下，那么可利用资源必然是有限的，可发挥自主权的战略时间和政策空间都是有限的，那么有限的条件下必然产生或优先或延后的规划和发展策略，地方高等医学院校不可能、也不需要同时制定出可以适用于两个不同方向的发展战略。"高大全"倾向于向外扩张发展，相对开放一些，"少而精"倾向于内部挖潜深化，相对保守一些，在宏观政策空间和客观条件有限的情况下"二者不可得兼，舍鱼而取熊掌者也"，因此一定是要选择那个最符合宏观政策导向和自身发展整体利益的方向作为可行性方案。

譬如在 1999 年，中共中央出台了《面向 21 世纪教育振兴行动计划》，提出"至 2010 年要把我国的高等教育毛入学率由原来的 8% 左右，提高到 15%"。从高等教育发展阶段来看，这实际上是提出了一个高等教育大众化的战略目标。那么怎样才能称得上是适应这个教育大众化的潮流？那就是面向社会、服务地区，办学提层次、提规模、提生源、提质量。所以在 20 世纪初的最初两三年里，中国高等教育进入了兼并、合并、吞并、扩建的发展浪潮。对于一个地方医学院校来说，要顺应这个浪潮，顺应国家宏观调控的导向，就意味着要创造更好的软硬条件，那么无论是扩建校区、扩大招生规模、提高师资水平、改革培养方案等，都是符合形势要求和发展趋势的，也能够更全面地服务经济、服务地方，因此这个时期考虑一个外向型的类似"高大全"的方案会比较利于学校发展，尤其是在为学校后期可持续发展创造必要的物质条件方面几乎是不可替代、机不可失的。如果决策者仍不能准确理会扩大精英教育也是教育大众化的一种必要适应，不能妥善把握教育精英化与大众化可以并不矛盾地加以发展，而忽视外部因素所给予的大好条件和机会，过于保守而不善于抓住战略发展的新机遇，就可能在高等教育大众化的时代最强音里错失良机了，甚至这样的院校可能已经被兼并、合并或吞并而丧失了继续存在与发展的必要性。

从另一个方面看，从 1999 年至今高等教育大众化、大合并的粗放式发展浪潮已经度过了近 20 年，大众化的战略任务已经历史性地完成了，高等教育已经转向普及化、精细化发展，高等医学教育也已经进入了两大战略性发展的调整期，虽然不能从理论上绝对否定类似"高大全"方案的可行性，但是显然已经不是主流性的发展方向了，也就是说高校大合并、大更名的时期已经基本结束了，在今天这个历史时期如果仍然继续提出类似"高大全"的院校发展规划和定位，会引起多少地区利害冲突尚且不论，能否得到主管教育行政机关的认可和批准确实不是一个地方高等院校可以做出更多积极预期的事情了。譬如四川泸州医学院更名的问题，由于先后两遭地方利益相关单位抗议，遂不得不在 2015 年 1 年内两易其名，虽然最后更名得到了教育部的批准，但是付出的代价和带来的波动也是非常大的，至于更名带来的积极意义能否实现也有待于长期检验。另据新闻消息称，山东滨州学院正在筹划更名为山东航空学院，则也是一件在非主流时期力争主流上位的事情，从服务本地的师范教育为主到服务区域的航空教育为主的发展定位转型，这个转型能否成功有待于观察。

总而言之，在统一性分析阶段着重分析了四对主要的矛盾关系，即统一性与多元性、内部因素与外部因素、平行推进与重点推进、高大全与少而精的对立统一关系。在实际工作过程中一个地方高等医学院校的规划领导者应该可以本着充分发挥主观能动性的原则做到正面应对，平衡处理，积极推进，统筹兼顾。

二、可能性分析——战略定位作为地方高等医学院校发展战略的核心

在掌握了统一性分析工具、完成本体还原之后，就需要在本体还原的立场上，重新审视本体自身以及各级指标被实际赋予的权重和强度是如何可能的，并在各种可能性中进行确立各级指标与本体自身的关系，在时间性、地区性、类别差异性上是否反应出本体的可能性和统一性，可称之为关系还原。在做关系还原的时候，需要在实际上确立各级指标与本体（本文指地方高等医学院校发展战略规划）之间关系的属性：是基于组织权力的行政关系和一般社会关系？还是基于自由市场经济的法律关系和服务关系？或者是既有行政关系又有法律关系的混合体？本体还原和关系还原是统一性分析和可能性分析不可分解的两个必要步骤。

简单地说，无论多么努力地做出一个多么科学的规划，如何可能使这个规划在实际上行之有效、达成目标，而不仅仅是空中楼阁？也就是说，这个规划本身如何可能成立的？如果一个规划自制订出来就陷入了规划不如变化快的困境中，大概也就开始了被辩证地否定的过程，在这里最可怕的不是在发展中被辩证，而是被否定，譬如扩建被否定、评审被否定、更名被否定、人事被否定等，都将会产生阻滞发展的严重后果。在高等教育大发展、大调整、高标准的时代，这样的后果不是一个地方高等医学院校可以承担的，因此深入做好可能性分析，切实把握关系还原的基本属性是一个规划领导者必须的工作。

（一）规划本身成立的可能性第一要素在于主体地位

规划本身成立的可能性第一要素不在规划本身而在规划之外，因为规划本身不可能自身单独成立，它总是某一个个体、组织或部门的规划，因此它的成立取决于规划之外作为主体的地位和属性，即规划存在和成立于主体之中。本研究此处所指主体就是一所地方高等医学院校自身。一所地方高等医学院校作为国家总体教育工程的一个个体，它在整个国民教育体系、国家教育或卫生行政体系、社会组织体系中的地位或位置，决定了它所出台的战略规划的基本关系属性，也就决定了该规划是否能够成立，在多大程度上成立，在什么关系维度上成立什么角色。这是关系还原第一层面或优先层面的问题。

那么，一所地方高等医学院校在整个国民教育体系、国家教育或卫生行政体系、社会组织体系中处于什么地位或位置呢？这基于两个关键性的官方文件，一个是1985年中共中央做出的《关于教育体制改革的决定》，另一个是2011年中共中央、国务院发布的《关于分类推进事业单位改革的指导意见》（2011年3月23日）。这两个文件决定了一所地方高等医学院校在国民教育体系中的关系和位置。

1. 1985年《中共中央关于教育体制改革的决定》明确了"加强宏观管理"与"扩大学校的办学自主权"二者之间的关系：无论是"加强宏观管理"还是"扩大办学自主权"，都是在政府尤其是中央政府的"统一领导、集中管理"之下，都是在现行行政管理体制内的改革；扩大办学自主权是在加强宏观管理的前提之下，不是偏离甚至脱离宏观管理。

这就说明，是"在加强宏观管理的同时""扩大学校的办学自主权"，也就是说对于高等院校的办学自主权来说，是如何适度扩大的问题而不是以减弱宏观管理为代价来换取办学自主权的扩大，宏观管理只存在"加强"的问题，而"加强宏观管理"前面的主语就是"政府有关部门""办学自主权"前面的主语就是"学校"，此处指的主要就是高等院校。因此，在《中共中央关于教育体制改革的决定》中非常清楚地界定了政府与高校之间的关系：行政隶属关系、上下级垂直管理关系。

而针对扩大办学自主权，也主要就是针对过去存在的"统得过死""统得过多"的情况进行扩大，减少统得过多过死，增加灵活性和自主权，文件具体列指了"扩大高等学校的办学自主权"的一个单子："在执行国家的政策、法令、计划的前提下，高等学校有权在计划外接受委托培养学生和招收自费生；有权调整专业的服务方向，制订教学计划和教学大纲，编写和选用教材；有权接受委托或与外单位合作，进行科学研究和技术开发，建立教学、科研、生产联合体；有权提名任免副校长和任免其他各级干部；有权具体安排国家拨发的基建投资和经费；有权利用自筹资金，开展国际的教育和学术交流，等等"。可见办学自主权的扩大主要限于"计划外"自主招生、自主教研管理和自筹经费方面，不涉"计划内"。也就是说，改革过去统得过多过死的情况，但不是不"统"了，只是统的角度和程度不同了，而是"在执行国家的政策、法令、计划的前提下"，既避免统得过死、又避免放得过宽的情况，防止发生"一统就死，一放就乱"的悖论局面。

在对这种关系还原的把握中可以看出，行政隶属关系的属性决定了一所地方高等医学院校不是一个市场或法律意义上相对独立的实存，而是一个辩证的依存，可能因为政策而设立，也可能因为调控而裁并，自身不能完全自主决定自身的生存和发展问题。概言之，一所地方高等医学院校不具备真正"独立法人"的地位和资格，而是一个行政关系之下的事业单位法人，使得自身在举步腾挪的发展过程中始终存在着一个"上级"，因此其发展战略规划不具有谋求相对独立实存法人地位的可能性，不应该设立一些"去行政化"或"高校自治"的理想主义改革口号，而应该始终在以行政隶属为主的关系中把生存与发展的问题放在第一位，以生存促发展，以发展求生存。

进而，无论是从教育行政系列来看，还是从高校自身学校类别的序列来看，一所地方高等医学院校的地方性（地市级）、单科性决定了它始终处于相对最低层，属于被管理的较下层。因此在各种宏观的政策调控和资源分配中容易处于受冲击和波动的前沿，在宏观政策强调不断加强调控、而教育资源有限又分配不平衡的情况下，无疑会加剧地方高等医学院校对"地方政府支持（政策和拨款来源）"的依赖，和对"高校所处地域环境（生源来源和毕业生出口）"的依存，势必会增大整体外部因素，尤其是"地方政府支持""高校所处地域环境"两个三级指标在地方高等医学院校发展规划中的影响权重。本研究的实测数据证明了这种实际情况：外部因素的平均影响权重 0.166，远超过内部因素的平均影响权重 0.111，而其中两个三级指标"地方政府支持"的影响权重是 0.083，"高校所处地域环境"的影响权重是 0.084，在整个外部因素三级指标中远超过其他指标的权重。若非其历史性和医学特色性的存在，大概地方高等医学院校早就跟地方师范院校一样或合并或转型而消失了。

与此同时，由于外部因素是自身不可控的影响因素，因此地方高等医学院校会在发展战略上把主要精力放在内部挖潜上，把内部因素作为第一用力的战略考量，特别重视和提高内部各项指标的重要性，因此会增大内部因素和指标的影响强度。前文的实证研究也确证了这个基于关系还原的分析判断，参见"图 4-14 基于学校类型差异的影响因素内部结构对比图"。图 4-14 可以看出，对于同类的医科大学与医学院校，存在着内外部影响因素影响强度不同的情况，主要表现在"外部竞争环境、战略定位、高层次人才与师资队伍、组织管理变革与大学文化"四个三级指标对医学院校的影响强度高于医科大学，其中后三项指标都是内部因素方面的。

2．2012年4月，中共中央、国务院《关于分类推进事业单位改革的指导意见》决定了事业单位改制后地方高等医学院校的公益性质或非完全市场性质。该文件的第三项第9分项中说："承担高等教育、非营利医疗等公益服务，可部分由市场配置资源的，划入公益二类"。

这个"公益二类"的指导性划分实际上为地方高等医学院校作为事业单位法人今后在社会主义市场积极体系中的定位和作用指明了改制的方向：

首先，地方高等医学院校为区域和地方社会提供公益服务的基本目标不能变，它仍然应该继续保有"公益服务"的属性不能变。高等院校不能以营利为目标，不能转换成唯经济利益的完全市场化、产业化的经济实体，不能完全由自由市场决定资源配置，而应该继续服从国家和地方教育、卫生行政主管部门的调控政策和监督管理。因此可以明确这一点，改制后地方高等院校仍然不会是市场或法律意义上的独立法人，至多是一种获得"有限独立法人"资格的教育实体。

其次，地方高等院校的部分职能可以走向实现市场化和产业化发展，寻求建立以市场为主的资源配置模式。这实际上是划定了改制的区域，就是那些可以部分市场化的职能部门要走出去和市场接轨，至于哪一部分可以走出去则"具体由各地结合实际研究确定"。

该文件第六项提出了8条"推进从事公益服务事业单位改革"的措施性要求，其中第15条提出"实行政事分开，理顺政府与事业单位的关系""进一步落实事业单位法人自主权"，目的是要解决长期以来形成的"管办两张皮"的现实矛盾问题，"政府管而院校办"往往造成管的不知具体该怎么办但是一定要管，办的敢于创新因地制宜但是自身缺少自主权，不断产生的矛盾问题浪费了大量人力物力和财力。但是，本条也明确了要落实的是"事业单位法人"的自主权，事业单位法人的所有权关系先于自主权，因此自主权的扩大与落实是在所有权前提下，并不存在独立自主权的可能性。

第16条则是非常明确地提出了地方高等医学院校的"法人治理结构"的改制问题，允许公益服务事业单位面向社会"探索建立理事会、董事会、管委会等多种形式的治理结构"。但是非常现实的一个问题是，理事会、董事会、管委会等法人治理结构建立健全的前提是独立法人的组织性质，若组织本身不可能成为一个独立法人，那么这个问题不能单独成立，就容易在发展的过程中产生发展中的问题，出现或者停滞不前或者走得过快的局面。

从35所地方高等医学院校的"十二五"规划中，没有得到实际的数据来说明有多少所院校把事业单位改制尤其是管办分离、建立健全法人治理结构作为战略规划的一个项目来做战略考量，可能也正是出于内外部因素的现实影响，是对发展中的问题和风险预估不足而采取的保守策略。

从上述两个关键性文件所指出的宏观教育体制改革到微观事业单位改制，可以得到一条比较清晰的历史线索、政府和院校的关系线索以及改革深化的方向，详见图5-6：

结合当前社会主义市场经济体制改革的大潮，可以看出，无论是整体全局性的教育体制改革，还是不断深化的事业单位改制，改革的核心目标是逐渐把地方高等医学院校作为一个在国家宏观管理体系下的教育实体不断推向适应社会主义市场经济的新定位和新作用，既要避免政府包办，又要避免教育功利化，既要为政府财政排忧解难，又要为高校自身扩大市场和社会资源，避免重复发生偏政治性格或偏经济性格的倾向。因此，可以肯定的是，今后地方高等医学院校在执行国家招生计划、扩大和落实办学自主权方面还有巨大的政策空间和市场动力，从自身生存和发展的角度都应该更加积极地做好战略发展规划。

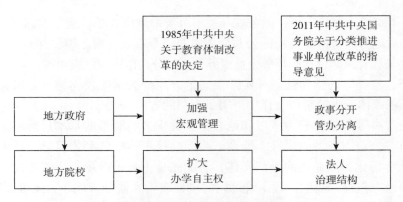

图 5-6　地方高等医学院校体制改革的历史线索图

（二）规划本身成立的可能性第二要素是战略定位的核心地位

战略定位是否准确、是否明确、是否符合高等教育和医学教育变革发展的国际国内潮流，从而决定了定位能否成为一所地方高等医学院校发展战略的核心。定位理论告诉我们，作为具有战略设计意义的核心，其他各项因素、指标、工作都是围绕着战略定位展开和发挥作用的，因此也能最大程度地代表着地方高等医学院校的整体利益和未来发展方向。但是在地方高等医学院校的发展过程中，并不是所有的学校领导者都把战略定位作为核心来对待和处理，在现实的行政隶属关系中往往因为自主探索、调整定位的困难而发生定位停滞不前、游离不定、目标不明甚至落后时代的情况，而院校自身却由于身在其中，不识庐山真面目，无法进行超越的省察而看不到这些问题的存在，一定时期过后才可能发现被时代、被同行抛下来一大截。因此地方高等医学院校在不断探索扩大和落实办学自主权的过程中，务必要非常准确、明确地制订出适合自身发展的战略定位，时刻警醒和不断反思战略定位的核心指导地位，为自身发展积极争取和赢得生存发展的政策空间和教育竞争市场机遇。

习近平总书记说，"鞋子合不合脚，自己穿了才知道"。要走自己的路，就一定要选择适合自己的鞋子，既不能削足适履，也不能裹步不前。无论一个形式上看上去多么高大全或少而精的战略规划，如果战略定位不明确或不适合，在实施的过程中必将遭遇若干不可预期和不可控制的复杂矛盾问题，而一旦关键性的矛盾关系爆发，一所高校就彻底地陷入了矛盾困境而只能放弃最初设计的战略目标，从而给院校发展造成不可逆转、不可挽回的损失。

在本研究中，"战略定位"是 8 个二级指标中的一个子指标，其包含的两个分指标"办学理念"和"发展定位"也是 23 个三级指标中的两个子指标，在图 5-1 水平决策树模型中都是作为平行影响因素进行处理的。而从学校行政组织关系来看，一个规划处的职级也并不比一个教务处、科研处、人事处的职级高，这是不是就意味着一个规划部门在组织中的实际作用是平行的和平均的？平行决策树模型和平行的组织关系并不说明也不决定各个部门是平行用力、平均作用的，因为在实际工作过程中应该是各侧其力、各尽其能的，尤其是一部规划中战略定位的决策肯定不是规划部门能够做出的，而是学校党委领导下集体领导班子决定的，存在着更高层级的组织关系，规划部门只是一个执行性的职能部门。因此可以说，就其关系还原和实际运作过程和所起的作用来说，战略定位与其他各个二级指标之间存在着一种事实上的垂直关系，如图 5-7：

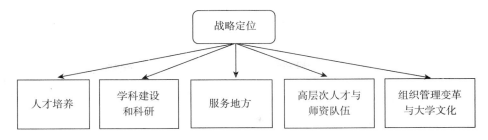

图 5-7　战略定位在组织规划中的关系图

战略定位的核心作用在关于影响权重和影响强度的研究中有着实证的数据证明：

1．战略定位在影响权重中的核心地位

图 5-8 的数据显示，在影响权重的二级指标中，"战略定位"与"高层次人才与师资队伍"的得分分别是 0.157 和 0.158，是排位于第一梯队的影响权重因素。在三级指标中，"战略定位"下的"办学理念"和"发展定位"在内部因素中绝对是排位第一和第二的单个影响权重因素；而"办学理念"的权重得分是 0.086，在所有 23 项单个指标中绝对值排位第一，而且与"高校所处地域环境（0.084）""地方政府支持（0.083）"也肯定是排位第一梯队的影响因素。可以得出结论，综合内外部因素和各项各级指标，"战略定位"在整体的影响权重体系中排位于第一梯队。

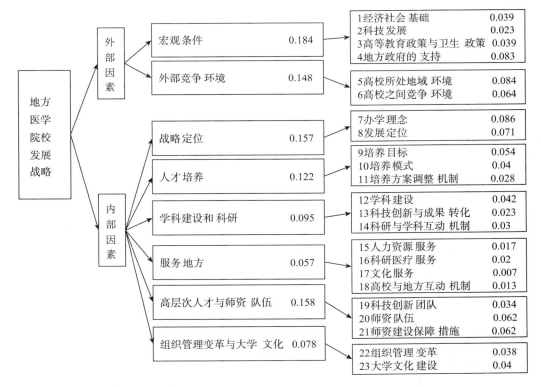

图 5-8　战略定位在影响权重二级和三级指标中的核心地位图

2．战略定位在相关关系中的核心地位

首先来看二级指标中战略定位对地方高等医学院校发展战略影响程度，参见表5-2：

表 5-2　二级指标与学校发展战略相关系数情况

指标	与发展战略相关系数	指标	与发展战略相关系数
宏观条件	0.797	科学建设与科研	0.799
外部竞争环境	0.824	服务地方	0.839
战略定位	0.906	高层次人才与师资队伍	0.901
人才培养	0.869	组织管理变革与大学文化	0.791

表5-2显示，战略定位在8个二级指标中与地方高等医学院校发展战略相关系数最大，相关关系最为密切。可以认为战略定位作为影响地方高等医学院校发展的八大因素之一，对地方高等医学院校发展战略影响最大。

再来看三级指标中战略定位对地方高等医学院校发展战略影响程度，参见表5-3：

表 5-3　三级指标与学校发展战略相关系数情况

指标	与发展战略相关系数	指标	与发展战略相关系数
经济社会基础	0.520	科技创新与成果转化	0.712
科技发展	0.639	科研与学科互动机制	0.740
教育政策与卫生政策	0.759	人才资源服务	0.740
地方政府支持	0.810	科研医疗服务	0.811
高校所处地域环境	0.735	文化服务	0.766
高校之间竞争	0.686	高效与地方互动机制	0.794
办学理念	0.838	科技创型团队	0.809
发展定位	0.830	师资队伍	0.813
培养目标	0.720	师资建设保障机制	0.689
培养模式	0.617	组织管理变革	0.756
培养方案	0.730	大学文化建设	0.766
学科建设	0.699		

表5-3显示，"战略定位"下的两个子指标"办学理念""发展定位"与地方高等医学院校发展战略相关系数分别为0.838和0.830，两项影响因素在23项三级指标中与地方高等医学院校发展战略相关性最强。因此，可以认为"战略定位"对地方高等医学院校发展战略影响程度最大，表明与层次分析法的结果一致。

综合起来，从内外部因素的影响权重和相关系数来看，战略定位的核心作用不仅仅是一个理念上的说法，而是一个实践过程的真实反映。因此在实践规划过程中，不能简单地对战略定位与其他因素做一般平行地处理，而是应该确认战略定位与其他各项因素、各级指标之间实际上存在着一种互动过程中的垂直关系。反过来说，一个决策者不能从"师资队伍"建设的角度出发去进行战略定位，而应该从战略定位的高度去筹划师资队伍建设。

3．实测数据揭示的可能性战略定位策略

在前述对 35 所地方高等医学院"十二五"规划中战略定位项目的质性分析显示，大多数地方院校都会从六个具体方面考虑进行战略定位的设计：①办学类别（教学型 - 教学研究型 - 研究教学型 - 研究型），②办学层次（本专科 - 本硕士 - 本硕博士），③服务面向（面向世界 - 面向全国、面向区域 - 面向本省 - 面向地方），④发展目标（国内外影响 - 国内前列 - 省内中等 - 地方知名），⑤学科专业（医学为主 - 医学相关学科 - 综合学科），⑥规模（2 万人计划 - 万人计划）。参见图 5-9：

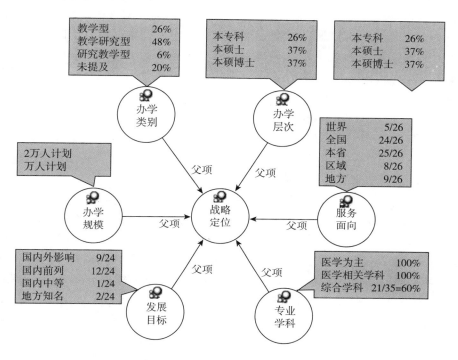

图 5-9　地方高等医学院校发展战略可能性战略定位策略图

数据显示，35 所地方高等医学院校战略定位的主流是以教学研究型为主，培养本科生、硕士生，开增新学科专业，扩大规模，面向全国争创前列。比较鲜明的是，这些主流战略定位的特征就是"高大全"，而以服务地方、地方知名为目标的凤毛麟角，目前也很难定位说它们就是"少而精"，在战略定位上存在着明显的两极分化趋势。

无论这些"高大全"或者"少而精"的定位，目前都还在继续努力、争创建设的道路上，最终能否实现并不依赖于定位本身，而是自身的发展和市场的选择。作为制订"十三五"规划的参考，地方高等医学院校做出何种倾向性选择要视自身的历史条件和未来预期相结合，不能盲目攀比，也不要轻易掉队。

（三）规划本身成立的可能性第三要素是"服务地方"作为基本点

一所地方高等医学院校服务于区域和地方的教育、医疗、卫生和文化等事业的发展，为满足地方人民群众教育需求和身心健康需要而不断培养和输送人才，应当是其地方性、专业性、职业性、服务性、公益性的根本任务。那么，无论具备什么样的事业单位法人或独立法人资格，无论如何确定自身的战略定位包括办学理念、办学层次、办学类别，服务地方都是题中应有之义。共生理论也揭示地方高等医学院校以服务地方求生存，以贡献求发展，大学与地方具有不可分割的共生性。

从外部因素来看，地方政府制订的招生计划来自于对地方各项社会发展数据尤其是适龄受教育人口分布等方面的统计分析，这是其制订政策、加强宏观管理的科学来源。地方政府的教育财政拨款也主要来自于地方经济发展的成果，地方医学教育服务于地方医疗和卫生的发展是政府教育行政管理责任的体现和依据。从内部因素来看，地方高等医学院校完成招生计划的主要生源来自于本地，而其输出的人才也绝大多数回归于本地医疗卫生机构；对于大多数地方高等医学院校而言，师资队伍建设所需要的大多数人才也主要来自于区域和地方。可见，服务地方、服务社会是地方高等医学院校生存与发展的基石，脱离这个基本出发点去构建任何一项宏大的战略规划，都是不务实、不现实的空中楼阁，这样的规划自然难以成立，譬如可能被地方教育主管部门否决，或者招不到足够优秀的地方生源或者师资，无法实现自己的预计目标。

但是，本研究得出的实际数据，却揭示了一个与此非常矛盾的现象，就是本应该是作为基本出发点的"服务地方"，却被地方高等医学院校的决策者作为最不重要、也最不重视的因素。

1. 从影响因素权重来看，参见图5-8。

在8项二级指标中，"服务地方"的分值只有0.057，是得分最低的，说明是影响权重最小的，较之得分最高的"宏观条件"0.184，尚达不到其三分之一的影响力。在23项三级指标中，"服务地方"下的4个子指标①"15人力资源服务"分值是0.017，②"16科研医疗服务"分值是0.02，③"17文化服务"分值是0.007，④"18高校与地方互动机制"分值是0.013，4项均值是0.014，无论是单项子指标还是均值，都是全部23项三级指标里最低的，而具有专业针对意义的第15、16两项的得分只比同一指标里的其他两个子指标略高，整体上看也是最低的，这符合了本研究发现的地方高等医学院校在"十二五"规划中对人才出口问题"集体性失语"的实际情况。

而与"服务地方"直接相关的另一个指标"人才培养"影响权重的二级指标0.122与三级指标均值0.041都排在整体上的第五位，内部因素的第三位，属于中位偏上，而"服务地方"的整体排名都是最后一名第八位，内部因素是最后一名第六位，显示规划制订者在设计人才培养方案时候可能是更"唯上不唯下"，使"人才培养"看起来不是为"服务地方"设计的。

2. 从影响因素相关系数来看，参见表5-3、表5-4

在8项二级指标中，"服务地方"与地方高等医学院校发展战略相关系数是0.839，有五项二级指标与地方高等医学院校发展战略相关系数高于"服务地方"。在23项三级指标中，"服务地方"下的4个子指标与发展战略相关系数分别为：0.740、0.811、0.766、0.794，在23项三级指标与地方高等医学院校发展战略相关关系并不突出。

从以上两项基本数据的分析结果可以看出，"服务地方"的实际影响权重和相关关系与其自身的基本出发点地位十分不匹配，在实际的地方高等医学院校发展规划过程中被做了后置处理，在优先顺序和主从关系上被置于了某种垂直关系中的最末端。通俗一点说就是，地方医学院对学校"服务地方"的基本面问题既在战略上不够重视，又在实际上不够关心，似乎是把"服务地方"更多地作为教育任务而不是作为服务目标来进行处理的，没有表现出主动掌握地方教育人才需求、生源数据和人才出口数据的必要积极性。

3．从十二五规划的战略定位来看

接前述战略定位的数据分析，在 35 所地方高等医学院校的"十二五"战略规划中，几乎全是"高大全"的战略定位，针对"服务地方""面向基层"的定位非常少。在"服务面向"定位中包含有"地方""基层"字眼的，在 26 所具有该方面定位的院校中只有 9 所，占 34.6%。而在"目标定位"中有"地方知名"和类似字眼的，在 24 所具有该方面定位的院校中只有 2 所，只占 8.3%。可见，在战略制定者的思维图式里，地方院校几乎不把"服务地方"放在重点、出发点的位置上，而是要"飞得更高更远"，似乎"服务地方"就不是发展，没有"高大全"就没有发展。

简单说，这个定位在国民高等医学教育发展目标总体上脱离了"服务地方"的基本点，"服务地方"本身成为被服务的对象被置于关系还原意义上的最底层。但为什么一个脱离基本点的定位却能够成立呢？本研究的数据作为抛砖引玉，留待后来者深入探讨。

在上述可能性分析的三个要素中可以发现，无论是从行政隶属关系，还是实践过程中的优先、主从关系，在 8 项二级指标、23 项三级指标之间存在着一种实存的和观念倾向性的垂直关系，一般从外部因素（影响权重最大）开始，经过内部因素的"战略定位"（影响权重和影响强度都排在第一梯队）核心加工处理程序，最后到达"服务地方"指标（影响权重和影响强度都较低）的末端。也就是说，在实际规划过程中，地方高等医学院校发展战略制定者并不是一般性地平行对待和处理各种内外部因素和主客观关系中的各种矛盾和问题，而是基于行政隶属关系的基本线索区分先后顺序和轻重缓急的。可知与前述本体还原不同的是，在关系还原中，内外部客观因素和各级指标之间由一般性的平行关系进入到了特定性的垂直关系，在某种意义上具有等级性，由此产生了地方高等医学院校战略规划的垂直决策树模型，如图 5-10：

上图是根据实测数据和还原分析得出的一幅地方高等医学院校发展战略制定者的真实思维导图，可供发展战略管理实践者作为实用参考。

三、特异性分析——特色发展作为地方高等医学院校发展的重点

在统一性分析和可能性分析阶段，沿着本体还原和关系还原的思维进路，根据科学分析得出的数据分别绘制了平行和垂直的决策树模型，展示了在地方高等医学院校发展战略的决策者大脑里存在着怎样的两幅不同的思维图景或图式，以及它们分别是如何运作、发挥影响作用的。但是，统一性和可能性解决了发展规划的出发点和关系路径，并不能解决实践性出口的问题，就是说它们只是起点和道路，不是目的地。因此在这种图式里会产生统一起点、统一道路的千校一面的趋势，重新把地方院校置于上下挤压、四面竞争的生存和发展都处于相对劣势的境地，这不是任何一所地方院校所希望面对的。所以，一所地方高等医学院校应该在统一性和可能性的基础上，借助差异化发展理论分析工具，进入下一个阶段的战略性分析，就是特异性分析——特异性就是特殊差异性，就是具有特定特色的院校特质。作为一所处于社会主义市场经济体系中越来越具有独立法人资格的高等教育主体，有什么特异性特色而取得生存与发展的独特优势地位？从而得到更多的行政资源，招到更优秀的生源，吸引更高层次的师资，培养出具有更高质量的应用型人才服务地方？或做出影响因子更高的科研成果？这再也不是一般性本体还原的统一性分析和关系还原的可能性分析能够回答的，而是基于特异性市场关系还原的特异性分析才能回答的。

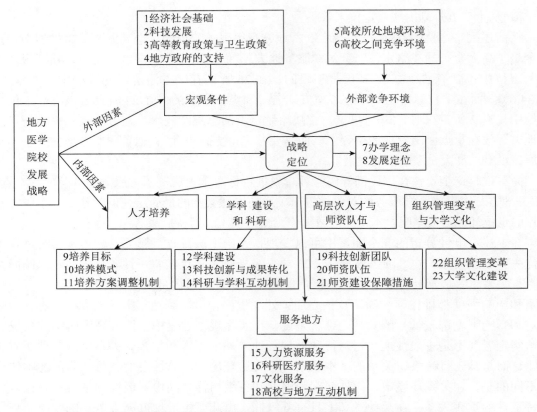

图 5-10　地方高等医学院校发展战略垂直决策树模型图（参见图中箭头方向）

（一）特异性定位是社会主义市场经济体系中医学院校的生命线

1．社会主义市场经济体系下高等教育体制改革的实践意义

说特异性定位是社会主义市场经济体系中地方高等医学院校作为教育服务主体的生命线，是因为高等教育服务主体与与社会主义市场经济之间存在着特异性关系，或者是一种特异性市场关系。在这种新型市场化关系中，高等教育服务主体不再单纯是从行政计划开始为地方服务的，而是要增加更多的服务于地方大社会、大市场的出发点，并从中探索和建立起自己的特异性服务，实现自身长期稳定的生存和发展。这是一条新型的生命线，不抓住它就会单独依靠或重返计划教育的生存模式而错失市场经济发展的重大历史机遇。

从 1985 年我国开始进行的教育体制改革，到 20 世纪 90 年代高等教育管理体制的改革，再到 21 世纪初开始的高等教育事业单位改制，高等教育体制改革的总目标是越来越清晰的，就是要把高等教育单位从原先计划经济体系下单独依靠政府办学的僵化体制中释放出来，不断推向社会主义市场经济体系，逐渐成为接受国家宏观管理、具有一定办学自主权的高等教育主体。概括为一句话，就是说，高等院校以前可以靠政府生存，以后要主要靠市场生存，还要保证公益服务的基本性质不变形，不能完全市场化和功利性。

这对于高等院校尤其地方院校是一个根本性的转变，也是一个重大的历史机遇和挑战。本来在计划经济模式下地方高等医学院校就处于几乎是最底层的劣势位置，而在逐渐转向社会主义市场经济体系的过程中所获得的行政配置资源和优先政策又不多，唯一的优势可能就是相比全国性、综合性大学更直接接近本地教育市场的实际情况，但这一优势很快又被"211"工程、"985"工程、高等教育大众化、扩招扩建所带来的冲击挤走了，本地最优秀的生源几乎都选择了更高层级的医科大学、综合性院校而无视本地医学院。但是并不是所有的地方高等院校的领导者和决策者都能明白到、意识到这个重大历史转变对于一所地方高等医学院校发展战略有什么实践意义，往往还陷在旧有的习惯性思维里踯躅而行。而其实践意义就是，一所地方高等医学院校必须学会从旧有的"等、靠、要""计划拨款、计划招生、计划培养、计划分配"（简称"四计划"）的行政生存模式里跳出来，向"先行先试、先到先得、自力更生""自筹经费（部分）、自主招生（部分）、自主培养（部分）、自主择业"的"四自"市场生存模式转变，学会向市场要生存要发展，学会用自己特异的策略、方法和技术去建立自己特色的优势，去招收优秀生源、吸引优秀人才、开辟新兴学科。这就是特异性思维战略。

如果说第一种思维——习惯性思维是唯上的，那么第二种思维——特异性思维倾向于唯己。它虽是立足于服务社会、服务市场的，但是任何一个组织、一所院校都不可能也不必要为全社会、全市场提供"全产品""全质量"服务，众口难调，它满足不了全部的市场需求，而只能选择适合于自己的历史、现状和预期设计的其中一种、几种或多种模式组合，然后转向自身进行适用性、开创新的重点开发与建设，追求自我特色、自我生存和发展。特异性思维成立的可能性正在于市场需求本身的差异性存在，和地方高等医学院校一样，也是一个面对大市场和大社会的特异性存在，不是一般性存在。

需要注意和明确的一点是，市场不是"贸易"的意思，市场化也不是产业化、功利化的意思，而是一个领域、大社区、大社会的意思，教育服务的市场化更倾向于是教育服务社会化的意思，因为差异化市场需求的存在和发展构成了社会。所以高等教育市场化发展不是产业化、功利化发展，也不是全产品化发展，更不是偏向于政治化或经济化发展，而是社会化、服务化、个性化、人格化发展，只是部分服务职能可以由市场来调节方向和资源分配。简单说，就是回归教育自身，也属于本体还原的一个部门。

2．地方高等医学院校应积极主动从习惯性思维向特异性思维转变

如果说在计划经济体系里容易产生"四计划"的习惯性思维，那是因为习惯性思维对于组织的生存发展而言是最安全、最稳妥、最可靠的，可以称之为第一种思维。但是在社会主义市场经济体系里，传统的那些计划性资源虽然仍在，只是随着市场经济的发展，经济和社会结构在不断调整，各种资源分配和发展机会产生不均衡流动，整个组织的运转成本和机会成本在不断提升，原先依靠传统模式肯定能够得到的资源和机会现在可能会缩水甚至流失，这大大压缩了传统生存发展模式的空间。或者说，传统的习惯性思维仍然存在。但是不够充足、安全。如果还继续保守在固有的思维框架里，不积极主动地去适应新环境的变化和挑战，可能就会在发展中陷入被动，最后可能连独立生存的机会都消失了。如果还想继续生存和发展，就需要增加第二种思维，就是特异性思维。

特异性思维不是否定一般性思维、习惯性思维，因为这不是组织自身能够否定的，而是在其基础上，向外部环境、向市场寻找和建立自己的特异性，向市场回答"我为什么可以得到这个资源和机会""我为什么可以升格为大学""我为什么可以申请新增博士点"，"我为什么可以招到优秀生源""我为什么可以设立新兴学科"，"我为什么可以申请这个科研项目"等等。在一般性、习惯性思维里，你没有特殊性，甚至没有特殊的优势，只会使你成为千校一面中的一个普通个体，你回答不了这些个为什么，因此你必须增加特异性思维。

（1）特异性是差异性，就是作为一个组织，一所地方高等医学院校，与同类同级别的院校有什么不同？是自己的办学类别不同？办学层次不同？学科设置不同？校园文化不同？哪些不同具有可以量化的表述，而哪些仅仅是一种文字表述？哪些不同具有实际意义，能够实际吸引生源和师资人才？

（2）哪些差异具有难以甚至不可复制性？制造或形成差异性并不难，譬如学校规模上、教授数量上、学科专业上、科研数量上，但是这些差异性本身的知识含量、技术含量、创新含量、产权含量如何？是不是容易被复制还是难以复制、不可复制？也就是说，差异性本身是特异性还是一般性的？因此，要在差异性基础上不断提高差异性的知识技术含量，尤其是最具创新、产权含量的差异性将使你很难被市场所复制，被竞争对手所超越，将会构成你真实稳定的特异性成分。

（3）你的特异性是否还在有效期内，或者说有效期的长度如何？从社会化的市场周期上看，几乎所有的差异性都会被超越，只存在一个时间长短的问题，那么即使差异性形成了特异性，你的特异性有效期有多长？你是否要在有效期内进行市场化的自我保护、更新和升级，使得自身的特异性成为市场性的实存？也就是说，特异性要进行市场化落实，落实之后你也将成为一种具备特异性的长期实存，届时再来回答前述那些为什么就绰绰有余了。

以学校办学经费为例，参见图3-18"办学经费筹措方式树状节点结构关系图"。目前地方高等医学院校办学经费筹措方式在理论设计上主要有4条渠道：学费、校办企业、政府拨款、社会捐助。但实际上，地方高等医学院校普遍存在着办学经费紧张、筹措方式单一的困境，绝大多数地方院校除了政府拨款之外其它渠道的经费来源都非常少。从东部、中部、西部的地区性来看，存在经费紧张情况的比例分别是47%、70%、75%，越是经济欠发展地区办学经费越紧张。在35所地方高等医学院校中，有29所对办学经费筹措方式进行了规划，6所医学院校对办学经费筹措方式没有进行规划。但即使在对办学经费筹措方式进行了规划的29所地方高等医学院校中，政府拨款都是最主要的经费来源，在35所地方高等医学院校中，仅有3所学校将社会捐助列为学校筹措办学经费的方式，占8.6%，但本研究未能得到其实际募集到的捐助数额和比例。

数据说明，虽然理论渠道有4条，但地方高等医学院校的办学经费实际上困在了唯一或主要来源"政府拨款"的习惯性思维上。地方政府出于举办高等教育的法律义务，按照预算为地方院校划拨教育经费，这是履行办学义务、为公益教育服务的必要举措，对此无论是政府主管部门还是学校、社会等都没有疑问。但随着高等教育大众化，地方高等医学院校的规模也大都上了新台阶，政府拨款的增长速度跟不上学校扩建扩招的速度，许多学校只好走银行贷款扩建的路子，出现僧多粥少、举债运营的局面是肯定的。但是另一方面，地方高等医学院校自身造血的功能不足，就是缺少其他经费来源，还贷高压和经费短缺对地方政府和高校来说都是严峻和现实的挑战。但为什么不转向其他筹资渠道呢？其他渠道能不能开源呢？这就是需要和可能打开特异型思维的地方。在高等教育主体不断走向社会主义市场经济体系的大潮流下，地方高等医学教育将会在原有公益服务第一个属性的基础上，增加适当市场化的第二个属性，这符合2011年中共中央、国务院《关于分类推进事业单位改革的指导意见》定义的高等教育服务属于"公益二类"的属性，也正逐渐成为一种社会主义市场经济共识。那么，在地方政府拨款基本确定、校办企业和社会捐助不具有长期性和稳定性的情况下，学费市场化必将成为解决办学经费问题的一个主要战略性来源。因此，在习惯性思维基础上增加特异型思维，按照医学教育高成本的规律和市场行情的波动性逐步转向高等教育学费市场化，是完全符合教育体制改革目标和市场经济规律的。地方高等医学院校通过学科专业优势提供学历、学位教育服务，社会或政府购买教育服务，将会是社会主义市场经济模式中具有公益性和市场性的经常性教育活动。就像国外大学、港澳大学、国内综合性大学国际班、民办大学、留学机构等经常在国内举办和参加各种教育招生会展一样，以后地方高等医学院校也可能需要积极参加这种教育服务会展。因此本着特异性思维，基于学科专业学分、学历、学位教育服务的特色，提前进行教育服务再设计、学费市场化设计是适应社会主义市场经济发展的大势所趋。

（二）特异性定位要提升到地方高等医学院校战略定位的首要方面

1. 在习惯性思维中，战略定位不明确包含特色定位

参见图 5-9 中，35 所地方高等医学院校"十二五"规划战略定位六项数据。在前述战略定位的研究中，我们发现，地方高等医学院校"十二五"规划中对战略定位一般从六个方面进行规划，譬如办学类别、办学层次、发展目标等，但都没有从"特色定位"的角度进行战略定位，没有把"特色定位"提炼出来提升到战略的层次进行思考，而往往只是放在战略定位后面作为一般性的口号、形式化表述，似乎特色定位不是一个具有实际意义的定位，而只是一个"战略后定位"，是"写"出来的，不是定位和发展出来的。

但一所地方院校的发展又不是完全可以按照战略预设而控制的，其实际发展过程带有一定的自由性和市场性，必然会在市场化、社会化、服务化的过程中形成自己独到的特色，而存在于社会尤其是服务对象如学生、家长和教师们的头脑中。或许在服务对象的视角里，一所地方院校自己"写"出来的特色与实际存在于学生、教师们头脑里的特色不一样，所以就会出现很多实际发展与规划定位不一致的情况。譬如一方面战略定位在服务地方，另一方面学校的考研率又大幅度提升，二者在目标上相矛盾。

究其根本原因，就在于规划制订者的习惯性思维更多地倾向于从自己的角度做定位规划，而较少从服务、社会、市场的角度做针对实践的特色发展考量，使得规划出现与实践需求相脱离的情况。

2. 把特色定位提高到战略层面符合地方高等医学院校改制的方向

基于本研究数据和分析发现，受习惯性思维的影响，前述战略定位的六大规划容易产生高大全的倾向，不容易产生少而精的定位。而随着教育体制改革深化到分类改制，对地方高等医学院校的发展提出了在第一属性公益服务的基础上增加第二属性部分市场化的要求，提出了在第一种思维——习惯性基础上增加第二种思维——特异性或特色思维的要求，那么把"特色发展"继续作为"战略后定位"的做法是不太符合国家对高等教育发展战略性调整方向的。具体地看，如果在下一步的"十三五"规划中还把"高大全"方案作为优选项，得到教育主管行政部门批准的可能性会大大降低。在现实发展中，如果还把扩建、合并、更名等作为优先发展目标，可能会难度加大甚至失去政策支持。客观上，目前高校扩建、合并、更名的风气已经落下帷幕，也正是一种带有宏观政策性导向的反应。

因此，增加地方高等教育服务新属性、新思维的改革与改制要求，意味着地方高等医学教育的新规划要转向内部特色定位和发展，应该走对内挖潜、优化配置、提高质量、提升服务的市场化路线。差异化发展理论核心就是特色定位、特色发展。只有把特色定位提升到战略定位的层面上，才能在高校整体发展中调整方向，才能符合社会主义市场经济改

革潮流和地方院校的整体利益。

(三) 特异性定位应该落实到内部因素的三级指标上

地方高等医学院校的特异性定位应该着眼于什么方向？什么层次？什么细分？在李名梁的《大学办学特色的形成机制研究》一文中，作者"通过问卷调查方法，以多元统计分析和 R 统计软件的应用为工具，从实证角度论述了大学办学特色的主要构成因素是学科建设特色、人才培养特色和校园文化特色"[①]，可知他定位的院校特色就在学科建设、人才培养和校园文化上。在闫俊凤的《我国行业特色高校发展战略研究》一文中，作者提出"加强科研与学科建设，形成特色学科体系，推动科研创新和科技成果的转化，促进科研与学科建设的互动"[②]，可知她定位的院校特色主要在学科建设上。还有其他很多的类似特色研究，往往也都把高校特色一般性地停留在学科建设、人才培养、校园文化等三个方面，很少再有基于实证数据的细分研究。

在本体还原和关系还原中，相对于一所院校来说，战略定位是战略规划中的一个子项，是一个内部影响因素。但从"十二五"规划的战略定位文本分析看，在 35 所地方高等医学院校所涉及的六项具体设计指标办学类别、办学层次、服务面向、发展目标、办学规模、学科专业中，也存在着内外部偏好或倾向的因素。在整体上受行政隶属关系和习惯性思维的影响，由于更高的层次、类别、目标、服务面向、办学规模有可能、有利于改进甚至提高行政关系上的存在感和位置，这对于提高高等医学教育服务的层级感，对于主管机关、学校、学生等都是有利的，所以在战略定位上前 5 项都存在对外开放的倾向性，就是"向外、向高、向大"扩展自身的事实存在，只有第六项"学科专业"具有更多"向内"作为的特征。这也就解释了为什么"十二五"规划中集中出现那么大面积的"高大全"方案。

那么，这是不是说明了，从偏理论研究和实际规划中，特异性定位或地方高等医学院校今后特色发展的重点就是内部因素的"学科专业"了？偏理论研究所说的"学科建设"与实际规划中所使用的"学科专业"一词所指称的是同一个事物，并无差异。在本研究设计的二级指标中合称于"学科建设与科研"，在其下三级指标中也称之为"学科建设"，因为本研究认为，放在三级指标上设计"学科建设"层面的问题，更适合"学科建设"在高等院校组织中的实际工作位置。那么，"学科建设"的影响权重和相关性分析分别是怎么样的呢？

1. 特异性定位在"学科建设"上的实证意义

数据显示，在影响权重方面，在内部因素 6 个二级指标 17 个三级指标中，学科建设得分 0.042，排于第 6 位。如果把 17 个三级指标区分为高、中、低三个系列的话，学科建设只能算高列最低；在相关系数中，学科建设与地方高等医学院校发展战略相关系数为 0.699，排于 17 项内部三级影响指标末尾。这说明，虽然一些理论研究和实际规划中都得出或者提出了学科建设的重要性，但是实证数据却并不足够支持这个说法。或者说，把学科建设作为战略定位的一般性思考，可能只是部分研究者一个不太切合实际的理想主义文本，不反应真实情况，实际规划者并没有把"学科建设"放在战略定位的一个比较前列的位置上进行考量。

这也可能说明，在实际的规划过程中，在二级或三级指标上，"学科建设"并没有足够

---

① 李名梁.大学办学特色的形成机制研究 [D].天津大学，2007：208-209.

② 闫俊凤.我国行业特色高校发展战略研究 [D].中国矿业大学，2014：142.

的特异性，可能更多地被视为基础性、一般性任务而做了常态处理，另有别的指标比"学科建设"更具有实际意义，更让院校的领导者、决策者重视，放在更优先的战略位置上，因此也就更可能成就为特色定位。

2．比较意义上的高层次人才与师资队伍建设

本研究的水平决策树和垂直决策树模型和数据都显示，在影响权重和相关系数两个方面，"高层次人才与师资队伍"建设在内部因素中都是除了"战略定位"之外最重要的因素。在影响权重方面，二级指标"高层次人才与师资队伍"得分 0.158，绝对值在内部因素中排位第一，与"战略定位"得分 0.157 同在第一梯队；三级指标"高层次人才与师资队伍"下的两个子指标"师资队伍""师资建设保障措施"得分都是 0.062，是同样是除了"战略定位"之外的最高分值。在相关系数方面，二级指标"高层次人才与师资队伍"与地方高等医学院校发展战略相关系数为 0.901，是内部因素中除了"战略定位"之外分值最高的；三级指标"高层次人才与师资队伍"下的两个子指标"师资队伍""师资建设保障措施"相关系数分别是 0.809 和 0.813，分值也是除了"战略定位"的子指标外位于前列的。相反，"学科建设与科研"与"校园文化"两个内部因素在两个方面的得分都比较低，只有"人才培养"在影响权重和相关系数方面比较高一些。

可见，在规划决策者的思维导图里，除了战略定位，排在第一位的往往不是人才培养、学科建设和科研、文化等一般性因素，而是高层次人才与师资队伍建设，高层次人才与师资队伍建设的战略位置高于学科建设、人才培养，更高于校园文化建设。为什么会是这样呢？可能无论是学科建设、人才培养还是校园特色等，这些都属于学校教育教学方面的基本配置、基本服务等一般性要件，非常容易被重复或模仿，今天你的学科建设明天可能就成为人家的选题，今天你的人才培养模式下学期就可能被人家重复，难以满足高校自身特色发展的需要，不具备形成长期有影响力的特色要件。而无论是学科建设还是人才培养都基于高层次人次和师资队伍建设，不满足师资队伍配置的基本要求，再好的培养模式和再有前景的学科专业可能也无法发展，而人才和师资队伍难以重复和模仿，最多只能是挖角，有利于高校创造和利用各种自身条件留住人才，容易发展形成难以复制的竞争力。因此，把特色定位在高层次人才与师资队伍建设方面，虽并不否认学科专业建设和人才培养模式的创新，但是更符合战略设计的特异性、长期性要求，利于形成比较稳定的核心竞争力，是符合地方院校发展实际的。而在发展实际上，绝大部分地方高等医学院校可以说不缺学科，不缺模式，不缺创新，不缺文化，缺的是人才本身，是学术、学科带头人。从第四章地方高等医学院校发展影响因素的分类研究中可以看出，因此，地方高等医学院校在制订发展战略规划的时候，一定要做出更符合科学性的特色定位——"高层次人才与师资队伍建设"。

3．特异性定位要落在实处，具有足够的细分度

从二级指标和三级指标的影响权重和相关系数分析来看，内部因素各项指标的优先性序列是①战略定位，②高层次人才与师资队伍建设，③人才培养，④学科建设与科研，⑤服务地方，⑥组织管理变革与大学文化。地方院校的特异性定位可以在参考这个序列的基础上向第三级指标进行落实。

第一层意思就是，不要把特异性定位在高高在上的二级指标上。前述序列是二级指标的序列，如果定位在这个水平的指标上，就等于没有定位，因为二级指标是概括式的高级指标，过于笼统宽泛，不可能构成特异性。譬如定位在"组织管理变革与大学文化"上，

几乎等于什么也没有说，研究者如果这样写文章就等于是空话，因为哪个院校、哪篇文章都可以这样说这样写，永远不会发生文本上的错误。但其本身也只具有文本上的意义，不具有可操作的任何意义，因为你实际上说完了，什么也不用做，但又可以说实现了这个战略目标，属于"述而不作"、自欺欺人的形式主义发展战略。

第二层意思就是，落实到三级指标上，而且是要对三级指标进行具体化，尤其是表述为可量化指标，对规划执行者和适用都要发出明确的信息，不能仅停留在三级指标的文本上。不具有细分度的特异性不具有实践操作意义，也就会造成操作中的误导和发展中的不适应，对院校的特异性定位本身是个破坏作用。譬如说二级指标"人才培养"的三级指标①培养目标，一定要具体定位到什么培养目标，譬如专科学历、本科学历学位、5 年或 8 年本硕连读等；②培养模式，要具体到"3+2"模式或"5+3"模式等；③培养方案调整机制，要具体到从历史的 5 年一贯制模式针对性调整到"3+2"模式或"5+3"模式等。

第二节　地方高等医学院校发展战略决策模型

在统一性、可能性和特异性的三个分析之后，就面临一个实质性、应用性的分析任务，就是把上述的每个分析具体应用在地方高等医学院校上面，看看所产生出的实际功能性战略是什么，就是功能性分析。功能性分析是指相对参考企业发展战略 SWOT 分析、定位分析和组织营销战略，如何根据地方高等医学院校发展战略影响因素量表作为一个被充分检验具有战略指导价值的工具，结合区域、地方和院校实际做出具有适用功能价值的战略发展决策和措施。在上述分析的基础上，功能性分析和结论将会是一个顺势而然的输出。

一、地方高等医学院校发展战略生态决策树模型

在本体还原和统一性分析阶段，得出了地方高等医学院校发展战略规划影响因素的一幅水平决策树模型图式。在关系还原和可能性分析阶段，又得出了地方高等医学院校发展战略规划影响因素的一幅垂直决策树模型图式。在特异性分析阶段，发现特色定位应该落实到影响因素的三级指标上才更具有可操作的实践意义，因为三级指标更接近于或更直接面向教育服务的对象——市场化的社会或社会化的市场。但三级指标本身就同时存在于水平决策模式和垂直决策模式中，无论规划者是采取水平决策策略还是垂直决策策略，都不会单方面直接得出或生成一个具备特异性或特色定位的生存与发展策略，因为特异性定位策略本身更加直接指向高等教育服务对象——教育市场，而不是反过来只对水平或垂直决策模型负责，而且看起来再优秀的决策也不能决定市场，相反地，那些来自于对教育服务市场的充分分析和专业服务于教育市场的，才能赢得基于市场的生存和发展机遇，才能最终发展成为独特的特异性市场存在。因此，社会主义市场经济体系下，一所地方高等医学院校发展战略规划的制订和决策过程，应该是基于和面向服务市场的水平决策与垂直决策的互动，输出独特的高等教育服务满足需求，回归其高等教育服务的市场化本质。因此，在本体还原和关系还原（含特异性市场关系还原）互动之后，功能性分析阶段实际上是进入了一个本质回归或还原的整合层面，可以称之为本质还原，而其真实的规划过程就不再是单一水平方向或垂直方向或二者的简单互动，而是一幅基于系统生态循环的决策模型新图式，如图 5-11 "地方高等医学院校发展战略生态决策树模型"：

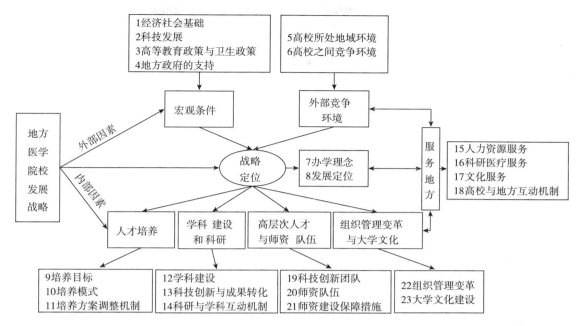

图 5-11　地方高等医学院校发展战略生态决策树模型图

在图 5-11 的新决策树模型图中发现，在市场因素进入地方高等医学院校发展战略规划的决策系统之后，2011 年中共中央、国务院《关于分类推进事业单位改革的指导意见》中所提出的"部分由市场配置资源"的改制思路必将发挥实践推导作用，即市场对传统教育资源的再分配，因为在新模式中很多因素的属性发生了改变，主要表现出如下 4 个方面：

首先，在水平模型或垂直模型进入到生态模型之后中，"服务地方"、服务社会的市场化因素不再是过去内部因素中最低位置的因素，而是影响力地位得到了提升，成为一个更高层级的因素，而传统的内外部因素成为其中的一个子因素，不再是能够单方面决定市场的因素。因为无论是行政因素，还是院校本身的主体因素，其存在和发展的本质本来就是为市场、为社会、为人民服务的，市场不是被服务的对象，而是选择购买教育服务的主体因素。

其次，传统行政主管机构的主导位置仍然存在，只是从过去的决定性因素逐渐转化为宏观调控、行政领导和业务指导的综合性因素。从生态决策树模型中可以看出，传统的平行决策模式和垂直决策模式并没有消失，"宏观条件"和"外部竞争环境"尤其是其中的"地方政府的支持"仍然居于垂直关系中的上位，并没有被否定、被替代或退出，这些传统角色和决策流程只是不再单向发挥直接或间接作用，而是更多地向本质目标"服务地方"做辩证地互动，以更加完善的方式完成自己的作用。这种角色定位的调整能够逐渐改变地方高等医学院校在发展规划中"唯上不唯下"的倾向性和局限性，有利于服务于本质目标。

再次，地方高等医学院校的教育服务主体地位得到了提升。这可以从内部因素中"战略定位"的位置提炼而出并提升成为核心因素得出结论。即使是传统起决定作用的外部因素，也需要进入"战略定位"的核心而发挥作用，它不再只是一个一般性的过渡因素，而是越来越在高校战略发展过程中发挥出主导作用，这在总体上符合教育体制改革中不断扩大高校办学自主权的方向。在生态模型图式中，扩大高校办学自主权找到了自主权的出口和落点，就是教育服务市场化，这又符合社会主义市场经济建设的需求。

但是，如同传统决策流程不再能单向发挥作用一样，地方高校主体地位的提升但也不能单向发挥作用，它仍然是决策流程中的一个因素，不仅要对传统因素负责，也要对服务市场负责，因此并不产生主体主导地位的单向决定性作用，可以有效防止随着办学自主权的扩大而产生的战略过程过于唯己的内部倾向。

最后，生态决策树模型使得特异性定位和特色发展成为必要和可能性。在垂直决策策略为主的行政化流程中，规划者只要采取习惯性思维按照"四计划"的工作指标，在院校内部各个基本水平方向的部门和科系下达任务即可，譬如招生计划，各个部门和科系只要对上负责就基本完成任务，不需要去担心生存和发展的问题，没有后顾之忧，因此也就没有必要去思考和探索特异性发展的新目标。但是随着市场经济体系的建设和生态决策树模型的转换，地方医学院的责任目标发生了回归性的变化，战略决策策略流程因此也必须从行政化向市场化转化，大到地方院校本身必须面向市场探索和建立自己的特异性生存，小到内部的各个部门、科系甚至师资人才也都产生了特色发展、质量发展、内涵发展的要求，他们不再是没有后顾之忧，而是从最初的起点目标设计就产生了以生存谋发展、以发展促生存的要求。因此决策模型的系统生态化不是简单地改变了决策流程，而是从目标要求上就发生了特异性改变。

二、发展战略生态决策树模型与 SWOT 分析法的联结

比较一般组织战略规划中常用的 SWOT 模型分析法发现，本研究在三个还原（本体还原、关系还原和本质还原）和四大分析基础上得出的生态决策树模型与 SWOT 分析法矩阵模型有着惊人的相似性，都是从内外部因素的生态循环角度对组织发展战略进行判断和分析，从而得出组织发展战略的选择性规划，差别仅在于本研究的生态决策树模型把内外部因素之外更大的环境因素明确提炼为"服务地方"的市场化因素。这对于我们借鉴 SWOT 分析法具有联结、整合和特异性的意义，因为一方面市场经济体系下教育主体逐渐回归为具有市场性特征的权责主体（组织），具有跟一般组织类似的生存与发展需求，但另一方面它同时仍然要保持公益性服务主体的性质不能变，不是完全的市场化组织，不能完全照搬一般组织的 SWOT 分析法得出的发展战略结论，而是仍然要保持公益事业单位的基本性质，只是同时实现部分由市场配置资源，建立适应社会主义市场经济体系的差异性。这种组织性、公益性、差异性的特征决定了地方院校在运用生态决策树模型的时候可以借鉴 SWOT 分析法，又应该注意到自身特异性存在和发展的特征。参见图 5-12 地方高等医学院校生态决策树模型与 SWOT 分析法的联结：

有论者虽然在研究中列入了对 SWOT 分析法的借鉴，但是由于缺乏对行业特色院校自身特色的战略分析，无法在分析的过程中对接 SWOT 分析模型，使得在得出结论部分并没有实际运用 SWOT 分析法，所以只能给予一般性的指导结论，不具有可操作的实践意义[a]。譬如作者在文中提出，"实施'行业特色大学重点建设工程'，是行业特色高校战略发展之翼。鉴于行业特色高校在国民经济建设中的地位和作用，行业特色高校之间要加强相互沟

a　闫俊凤.我国行业特色高校发展战略研究 [D]. 中国矿业大学，2014：143-144.

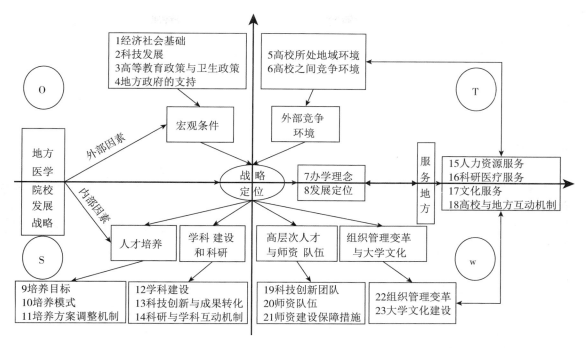

图 5-12　地方高等医学院校生态决策树模型与 SWOT 分析法的联结图

通协调，特别是国家应将高水平行业特色大学纳入我国高等教育重大发展战略规划。通过设立'高水平行业特色大学重点建设工程'，给予专项建设资金和特殊政策扶持，这是行业特色高校实现战略上可持续发展的重要保障"①。分析发现，这个结论针对的不是行业特色高校本身，而是针对国家宏观的高等教育政策设计，而国家宏观的高等教育政策设计不是站在行业特色高校发展战略的单一低层级角度能够进行设计的。实际上，随着我国高等教育管理改制走向"条块结合、以块为主""两级办学、地方为主"的体制之后，绝大多数行业特色高校都已经完成了转制，传统的"行业特色"本身正在进行市场化转型，国家宏观调控的角色已经发生了根本性的改变，怎么可能重回"行业特色、重点建设"的老路呢？显然这个结论缺乏对现状和政策的战略分析，脱离政策和实际情况，无论对于国家还是一所地方高等院校都不具有可操作性。

本研究在质性分析、实证分析和新增战略分析的基础上，实现了与 SWOT 分析法的一致性联结和特异性升级，从而得出如下结论，参见图 5-12：

首先，从外部因素来看，地方高等医学院校同时面临着机会（O）和威胁（T），但机会更多更确定，因此制订发展战略规划的时候应该更多地从机会方面做考量。对于一所地方高等医学院校来说，"地方政府的支持"不仅仅是理论上的影响权重和影响强度，而且是实践上、政策上、财政预算上的确实保证和行之有效的，因此它不像一般的完全市场经济主体那样可能因为竞争而丧失优势，从而被市场淘汰。作为部分市场化配置资源的高等教育主体，高等医学教育服务几乎是全社会、全市场都需要的特色专业服务，只要地方教育和卫生政策大环境不改变，它不必担心自身的基本生存问题，这是地方高等医学院校永远的

---

① 闫俊凤. 我国行业特色高校发展战略研究 [D]. 中国矿业大学，2014：144.

优势，因此也是永远的机会。结合可能性分析阶段的结论，高校改革不应该简单设立一些"去行政化"或"高校自治"的理想主义改革口号，而是应该抓住这个机会，用好这个优势。

其次，"人才培养"和"学科建设和科研"属于地方高等医学院校的常规优势（S）。绝大多数地方高等医学院校在经过半个多世纪的历史发展之后，这种常规优势已经成为其生存和发展的基本条件，但是随着医学新技术、新标准、新理论的发展，传统的常规优势获得了创新发展的新空间。

再次，"高层次人才和师资队伍"具有理论上的重要地位，但是因为地方高等医学院校本身的层级偏低、条件有限而存在人才难得和流失的弱势（W）；"组织管理变革与大学文化"无论从理论上还是实际上都处于弱势地位（W）。

最后，因此，基于各项数据和理论分析及各种模型的整合，本研究得出如下结论，即对于一所地方高等医学院校发展战略来说：

（1）SO 战略，即增长战略，是垂直方向上可持续展望的。

（2）ST 战略，即多元战略，是水平方向上可持续拓展的。

（3）WO 转型战略、WT 收缩战略并不适用于地方高等医学院校。

（4）应该基于部分市场化转型，重点推进和提高特色战略的战略地位，并把特色战略逐渐落实到"高层次人才和师资队伍、学科建设和人才培养"的三位一体上。

三、地方高等医学院校发展的 SO 增长型战略、ST 多元型战略

（一）SO 增长型战略

比照 SWOT 分析法，SO 增长型战略主要分布在生态决策树的垂直方向上，是可持续展望的。之所以可以继续推行 SO 增长战略，是因为地方高等医学院校虽然在国民高等教育体系中处于相对劣势，虽然也确实有些地方高等医学院校被吞并了，但基于其公益性和特色性，宏观条件上的优势和自身优势还是不能被市场化趋势所全部淘汰的，相反，正是可以继续在社会主义市场经济建设中利用的优势。对此规划者可以坚定信心，SWOT 分析和本研究的战略分析支持这个结论。

有论者刘向兵等从大学与企业的组织差异角度得出了大学战略管理的特点，即"大学是二元权力结构的组织，实施战略管理，关键在于取得教师的认同，让他们认识到战略的价值所在；大学是高度异质化的组织，大学要成功实施自己的战略规划，就不但要发挥垂直体系的功用，还要发挥水平体系的功用，不但要发挥上层的主动性，还要发挥基层组织的主动性；大学是高度趋同化的组织，大学战略管理的焦点问题之一就是如何发展自己的优势和利用外部机会，最大限度的回避趋同化现象，强调组织运用的是这种战略，而不是另一种战略；大学组织结构具有'松散关联'的特点，战略管理更为复杂"[①]。该论者提出大学组织的二元权力结构和异质化是具有理论意义的，本研究也分析得出了这个结论，但遗憾的是，由于该文没有对大学战略管理做充足的战略分析，无法在垂直关系和水平关系上还原一所大学和内部组织在战略关系中的地位。

本研究在水平决策树模型和垂直决策树模型中分析和回答了这个问题，并进一步发现，去把握内部的二元权力关系，不如去把握外部因素中的二元权力关系，那会给地方高等医

---

① 刘向兵、李立国. 高等学校实施战略管理的理论探讨 [J]. 中国人民大学学报，2004（5）：140-146.

学院校带来更多的机会和优势，因为在垂直决策树模型中本来存在着一个超越内部关系的外部条件。如果地方院校领导只盯着内部矛盾关系的把握和处理，而外部计划、检查和评估迟早会找上门来，就会把学校拖入院校级别的"内忧外患"之中而不能自拔。从垂直决策树模型中可以看出，地方高等医学院校可能更欢迎一位对外不对内的规划领导者。"对外不对内"并不是"唯上不唯下"，而是要在行政关系允许和支持的情况下去"宏观条件"中寻求对本校整体发展有利、对师资有利、对学科专业发展有利、对提高教育服务有利的各项资源，扩大本校的发展空间和增长优势。只要这种行政支持关系持续有效，那么这个对外向上的 SO 增长战略就持续有效。

结合实际来看，在垂直关系上地方院校争取"往高处走"是合理的，虽然合并、兼并、更名、升格都潮流渐逝，但追求"高大全"并不是一个绝对性的战略错误，可以视实力和时机而定，不必提前做预判说"不能"。

1."高大全"的"高"不是行政层次规格上的高，而是高质量服务的高

中国公立大学由于存在着一种行政隶属关系，属于行政关系之下的事业单位法人，尚不是市场法律关系意义上的独立法人，那么比照行政关系就产生出一个中国特色的高校行政性规格问题，学校领导管理阶层也比照产生行政性序列关系，虽然其自身不是行政机关，但高校一般都有一个副部级、正厅级单位的称号，在社会上沉淀着很强的品牌信誉和认知导向。所以一所高校更名、升格等往往会给社会认知带来新面孔新认知，也会带来冲击。但从垂直决策树模型来看，并不存在因此也不会实质发生这样的层级性变更，因为高校的行政性关系本身是比照产生的，不是基于自身产生的，不会因为自身的更名、升格而产生行政隶属关系的改变。因此地方高等医学院校在规划这种发展方向时一定要提前做好内部预审，避免发生认知误解，带来不必要的社会冲击。四川泸州医学院最后改称西南医科大学，一年内两次更名风波的根源就是自身对其更名可能造成的行政性层级规格误判缺乏内部预审，只是一味规划求高了。教育部最后的答复也反映出对这个问题的官方定调："希望西南医科大学科学定位，办出特色，更好地为区域经济社会和医疗卫生事业发展服务"，意思就是同意更名，但是仍以服务区域为主，不存在层级性的变更。另据《人民日报》报道，教育部相关负责人明确表示，"变更为'西南医科大学'并不意味着学校层次规格的提高，而是反映了教育部和四川省希望该校利用其地域优势，发挥其办学特色，更多承担服务西南地区基层医疗事业的功能定位"[①]，意即高不是高在层次规格名称上，而是高在服务功能上。

2."高大全"的"大"不是大拆大建的"大"，而是大社会、大市场的"大"

参见图 5-9"地方医学院校发展战略可能性战略定位策略图"，其中最反映战略规划之"大"的就是"服务面向"。在有此项规划的 26 所地方高等医学院校中，有 24 所提出要面向全国，25 所面向本省，只有 8 所面向区域、9 所面向地区，更有 5 所提出要面向世界。不同的服务面向，就要有不同的基础建设和基本设施去适应，于是地方高等医学院校就开始了大规模工程建设。地方高校要适应高等教育大众化、普及化发展，不可避免地要扩大规模，但这是发展的硬件基础，不是目标，而这个基础也要以大社会、大市场为参照基准，而不是盲目扩大，为了扩张而扩张。地方高等医学院校本身应该以服务区域、服务基层为目标，再扩大也大不过社会、大不过市场，超出本地实际需要和实际能力的大拆大建将会

---

① 蒋子文．西南医院反对声中，教育部公布四川医科大学更名西南医科大学．澎湃新闻网，2016-01-28.
http://www.thepaper.cn/newsDetail_forward_1426283.

付出高额的成本代价，诸多地方院校举债扩建、还贷危机已经成为地方政府头疼的议题。

3. "高大全"的"全"不是全科全专业的全，而是全程服务的"全"

参见图 5-9"地方医学院校发展战略可能性战略定位策略图"，其中最反映战略规划之"全"的是"专业学科"。35 所地方高等医学院校都有此项规划，其中 100% 提出要增设医学相关学科，60% 要增设综合学科。似乎从文本上看，一所地方高等医学院校要医、理、工、文、管、法都增设增办，结合前面那个"大"的规划指标，难道这是要发展成为世界性、综合性大学吗？这显然是不可能也没有必要的，你只要以全程做好"医学精英教育"这个特色就好了。当然规划者可以说，这是为了抢生源，为了全方位服务学生等，但有没有从学生的角度考虑一下这个设计是否适合服务对象的需求呢？再说一所医学院校办开开工学、文学、理学，拿弱势项目去跟一所综合性大学的强势项目同台竞争，能够抢到什么水平的生源呢？

可见，在生态决策树的垂直方向上，把握高质量、大市场、全程服务的三个要领，地方高等医学院校还是有着积极的增长发展空间。即使在高等教育基本完成改制和国家两大战略发展方向调整的今天，无论是提高办学层次还是类别，或者向上被兼并、同级合并、向下吞并都仍然是对学校整体利益有战略意义的。

（二）ST 多元化战略

ST 多元战略主要分布在生态决策树的水平方向上，是可持续拓展的。之所以要大力推行 ST 多元战略，是因为地方高等医学院校虽然继续保持一些传统优势，但是随着社会主义市场经济建设的深入推进，其所面临的"外部竞争环境"越来越严峻，部分由市场配置资源、市场化生存的基本格局已经确定，没有后退的可能，基于服务、面向市场的高等教育办学如逆水行舟，不进则退，因此需要正面积极应对，开展多元化发展战略。对此地方高等医学院校的规划制定者可以增强信心，SWOT 分析和本研究的战略分析支持这个结论。

1. ST 多元发展战略主要是针对水平方向上内部因素而言

参见图 5-12"地方高等医学院校生态决策树模型与 SWOT 分析法的联结图"，ST 多元发展战略主要是就内外部影响因素的内部因素而言的，包括"人才培养""学科建设与科研""高层次人才与师资队伍""组织管理变革与大学文化"等。

首先，它们之间不存在垂直方向上的行政隶属或管理关系，主要是水平方向的平行并列关系。在一所地方高等医学院校组织内部水平方向上支持和允许不同部门、不同模式走向创新创造、多元并举，充分展现各自的实力，发挥各自的特色，完成"少而精"的自我实现目标。可见，多元战略不是指向"高大全"，而是指向"少而精"。"高大全"与"少而精"不是矛盾的两个方面，而是不同的两个发展方向。前者侧重于垂直方向对外开放，后者侧重于水平方向对内改革，可以实现多元并举、多元并存、互相支持、相辅相成。

其次，在垂直方向上容易发生不平等对待，包括政策不对等、预算不对等、机会不对等等，譬如政府重点扶持国家"211""985"大学、国家重点学科和实验室、重点院校等都属于不平等对待模式。地方院校本来在这种垂直关系中处于相对低位，但却仍然可能沿用这种习惯性行政思维，在对内多元发展中采用不对等做法，而忽略内部多元发展本身并不是垂直关系，不能习惯性地采用行政做派，结果可能无意中造成在内部组织中出现"劣势中的劣势"现象。若仍然持续采用不对等策略，譬如一个 5 年规划期内甚至更长的规划期内持续采取不对等的偏向性，必然会导致发展不平衡，可能内部重点扶持的部门或科系多年不出成果，而一般性扶持的却最终实现了自我突破，成为独具特色的一个部门或科系。

2．ST多元发展战略可以导向多模式、多渠道、多学科、多组合的齐头并举，又要避免出现内部过度竞争甚至互相否定的内耗零和格局

首先是地方院校在5年或10年期战略规划内除了规划上级主管部门的指令性任务和院校级的战略任务外，适当给予内部"多元并举"任务以校级授权并设置备案制度，使其获得战略规划意义上的适当自主性地位，便于各部门、各科系及至个人提前自主规划、自主责任、自主权利和义务。适当授权各部门、科系统一规划下自主探索的便利，便于调动各层各级的内在积极性，譬如招生部门探索自主招生模式，培养部门探索自主培养模式，科研部门探索自主科研模式，人事部门探索自主聘任模式，基建部门探索自筹经费模式，后勤部门探索自主保障模式等，同时院校积极设立必要而适当的备案、检查、监督和评审制度加强宏观指导，鼓励在院校统一规划下集思广益，多头努力，多元发展，多头结果。

其次，在规划之外不另立，尤其是不随意设立新的临时性目标任务，不临时起意更改既定统一标准，尤其是不能轻易临阵换将，让已经适当自主开展的各层各级多元并举的措施措手不及，或不得不做出重大修订，从而造成"计划不如变化快"的恶性循环现象，那样就等于变相否定了"统一规划、多元并举"的初始设计。2016年7月1日中国共产党成立95周年大会在北京人民大会堂隆重举行，习近平总书记跨越历史和未来，高瞻远瞩地提出了"不忘初心、继续前进"的伟大号召，他的远见卓识也可以应用到地方高等医学院校的内部改制过程中，体现出"不忘初心，方能继续前进"的实践指导意义。

再次，推行多元并举策略时注意不要在不同的部门科系或同一个部门科系中不同分组之间设置可能引起直接矛盾甚至冲突的目标和任务。保持内部适当竞争对于调动内在积极性、提高组织内部运转的效率是非常必要的，但是如果竞争导致出现直接矛盾甚至冲突的内耗局面，就可能产生零和的结果，破坏组织的整体利益。因为对于组织而言，永远是整体利益大于局部利益的，统一高于矛盾的，但是如果初始设计上考虑不周不够严密，使得目标任务设计的潜在矛盾性上升，那么等到实际过程中矛盾无法解决的时候就会爆发冲突，破坏院校的整体利益。譬如科研部门的适当自主探索科研模式可能就与人事部门的自主探索聘任模式存在高层次人才引进和聘任问题上的矛盾，如果科研部门力主引进，而人事部门力主编制，就会在同一个问题上产生内部的自相矛盾，最后的解决方法要么是一方放弃自己的目标，要么是上级部门介入，无论如何在整体上破坏意义大于建设意义。但如果在最初设计上设立统一协调机制，或者特事特议机制，可能就不会出现直接矛盾或者需要上级介入的局面。

3．ST多元发展战略应该立足于统一定位、多元服务的出发点

基于本研究前述统一性分析、可能性分析和特异性分析，地方高等医学院校在进行战略定位、规划多元发展战略时需要明确一个基本问题，就是战略定位和多元规划自身不能作为自身的出发点和目的地，而是最终应该立足于统一且又存在多方面属性的服务对象需求那里。

参见图5-12"地方高等医学院校生态决策树模型与SWOT分析法的联结"，组织在设计多元发展战略的时候，虽然从内部因素的角度看，最初是从战略定位开始的，在内部组织关系上也只能从这里开始，但是战略定位的最终目标和责任对象不是"地方院校"一个名称，而是能够决定地方院校生存和发展模式的"服务地方"。仅从战略定位出发，或者仅对内部因素服务，不对外部因素服务，不建立"以服务为中心""以学生为中心""以人才为

中心"的战略决策和导向思维,那么会使得多元战略成为一个僵化的死板的战略,没有目标,只有出发点,在地方院校多元发展规划实施过程会发生政出多门、朝令夕改、无的放矢的大幅度、大面积、经常性波动现象。

4.多元发展战略不偏离国家关于行政事业单位"公益二类"的宏观定位

多元发展战略的多元设计、多元服务应该仍然服从国家政策和加强宏观管理的制度,而不能偏离国家的宏观制度设计和地方高等医学院校的公益二类的政策定位。首先是把握公益性,不能以赢利为目的完全走教育产业化、市场化的路子,既然接受国家宏观管理又享有国家财政拨款,就要履行国家赋予公立教育的公益义务和责任。其次把握"二类性",要正确理解和接受高等教育是非义务教育的属性和实际意义,高等教育办学不可能像计划经济时期那样完全依靠政府了,从2014年全国10多个省份提高高等教育学费、2016年又有不少省份通过听证会提高学费的实际情况看,现在单一依靠政府的发展模式也是举步维艰的,多元发展战略是社会主义市场经济体制下高等教育走向大社会、大市场的必然选择。国家加强宏观管理的同时允许部分市场化,允许部分资源实现市场化配置,地方高等医学院校就应该理直气壮地走出校门,走向市场,实现有机对接,早日盘活市场经济体制下部分教育资产。

(三)WO 转型战略、WT 收缩战略不适用于地方高等医学院校

参见图 5-12 "地方高等医学院校生态决策树模型与 SWOT 分析法的联结",W 型战略主要有两种即 WO 转型战略与 WT 收缩战略。

WO 转型战略是基于外部宏观条件的优势和机会存在,但自身相对劣势明显,无法继续按照原有模式实现生存和发展,但是又不能和不愿意主动放弃外部优势和机会,于是选择改变自己原有的生产或服务技术,向新技术、新服务、新领域转型,从而逐渐脱离旧的生存和发展模式,试图建立适应外部优势和机会的新模式。但是很显然,新的生产或服务领域、新的生存与发展模式在组织发展战略的基本方向上都是脱离甚至否定了原有的模式,是否能够在新模式下生存和发展还是一个需要在发展中解决的新问题,尚是个变数不是定数,因此新发展模式存在着很大市场或服务风险。

WT 收缩战略是指外部宏观优势和机会逐渐消失,相对竞争劣势不断扩大,而自身不具备技术或服务更新升级的能力,自身劣势已基本不可逆转,既不具备增长或多元扩展的能力,也不具备转型生产或服务的能力,只好在原有模式下收缩战线,关闭研发、分部门、分校区或分中心等,力图在原有的生存和发展模式里保存有限的实力,以不被原有市场完全淘汰为目标,力图东山再起也未必不可能,当然也可能走向最终不得不完全撤出市场或服务领域。

WO 转型战略和 WT 收缩战略都是完全从自身的相对弱势地位和竞争劣势出发的,自身又不可能掌控外部宏观条件和竞争形势,基本上是一种可能造成市场或服务退出的失败战略。但这不适用于地方高等医学院校,因为对于一所地方高等医学院校,既存在着外部优势和机会,又存在着内部的专业优势和地方服务特色,虽然竞争劣势存在,但不是矛盾问题的主要方面。如采取转型或收缩战略,放弃先天性的优势,放弃自主发展的机会和动力,甚至放弃自己的公益教育服务的义务和责任,是非常不明智的退守战略,就如你主动放弃了政府财政投入和政策利好空间一样,偏要自谋生路,是自己选择了自我否定的发展路线。可知,两个 W 型战略会让一所地方高等医学院校逐渐被淡出、边缘化、兼并及至完

全退出、消失，不再是一个高等教育的主体了。因此，除非"宏观条件"和"外部竞争环境"发生了根本性、转折性、不可逆的变化，否则地方高等医学院校不适用采取 W 型发展战略，本研究遂不予展开讨论。

第六章　地方高等医学院校发展战略及措施

本章在地方高等医学院校发展战略影响因素实证分析和基于影响因素量化数据的战略性分析基础上，基于地方高等医学院校发展战略生态决策树模型、地方高等医学院校发展战略生态决策树模型与 SWOT 分析法的联结图，并针对 SO 增长型战略和 ST 多元化战略的具体化要求，提出地方高等医学院校发展战略及措施，以解决当前地方高等医学院校发展过程中存在的突出问题。战略选择不仅是功能性分析的结论输出，实际上也是垂直方向上可持续展望的 SO 战略（增长战略）和水平方向上可持续拓展的 ST 战略（多元战略）具体战略举措的体现。

第一节　科学确定地方高等医学院校的发展战略定位

从地方高等医学院校发展影响因素二级、三级指标体系和可能性分析来看，战略定位位于权重指标体系第一梯队；从其影响因素二级指标与发展战略相关性系数来看，战略定位也是最高的。战略定位无论是在影响因素权重中，还是在影响因素相关性分析中，都是处于核心地位，对地方高等医学院校发展影响最大。从图 5-12 "地方高等医学院校发展战略生态决策树模型与 SWOT 分析法的联结图"中也可以看到其核心作用。定位理论揭示，办学定位是一所高校的顶层设计，是高校制定发展战略的核心内容，也是地方高等医学院校走出同质化发展模式的关键。地方高等医学院校要在认真分析国家经济社会发展、区域卫生事业需求和自身所处环境的基础上，紧密结合学校的办学历史、现状，科学合理地确定自己的发展战略定位。

一、地方高等医学院校发展战略定位的原则

（一）高等医学教育发展形势与学校历史使命相结合

我国高等医学教育的新趋向是高等医学教育的地方化、多样化、社会化、国际化、现代化、终身化。随着临床医学专业认证的推进，医学精英教育的属性逐渐回归。地方大学服务地方是其核心办学理念。地方高等医学院校要不断研究国家和地方政府对高等医学教育的新要求、新任务，不断调整优化发展思路及办学定位，把自身的发展定位和国家高等医学教育发展形势紧密结合，紧跟时代发展步伐，以服务地方经济社会发展和满足区域，特别是满足基层卫生需求为己任，承担起建设"健康中国"的新任务。

（二）社会对人才的需求与学校办学优势相结合

高校以为社会输送高级合格人才为主要职能，理应根据社会需求及时调整人才培养规格。地方高等医学院校应该树立主动服务区域经济和卫生事业发展意识，紧密结合区域经济社会发展和卫生人力资源需求，培养适应地方经济社会发展需要的应用型人才。同时，充分考虑和挖掘自身办学优势，强化自身的竞争优势。地方高等医学院校可以从办学历史、学科专业、地缘位置、人才培养等方面寻找自己的优势，进一步凸显优势，形成鲜明办学特色。

（三）教育教学质量与办学规模均衡发展

决定地方高等医学院校竞争力和社会影响力的关键因素是教育教学质量，而不在于办学规模。但在当前地方高等院校财政拨款机制下，教育教学质量和办学规模是一对矛盾，地方高等医学院校大多办学经费紧张，且办学经费来源单一，高校管理者不得不靠扩大办学规模来增加办学经费，在一定程度上牺牲了人才培养质量，从长期来看，对地方高等医学院校发展极为不利。地方高等医学院校在科学确定办学定位时，要遵循教育教学质量与办学规模协调发展，坚持教育教学质量优先发展原则，时刻牢记教育教学质量是学校生存发展的根本前提，这是办学的生命线，以牺牲教育教学质量为代价的规模扩张必然是舍本逐末，后患无穷。

（四）办学特色与办学层次协调发展

高校的办学类型不同决定着办学定位有不同的层次，研究型大学与教学型大学，其办学层次定位肯定是不一样的。高校在保证其教育教学质量和人才培养质量的前提之下，努力提高办学层次和办学水平，突出各自办学特色，提升竞争力，这符合高等教育的发展规律。关键是坚持办学特色优先于提高办学层次的原则，因为办学特色不受办学类型及办学层次的影响，不同类型、不同层次的高校经过自身的发展后都可能形成自己的特色和优势。地方高等医学院校满足地方经济社会发展对卫生人才的需求是其根本的服务面向，理应突出为地方经济社会发展服务的意识，努力培养适应区域经济社会发展需要的高级应用型人才。再者，地方高等医学院校在一定时期内获取的教育资源是有限的，使有限的教育资源发挥效益最大化是其重要任务，所以地方高等医学院校应将这些有限的资源用于有限的发展目标定位，不应追求办学规模及办学层次的过度化，坚持有所为，有所不为，集中有限资源，做大做强自己的特色和优势，增强自身核心竞争力。

（五）立足实际和面向未来相结合

高校自身的软硬件办学条件是进行科学定位的重要基础，高校如何克服劣势，最大限度发挥自身优势是进行科学定位时需要认真考虑的因素之一。地方高等医学院校的教学现状、科研现状、师资队伍现状、管理水平现状以及办学经费现状等都使得其发展限定在一定范围之内，不允许其无限制地扩大办学规模和发展领域。因此，地方高等医学院校在确定办学定位时必须坚持一切从实际出发、实事求是的原则，既要充分考虑自身办学现状，又要考虑未来发展趋势，定位时有一定的前瞻性，使办学定位具有一定的科学预测性和实际可行性，从而达到鼓舞人心、催人奋进的效果。

二、地方高等医学院校发展战略定位内容

（一）办学目标定位

办学目标是一所高校的奋斗目标或发展方向，是这所高校在高等教育领域中所处的地位或扮演的角色，是对自身未来发展趋势以及发展方向的科学设计。在设计目标定位时，要考虑学校的人才培养类型、科研水平以及学校的办学基础。潍坊医学院办学目标定位是："坚持内涵发展、特色发展，着力打造办学优势和人才培养品牌，逐步把学校建设成为特色鲜明、办学水平居省内同类院校前列并在国内具有较大影响的教学型医科类大学"。该目标定位充分考虑到了潍坊医学院自身办学条件、发展潜力、社会背景等因素。"坚持内涵发展、特色发展，着力打造办学优势和人才培养品牌"符合当前高等教育提出的要求，山

东省教育厅于 2011 年提出《山东省高等教育内涵提升计划》要求，高校坚持内涵发展，科学定位，突出优势，强化特色，不断提高人才培养质量和办学水平，增强服务全省经济社会发展的能力，按照应用基础人才、应用人才、技能人才三个培养方向，对全省高校实行分类管理，学校在确定发展目标时充分考虑到山东高等教育这一发展形势和要求。在山东高等医学教育历史上，潍坊医学院办学质量仅次于原来的山东医科大学和青岛医学院，后来这两所学校分别合并到山东大学和青岛大学，以发展研究生教育为主，潍坊医学院重点以本科医学教育为主的优势凸现出来。2008 年学校以优秀成绩通过教育部本科教学工作水平评估，人才培养质量和办学特色得到教育部专家组的充分肯定，目前是全国卓越医生教育培养计划项目试点高校，因此办学目标定位于"居省内同类院校前列并在国内具有较大影响"是符合实际的。学校是山东省应用型人才培养特色名校，培养基础厚实、作风朴实、工作扎实，高素养、高技能、高潜力的"三实三高"应用型人才，满足服务区域经济社会发展是学校人才培养目标，所以定位于"教学型医科类大学"也是科学合理的。

（二）办学规模定位

办学规模是一所高校各项主要办学指标的数量范围，主要包括在校生数量、师资规模、学科规模和校园基础设施数量等，其中，在校生数量是其他指标的依托和基础，是衡量学校办学规模的最恰当指标。影响学校办学规模的因素包括外部因素和内部因素两个方面：外部因素主要包括社会对人才的需求、办学经费来源、政府对学校的扶持政策等，其中经费来源是决定办学规模的关键因素；内部因素主要包括学生的平均收益和学生平均成本之间的关系、学校办学资源配置和使用效益之间的关系、学校总体发展规模和每个学科专业发展规模之间的关系等。办学规模并不决定办学水平的高低，办学质量和办学效益才是高校发展的关键。因此，学校在确定办学规模时要考虑教育资源利用是否充分、教育资源的效益是否最大化、办学规模的扩张是否在可承受范围内等。地方高等医学院校的发展规模要保持规模、质量和效益的有机统一，具体要考虑以下几点：一是要做到以效益为核心实现办学规模适度发展；二是使生师比保持合理区间；三是在所承受的范围内提高院系及专业发展规模。例如，山东省省属医学院校多，招生规模大，而区位优势不足，教育经费缺乏，教学条件资源和实践教学基地资源有限，应把重点放到提高教育教学质量和办学水平上，坚持内涵发展，主动调整优化专业设置，对就业率低的专业暂停招生，在制定学校"十三五"发展规划时，适度控制在校生规模，临床医学专业每年招生控制在几百人，在保证办学质量的基础上，实现办学规模和效益的适度发展。

（三）办学类型定位

当前高等教育领域学者通常把高校类型分为研究型、教学研究型、教学型三大类。也有学者分为四类，即研究型、研究教学型、教学研究型和教学型。不同类型的高校在科学研究、人才培养、社会服务、文化引领等方面在高等教育领域发挥的功能和作用是不同的。研究型本科院校对科学研究、科研成果转化要求相对较高，主要培养具有较高学术水平、未来从事高深知识研究的科研人才；教学型本科院校以教学为主要职责，对科研水平要求低于研究型大学，主要培养应用型人才；在前两者之间还可以细分为重视科研的研究教学型院校和更为重视教学的教学研究型院校。地方高等医学院校属于省属高校，只有中国医科大学、天津医科大学、首都医科大学、南京医科大学等几所学术研究水平较高的地方高等医学院校，确定为教学研究型大学，其他地方高等医学院校均应属于教学型、应用型大学。

在类型定位上，定位为教学型，培养的人才以应用型为主，培养适应我国经济社会和卫生事业发展需要、具有强烈社会责任感、富有创新精神的应用型高素质医学及相关人才。

（四）办学层次定位

办学层次是指学校在高等教育系统中所处的地位，代表着学校的办学实力和办学水平，不同层次的学校在人才培养、学术贡献、社会服务等方面的功能和作用不同。研究型大学明显的特征是学科综合性强，培养的人才层次主要是研究生。教学研究型大学培养的层次以本科生、硕士生为主。教学型大学以培养本科生为主，也培养少量硕士生和专科生。地方高等医学院校大多是以本科教育为主，但有少量学校招收研究生的比例在逐年增加。潍坊医学院于 1958 年开始本科教育，人才培养质量高，学校办学层次定位为："以本科教育为主，积极发展研究生教育，适度开展继续教育和留学生教育。保持规模、结构、质量、效益协调发展。"这种定位既考虑到学校办学实际，又考虑到高等医学教育发展形势，较为科学合理。

（五）学科专业定位

学科专业定位是一所高校在高等教育领域中着重设置建设的学科专业领域。我国高校学科属性大体分为三类：单科性大学、多科性大学和综合性大学。地方高等医学院校由于主客观因素，不可能走学科专业全方位发展之路，在定位时应该坚持"有所为有所不为"的原则，集中精力发展优势学科和强势专业，增强自己的核心竞争力。地方本科院校在专业学科定位时应考虑以下因素：一是以社会需求动态调整专业设置，专业设置以社会需求为导向和目标；二是以本校优势学科带动相关学科发展；三是以"应用性"为导向进行应用型学科专业群建设。地方高等医学院校应该是单科性大学，既然是医科类大学，就应该把医学作为自己主业，其他可以发展医学相关专业，如果发展与医学不沾边的专业学科，不仅专业学科基础不牢，而且缺乏生命力。潍坊医学院经过多年的发展，现有 16 个院（系），24 个本科专业，形成了以培养"三实三高"应用型医学人才、卫生管理与卫生监督执法人才为主体，以培养医用理工类专业人才为补充，医文结合、医理渗透、相互融合、协调发展的医学类、管理人文类、理工类三大优势专业群。

（六）服务面向定位

服务面向定位是指高校以社会发展需求为出发点，通过人才培养、科学研究及文化传承创新，发挥自身人才和科研优势，为经济和社会发展提供一系列活动。地方高等医学院校应然是为区域地方经济社会和医疗卫生事业服务。潍坊医学院是山东省省属普通本科高校，位于山东半岛中部沿海开放城市——潍坊市，东邻青烟威经济比较发达地区，西接济南都市圈，南与鲁南经济带相连，北靠京津冀都市圈和环渤海经济圈，承东启西，联通南北，交通发达，地理区位条件十分优越。生源地以山东考生为主，其他少部分面向全国 31 个省（市、自治区）招生。学校办学历史久远，文化积蕴深厚，学风教风扎实，人才培养质量高。学校在省内率先建立了集医疗服务、卫生管理、卫生监督三支队伍的人才培养体系。因此，学校服务面向定位为："立足山东，面向全国，为区域医药卫生事业、卫生管理、卫生监督及相关行业建设发展服务。"

（七）办学特色定位

特色的本质就是"人无我有""与众不同"的不可替代性。"以特色求发展"已成为认识主流和不争的事实。办学特色是学校的亮点，是学校在教育市场中具有竞争力的表现。高校办学特色的形成既受办学历史的影响，也受实践办学的制约。办学特色表现为人无我有，人有我强，人强我优，人优我新的特点。办学特色可体现在不同的方面：例如教育理念、人才培养模式、内部治理体系、学科专业设置、人才培养品牌等等。高校在凝练办学特色定位上，既要考虑学校的办学传统、学科专业设置等内部因素，又要综合考虑学校的服务面向、社会对人才需求的特殊性以及学校所面临的外部环境。潍坊医学院坚持"厚德载医，塑心树人"育人理念，以职业素养和实践能力培养为主线，不断深化教学改革，创新人才培养模式，形成了特色鲜明的人才培养模式，人才培养质量受得社会广泛好评。

一是文化熏陶与榜样激励并重的重医德特色。潍坊医学院在医德教育方面具有传统优势。1982年在全国医学院校率先制订了《实习医师医德规范》，提出了第一个医学院校毕业生誓词；筹备成立了全国高等医学院校医学伦理学教学研究会；《新编医学伦理学》教材获国家优秀教材二等奖。医学伦理学成为省级精品课程，《医学伦理学教学改革研究》获山东省高等教育教学成果一等奖。在60多年的办学实践中，学校始终坚持"厚德载医、塑心树人"，在不断完善学生医学知识学习体系的同时，精心构建学生医德素质培育体系，把人文素质培养与科学素质培养、医德教育与医术教育、教学生做人与教学生做事有机统一起来，致力培养"德术双馨"的医疗卫生人才，彰显了鲜明的办学特色。

二是博雅教育与专业教育并重的厚基础特色。实施了书院制，设立了乐道书院、济世书院及孔子学堂，开发、构建了书院通识教育课程体系。立足应用型人才培养目标，坚持"三个并重"，即通识教育、专业教育和创新教育并重；理论教学、实践教学和探究学习并重；基础理论、临床技能、临床思维并重的原则，以胜任力为导向，不断优化完善课程体系。突出知识、能力、素质全面培养，把医德和人文素质教育贯穿全过程。重视临床思维能力培养，实施以临床问题为引导和基于器官/系统整合的课程模式改革，促进基础与临床融合。强调基本理论、基本知识、基本技能培养和全程性综合素质养成，为学生成长成才与全面发展奠定坚实基础，形成了基础厚实的人才培养特色。

三是早临床、多临床、反复临床的实践特色。潍坊医学院强化全程性实践能力培养理念，坚持早期接触临床，多模块实践实训，全程性贯穿医学人文教育，构建了以实验教学、专业技能训练、见习和实习、科研训练、社会实践五大模块为载体，集基础性实践、专业性实践和综合拓展性实践三位一体的模块化实践教学体系，重点突出了临床能力培养，提升了学生的临床操作技能水平。学生参加第二届和第三届全国高等医学院校大学生临床技能竞赛，连续获得全国总决赛团体二等奖、华东赛区团体一等奖，获华东赛区3个单项项目冠军；在山东省南丁格尔应急救护技能比赛中，获高校组第一名。医学生实践能力培养成为学校人才培养的特色和亮点，《中国教育报》以"实践重能力，厚德育人才"为题予以专题报道。

四是以临床能力为核心的"三实三高"人才品牌。在多年的办学实践中，学校致力于培养基础厚实、作风朴实、工作扎实，高素养、高技能、高潜力的"三实三高"应用型人才，毕业生培养质量高。山东省医学领域3名中国工程院院士中，谢立信院士在医工作25年，于金明院士是医79级毕业生。加拿大医学科学院王睿院士是潍医77的毕业生。60多年来，学校培养了10万名"三实三高"应用型医学及相关人才，为山东省经济社会发展，特别是医疗卫生事业发展做出了重要贡献。"下得去、用得上、干得好"，"三实三高"成为学校培养人才的最好诠释，人才培养特色在《光明日报》头版头条、《大众日报》《中国高等教育》等进行过专题报道。

第二节　创新以医学精英教育模式改革为重点的医学人才培养体系

人才培养是大学立身之本和根本职能。如何在高等教育大众化背景下，坚持医学精英教育属性，改善人才培养模式，创新人才培养体系，满足新医改和基层对卫生人才的需求，培养大批合格的"下得去，留得住，用得上，干得好"的应用型医学人才，是目前地方高等医学院校应该重点考虑的发展路径。

一、明确应用型医学人才培养目标

人才培养目标是高等教育人才培养质量的前提。地方高等医学院校的人才培养目标，应主动适应区域卫生事业发展需求，在注重人才培养共性因素的同时强调人才培养的特色与个性。

重点医科大学和重点综合性院校学术力量雄厚、科研力量集中，在生源质量、地域条件、师资水平、资金投入、政策倾斜等方面具有得天独厚的优势，其培养的医学人才主要定位为研究型、学术型医学专门人才，其学制有五年制、七年制、八年制等多种，人才层次涵盖本科、硕士、博士，人才服务面向覆盖全国、面向世界。地方高等医学院校作为我国高等医学教育体系的重要组成部分，承担着全国 80% 以上的医学人才培养任务，肩负着为地方和区域发展培养大批应用型、技能型医学人才的重要任务。在这种前提下，地方高等医学院校应用型人才的培养成为其区别于其他办学类型、层次高等医学院校的重要特征。地方高等医学院校应始终坚持服务于区域医疗卫生行业发展需求的原则，为我国新医改背景下医疗卫生事业培养出急需的人才，而且也只有满足卫生服务需求培养一大批"下得去，留得住，用得上，干得好"的应用型人才，为提高全民的健康水平贡献力量，地方高等医学院校才能获得更好的发展机遇与前景。目前，面向农村基层就是培养全科医生。全科医生是一类复合型人才，主要在农村基层承担预防保健、常见病多发病诊治、病人康复和慢性病及健康管理等一体化服务，是居民健康的"守门人"。现在全科医生的培养模式是以"5+3"为主体、"3+2"为补充。"5+3"就是先接受 5 年的临床医学本科教育，再接受 3 年的全科医生规范化培训或 3 年的临床专业专业学位教育后，取得执业医生资格证。"3+2"就是对到经济欠发达地区工作的 3 年制医学专科毕业生，可以在国家认定的培养基地经 2 年临床技能和公共卫生培训合格并取得执业助理医师资格证。

二、从人才培养质量上坚守医学精英教育属性

坚守医学的精英教育属性，就是要提高教育教学水平，保障医学生的人才培养质量。

（一）建设人才培养质量标准体系

在信息技术、网络技术、知识经济飞速发展的时代，地方高等医学院校的人才培养密切结合卫生事业发展需求，以培养临床医师等实践型人才为主，注重医学人文教育、临床实践能力培养，提高医学人才应用能力。应用型人才的培养目标作为地方高等医学院校人

才培养目标，要求突出应用性，满足区域对基础知识扎实、临床实践技能高超、人文素养较高、富有创新精神人才的需求。因此，地方高等医学院校要建立人才培养质量标准体系，克服传统培养模式缺陷，创新教学方式，加强医学人文教育，提高医学生沟通能力和医德素养。加强医学生临床实践教育，增加临床教学时间，提高学生分析和解决临床问题的能力。地方高等医学院校人才培养质量标准体系的建立应在兼顾人才培养目标的适应性、发展性、前瞻性和多样性等要求统一的基础上，坚持"宽口径、厚基础、强能力、高素质"的原则，建立一套覆盖医学生基础知识、临床实践技能、医学人文素养等全面素质要求的质量标准，以人才培养目标和基本规格为导向建立标准，把质量标准落实到医学教育的课程设置、专业设置教育教学活动各个环节和层面，提高医学人才培养的质量。

（二）积极开展医学教育认证

医学教育认证是医学教育国际化的趋势，也是我国医学教育走向国际化必然趋势。根据面向国际标准本土化的中国医学教育标准积极开展医学教育认证，会对我国医学教育发展与改革起到极大推动作用。医学教育专业认证是关于医学教育质量的外部审核机制，其标准涵盖医学教育的人才培养目标、课程设置内容、师资队伍等等，是促进医学人才培养标准化，提高医学教育质量的重要途径。由医学教育专业认证委员会对地方高等医学院校的医学教育各项工作与成果进行标准化认证，对达到或超过医学教育质量标准的专业给予认可，一方面通过对地方高等医学院校的医学教育质量进行系统、客观、公正的评价，向社会和公众提供地方医学院校医学专业教育质量的权威判断。另一方面，能够不断推动地方医学院校医学教育改革，促进医学教育标准化，提高教育质量。因此，积极进行专业认证对地方高等医学院校意义重大。地方高等医学院校应该在构建自身医学教育专业认证体系的同时，向综合性医科大学学习，促进医学教育不断改革，保证医学教育质量，提升人才培养的竞争力。

（三）推进人才培养模式创新

第一，改革教学制度。一是实行学分制，突破流水线式统一的人才培养模式，给予学生更多的课程选择等自由，适应医学人才个性化发展和多样性人才需求。二是实行弹性学制，允许学生依照个人能力和实际条件，安排修业年限；允许学生休学创业，对学习的进度进行调节，修满学分即可毕业。三是实行主辅制。依托学校丰富教学资源，针对各类医学人才培养目标，开设多样化辅修专业，制定有效的辅修教学计划，通过主辅修制度适应经济社会发展对多规格医学人才需求。

第二，优化专业结构。目前，我国地方高等医学院校学科专业发展定位多为"以医学学科为主体，积极发展医学相关学科，实现多学科的交叉渗透，协调发展"，服务面向定位多为"立足本省，面向全国，服务基层"，人才培养定位多以培养"基础扎实、素质良好、实践能力强的应用型人才"，发展定位比较合理。但也存在一些地方高等医学院校发展定位片面追求大而全，不能及时调整优化专业结构，不断丧失其医学特色，优势特色学科逐渐被削弱，导致学校人才培养质量下滑。全国地方高等医学院校几乎都开设了临床医学、预防医学、口腔医学、医学影像学等医学类专业，但同时应结合当前我国公共卫生、精神卫生等领域人才短缺现状，结合地方人才需求与区域医学特色，优化专业设置，发掘专业口径，满足社会人才需求，只有这样其培养的人才才会被社会接纳。专业学科建设上形成梯度与层级，正确对待医学与医学相关专业之间存在的差异性。在人才培养目标与规格、课程体系与教学内容、教学方法与教学手段、各主要教学环节安排等方面，科学设计和实施凸显本校特色，使人才培养模式改革切实可行又行之有效，宏观、中观、微观层次分明。

第三，重构课程体系。地方高等医学院校重构医学课程体系关键在于以提高医学生岗位胜任力为核心，加强课程整合。在"以学生为中心"的教育理念指导下，改变传统以学科为中心的课程教学模式，打破学科壁垒，整合课程内容，使学生形成更加紧密、有机的整体知识结构，更加符合学生对知识学习的认知规律和逻辑思维能力，提高学生对知识的综合分析与创新思维能力。在临床医学专业基础医学部分实施"以器官系统为中心"的医学基础课程整合，临床医学专业课程实施"以疾病为中心"的课程整合，实验课程也进行机能学、形态学、解剖学等的课程整合，整合重组实验内容，以学科交叉融合为切入点，开设思维拓展和潜能激发的综合性、设计性、创新性实验，提高学生应用知识的能力和临床思维与实践能力。

第四，改革教学方法和考核方法。当今互联网时代，知识总量急剧增加、更新速度空前加快，知识大爆炸迫使地方高等医学院校应着力提高学生自主学习能力，鼓励教师通过交流研讨、探索与实践，坚持"以学生为中心"的教学思想，以新的课程观、教学质量观为导向，鼓励教师创新教学方法，突破传统的"知识型"教学向"知识、能力、素质"融合的教学转变，实行以学生自主学习为导向的教学方法，如开展 PBL 教学法、TBL 教学法、启发式、参与式、讨论式等教学方法，以问题为导向，学生为中心，激发学生学习积极性，强化其沟通、协调等能力，促进学生间互相帮助、互相启发与团结协作，努力培养学生临床思维与能力，提高学生团队精神和发现问题、解决问题的综合能力。在"互联网+"时代，地方高等医学院校要抓住时机，推动医学教育信息化改革，通过建立医学信息化教学平台和完整的信息化教学管理模式，建设具有教、学互动为一体的泛在学习平台，建设临床课程、临床实践共享体系，丰富学习资源，充分利用移动互联网时代的丰富教学资源，吸取网络教学组织形式，如微课、翻转课堂、慕课、混合式课堂等，迅速缩短与重点医科大学之间的差距，激发学生自主学习，创新学习方式，提高人才培养质量。推进考核方式改革，积极开展以能力为导向的课程考试改革，减少死记硬背内容，鼓励师生采用小论文、读书笔记、课堂讨论、课堂测验、出科考试、OSCE（临床客观标准化考试）等形式，采用形成性评价和终结性评价相结合的评价方式，全面考核学生综合分析问题、运用理论知识解决实际问题的能力和临床实践能力。

第五，加强医学人文教育。医学是关于人的科学，社会性与人文性是医学的基本属性，实现医学人文价值是医学的终极价值目标。加强医学人文教育是当前医学教育改革的重点，培养医学生人文精神与素养是时代发展对新型医学人才的需求，也是我国医疗卫生事业发展客观要求。希波克拉底曾说："语言、药物和手术刀是医生的三样法宝"，对我国医患纠纷原因的统计分析发现，仅由沟通问题导致的医患纠纷占比近70%，因此提高医护人员人文精神与素养成为解决医患关系问题的当务之急。医学技术发展的局限性、医学模式转变、疾病谱与死亡谱变化等都要求医生在行医看病过程中，改变单纯以疾病为导向的行医方式，从而转向以病人为中心，将患者视为具有生理、社会、心理、环境等多重属性的整体，给予病人更多的心理上安慰和人文关怀。特鲁多医生关于医学"有时去治愈，常常去帮助，总是去安慰"的墓志铭是对医学人文精神重要性的诠释。因此，地方高等医学院校应重视医学人文教育，增加医学人文课程教育，结合教学方式改革，提高学生人文精神与素养，培养"德艺双馨"医学人才。

第六，推进医教协同。我国当前医学人才培养条块分割、医教分离的现状是导致我国培养的医学人才与现实需求不适应、教学内容与岗位需求脱离、教学与能力培养脱节等问题原因，地方高等医学院校积极推进医教协同教学改革是解决现有医学教育问题的关键。地方高等医学院校推进医教协同教学改革，加强附属医院等协同教学单位建设是关键，地方高等院校应不断加强校院合作，通过学校主导、校院共建等多种形式开展协同教学合作，为医教协同教学改革提供平台。推进附属医院等教学单位标准建设，保证协同教学单位教学条件与资源；吸纳临床医师参与协同教学，保证临床医师教学队伍的教学能力与素质，并提前进入临床教学进程，以学生为中心，以案例教学和临床问题为教学导向，提高医学生临床思维与实践能力；坚持以病人为中心，面向医师执业岗位胜任力，依托附属医院等协同教学平台，通过高效的医教协同培养机制，使医学生医学基础知识、临床实践技能和医学人文素养在教学中得以不断锻炼与强化。

三、建立人才培养动态调整机制

高等教育大众化理论揭示了高等教育的多样化。地方高等医学院校人才培养应以区域经济社会人才需求为导向，依据区域经济社会发展和医疗卫生事业发展多样化需求，不断调整培养规格，推进人才培养结构调整。当前我国医药卫生人才市场存在人才规格多样化趋势与供给人才规格单一的矛盾，且不同地区医药卫生人才需求存在严重不平衡，中西部地区缺医少药的问题严重。例如：我国全科医生缺口数量达 20 万～ 40 万人，中西部地区更为匮乏，素质普遍偏低也是突出问题；心理、精神等领域医生人力资源仍然不足；急诊、重症监护、神经科、老年护理等领域护理人才缺口巨大，中西部地区护理人才整体短缺。根据国家《医药卫生中长期人才发展规划（2011-2020 年）》，护理、药师、卫生应急、卫生监督、精神卫生、儿科医师被列为国家大力扶持开发的急需紧缺专门人才。地方高等医学院校应紧跟经济社会发展对医疗卫生人才需求变化，通过人才需求预警、预测，建立人才培养动态调整机制，加强人才培养调整，加强对全科医生、专科化护理人才等社会紧缺医疗卫生人才的培养；面向中西部地区缺医少药和全国高素质基层卫生人才短缺的现状，积极参与国家农村医生订单定向免费培养计划，以"5+3""3+2"医学人才培养模式为主，加强全科医生与基层高素质医疗卫生人才培养，大力发展面向农村、基层的高等医学教育，培养农村、基层需要的实用型人才。

第三节　突出地方高等医学院校办学特色

战略管理理论揭示了差异化发展、特色办学是大学获得持续竞争优势和比较优势的途径，也是体现大学办学水平的关键。大学特色是指在长期的办学实践中所表现出来的独特的、稳定的、优质的、整体的办学风格和办学理念，以及大学在人才培养、科学研究、社会服务、文化传承创新的实践中逐渐形成的、相对持久稳定的发展方式和被社会公认的办学特征，是一所大学区别于其它大学最具个性的亮点和优势。从"图 5-12 地方高等医学院校生态决策树模型与 SWOT 分析法的联结图"可以看出，办学特色并未出现在图中。但是，办学特色体现在人才培养、高层次人才与师资、学科建设与科研、服务地方、内部治理与大学文化 5 个二级指标中，而且从四种发展战略分析中的特异性分析来看，特色发展是地方高等医学院校发展战略的重点。

大学特色发展战略是高校为了应对高等教育国际化、全球化的竞争和高等教育大众化要求的挑战，依据自身的发展特点、学科优势和所处的地域经济社会文化特色而确立个性化、差别化的发展战略。在当前形势下，地方高等医学院校的发展也不能脱离这种特色发展战略思路的指引。地方高等医学院校是地区性卫生事业发展的重要执行者，是引领当地医学教育、医学研究和医疗服务的龙头力量，对于区域性卫生事业的繁荣具有重要的意义。地方高等医学院校实施特色发展战略，是适应高等教育大众化、多样化的必然选择，是自身生存和可持续发展的重大举措，是提升自身生命力和核心竞争力的必然要求，同时也是服务区域经济社会发展的迫切需要。

特色发展战略的实施路径主要有：

一、凝练学科建设特色是特色发展战略的核心

在高等教育大众化阶段，地方高等医学院校学科建设应牢固树立以实用性、应用性为主的办学思想，这既是服务、服从应用型人才培养目标的需要，也是基于地方高校的科学研究实力和水平。地方高等医学院校要采取非均衡发展战略，把有限的资源用于扶持有希望办出特色的学科专业，实施以重点学科带动一般学科、优势学科带动薄弱学科的集群发展策略，调整和优化学科结构，分期、分批、分层次加强学科建设。韩启德副委员长在考察原贵阳医学院说，"贵医现有两、三个学科在全国具有优势，可能成为博士点；但要知道北医有 38 个博士点，你们也永远追不上，如果尽量发展好了这几个特色学科，贵医同样会在全国形成影响"[1] 事实上，原贵阳医学院通过整合力量，加大投入，引进人才等措施，优先支持和发展特色学科，实现重点突破，已经建立起了 3 个在全国具有一定影响力的优势重点学科，即：病理学与病理生理学、病原生物学和免疫学。国务院 2015 年印发《统筹推进世界一流大学和一流学科建设总体方案》提出统筹推进世界一流大学和一流学科建设的基本原则，各省都纷纷出台本省一流大学和一流学科建设方案。一流学科并非重点大学、综合性大学的专利，地方院校仍然可以大有作为。徐州医科大学的麻醉学、温州医科大学的眼视光学、海南医学院的热带医学在全国独树一帜，就为地方高等医学院校的特色发展树立了榜样。

二、铸造人才培养特色是特色发展战略的标志

培养符合区域经济社会需求的高素质应用型医疗卫生人才是地方高等医学院校发展的核心与灵魂。目前随着我国经济社会发展和人口等社会因素变化，我国医学人才培养与区域卫生人才需求之间结构性矛盾日益凸显。以全科医生为重点的基层医疗卫生人才培养成为我国新医改和医药卫生事业发展的必然要求。尤其在中西部地区，随着医疗卫生改革不断深化，高素质基层卫生人才短缺的问题日益突出，加强全科医生培养成为解决看病难、看病贵问题的关键，也是实现人人享有基本医疗卫生保健的途径。加之人口老龄化、疾病谱与死亡谱改变等新变化，当前我国医疗卫生事业发展既需要知识技能全面的全科医生，也需要面向特殊人群、特殊疾病的"专科化"技能强的专门人才。地方高等医学院校应该根据区域医疗卫生事业发展对医学人才的具体需求，结合自身办学实际，以人才培养特色

---

① 崔雪桥. 中国高等医学教育研究进展 [M]. 北京：群言出版社，2004（5）：57.

为学校特色发展之本，建立人才培养调整机制，加强学生实践能力教育，重视应用型教育，加强医学生人文素质教育，培养地方医疗卫生事业急需的高素质应用型人才，走人才培养特色之路。例如：桂林医学院以立足广西、面向基层为人才培养导向，根据地方护理、基层高素质医生人才急缺的现状，优化专业机构，不断创新以提高核心能力为中心的培养模式，加强医学生人文教育、临床实践教学，培养了大批地方基层医疗卫生行业急需的医疗卫生人才。学校服务基层的人才培养导向与模式也成为学校人才培养特色和学校发展特色，促进了地区医疗卫生事业发展的同时，也探索出了学校特色发展之路。

三、强化师资队伍建设是特色发展战略的关键

高校特色发展战略的落实需要一支高水平的师资队伍，地方高校要办出水平，办出特色，教师是关键，学生是根本。各国高等教育发展的历史经验表明：缺乏一支一流的师资队伍，就不可能建成一流的学科，一流的大学。因此，地方高校必须确立教师资源是学校第一资源的理念，下大力气搞好师资队伍建设，努力营造制度留人、事业留人、待遇留人、感情留人的良好氛围，做到人尽其才，才尽其用，各得其所，充分发挥领军人才的积极性和创造性。坚持引育并举，造就创新能力强的高层次人才。坚持有所为、有所不为，有目的、有选择、有重点，瞄准目标，集中资源，下大力气，从国内外引进具有相当影响的知名学科带头人。把学术潜力大的中青年教师，送出去培养，到国内外重点大学研修；选准基础条件较好的学科，狠下决心，舍得投入，集中优势，重点突破，打造学科领军人物，选好团队"头雁"，同时优化骨干"雁阵"，加强梯队建设。

四、提升社会服务能力是特色发展战略的归宿

高校的最终目标是通过培养人才和科技创新来服务于社会，因此提升社会服务能力是高校特色发展战略的归宿。对于地方高等医学院校而言，其战略目标要体现以服从于国家发展战略、服务于区域经济社会发展和卫生事业发展目标为宗旨，通过不断科学创新和诊疗技术创新，努力实现科技成果的转化，为地方经济结构转型升级、技术改造和医疗诊治水平提高提供支撑；通过应用型医学人才的培养，为区域经济社会的发展和基层卫生提供人才储备和人才支撑。唯有如此，地方高等医学院校的存在价值才能被社会所认可、所接受。高校服务社会这一职责在当代经济社会发展中发挥的作用越来越重要。地方高等医学院校要生存、发展并且成为有特色、有个性的大学，必须要适应经济社会发展的需求，培养特色人才。特色化的发展对高校服务社会提出了新的要求，高校的社会服务功能要随着社会和时代的发展而有所改变和完善，在服务的改变和完善中来积极促进特色化的建设，从为社会提供多样化的、有个性的服务中体现特色化的建设。

五、重视学校文化建设是特色发展战略的基础

在第三章地方高等医学院校"十二五"发展战略规划文本分析显示，55所地方高等医学院校中，有10所"十二五"发展战略没有涉及文化建设，这是很可怕的事情。大学文化既是大学生存和发展的精神基因，也是展示大学综合实力和办学特色的窗口。大学文化是大学在长期办学实践的基础上经过历史的积淀、自身的努力和受到外部的影响而逐步形成的，它是精神文化、物质文化、制度文化和环境文化的综合。其中精神文化是大学的灵魂，

大学生命力的源泉，是大学展示的"文化名片"，大学绵延的"文化基因"，它在整体上反映了学校形象和声誉。因此地方院校要充分挖掘大学精神文化资源，通过多种方式和载体进行宣传教育，使学生能够亲身感受到大学的发展历程和发展成就，在历史的回眸中，体会大学精神的感染力、感召力和震撼力；努力加强环境文化建设，着力打造高起点、高品位、高水平的校园文化，让校园文化保持优雅气质和创新的风格。

第四节 建立"学科专业带头人＋团队"人才发展模式和"双师型"教师队伍建设的可持续发展机制

地方高等医学院校与部属重点名校的差距，体现在办学要素的方方面面，但最根本的方面则是人才队伍水平的差距。从本研究的水平决策树、垂直决策树模型和数据可以看出，在影响权重和强度两个方面，"高层次人才与师资队伍"建设在内部因素中都是除了"战略定位"之外最重要的因素。在影响权重方面，二级指标"高层次人才与师资队伍"绝对值在内部因素中排位第一，与"战略定位"同在第一梯队；三级指标"高层次人才与师资队伍"下的两个子指标"师资队伍""师资建设保障措施"同样是除了"战略定位"之外的最高分值。在影响因素相关性分析方面，二级指标"高层次人才与师资队伍"是内部因素中除了"战略定位"之外分值最高的。所以，地方高等医学院校实施人才强校战略，是培养高素质医学人才的重要保障，是自身可持续发展、核心竞争力提升的根本出路。

一、引进培养学科专业带头人

地方高等医学院校的学科实力相对较弱，弱就弱在学科缺少拔尖人才和缺乏品牌特色。引进和培养学术领军人才，是世界著名大学通行的做法，也是国内高校迅速发展的经验。美国高等教育中一个最成功的例子是斯坦福大学1955-1975年的崛起，斯坦福大学发展战略中最为核心、最为重要的是引进150名美国最优秀学者，第二发展战略是有序重点发展学校相对占有优势的学科，第三发展战略是筹资，改善办学设施，建设有吸引力的住房，吸引有才华的学者来校工作，由此逐渐成为世界著名大学。地方高等医学院校要坚持"有所为、有所不为"，根据学科规划，积极对接国家"长江学者""百千万人才工程""千人计划"、各省市的人才支持计划（譬如广东的"珠江学者"，河南的"黄河学者"，山东的"泰山学者"等），加大投入，不惜血本，有针对性地引进培养高层次人才。实施"青年教师成长计划"，对人才在经费投入、平台建设、团队组建、成果转化等方面提供个性化支持与服务，打造出一批业务精湛、学术知名度高、在所从事领域有一定影响的领军人物和骨干人才。同时，建立完善学科专业带头人遴选培养与引进制度，遴选、培养在国内外同学科领域有一定影响、具有较高学术造诣和较强组织协调能力的高水平学科专业带头人和后备学科专业带头人。泰山医学院始终把人才工作作为"一把手"工程，把人才资源作为推动学校发展的"第一资源"，2011年全职引进了美国埃默里大学的唐华博士，斥资1200余万元为其打造了国内一流的科研平台，并每年提供120万元的科研启动基金，唐华以自己的学术成就也被授予"泰山学者海外特聘专家"和"山东省有突出贡献的中青年专家"；2013年，引进的海外人才史卫峰博士在国际顶级医学期刊《The Lancet》（《柳叶刀》）发表了影响因子38.28学术论文，泰山医学院发放其高水平学术论文奖50万元，同时给予病原生物学学科 200 万元特殊奖励支持，用于病原生物学实验室建设、学科建设。正因为人才工作取得突飞猛进成绩，泰山医学院连续几年被评为山东省人才工作先进单位。

二、建立"学科专业带头人 + 团队"的人才发展模式

地方高等医学院校由于学科发展基础薄弱、团队建设起步晚，教师队伍"单打独斗"的现象比较突出，严重影响学校学科建设质量乃至整个事业发展。地方高等医学院校既要重视学术大师和学术带头人的领帅作用，又要发挥教师团队的整体优势。要完善创新团队建设管理的相关办法，以国家、省市人才工程为依托，以学科专业带头人为引领，以团队整体提升为目标，以高层次优秀成果为体现，鼓励团队协作，探索有利于创新团队建设和发展的管理运行机制和分配制度。招聘有科研潜力、教学水平高的优秀博士研究生充实到教学科研队伍中，重点培养和扶植具有发展潜力的中青年业务骨干，使他们尽快成长为拔尖人才。优化资源配置，加强高层次创新团队建设，尤其要加强优势学科、特色学科科研创新团队建设和省级教学团队建设。逐步建立以"学科专业带头人 + 团队"为形式、以科技创新绩效为主导的资源配置和学术发展模式。一个领军人才能够带起一个学科，带起一个团队。徐州医学院的麻醉学为什么能在全国占有领先地位，就是因为引进了麻醉学科领头人曹君利，他带起了一个团队，这个团队不仅是科技创新团队，而且也是国家优秀教学团队。

三、建立"双师型"教师队伍建设的可持续发展机制

地方高等医学院校师资队伍建设中，应该增加"双师型"教师。所谓"双师型"教师就是指既具有理论教学素质，又具备实践教学能力；既具有的教师职业资格，又具有较高医药执业资格的高素质教师。地方高等医学院校现有专业教师大多是由普通高校毕业后直接担任，职业经验不足，职业技能缺乏。例如基础医学教师缺少临床实践经验，基础与临床严重脱节，不能有机整合。职业经验的积累必须有职业环境，职业技能的形成必须经过反复练习，必须有相应的职业环境和经常的练习机会。学校建立专项经费，多途径多方式培训教师，提升教育教学能力。地方高等医学院校在增加"双师型"教师的同时，应注重附属医院教师临床教学能力的提升。通过教学管理改革建立临床教师教学激励机制、提高附属医院教师教学意识、组织临床教师教育教学培训等措施，提高附属医院教师教学积极性，熟练掌握必备的教学手段、方法、技术等，不断提高地方高等医学院校附属医院教师教学能力。建立基础教师进临床、临床教师回基础的双向回归制度，健全专业大团队协同机制，构建医学教育前、后期教师全方位有机衔接的教学团队建设模式，为实现医学生的整体化培养提供师资队伍保障。

四、完善高校内部学术考核与评价制度体系

地方高等医学院校要加大人才评价制度的改革，重点是加强对教师绩效评价体系的研究，建立引进人才，并使其充分发挥作用的评价制度和体系。不能仅用发表 SCI 论文去评价一位教师的教学科研水平和能力，同样也不能仅用 SCI 论文去评价一位医师的医疗技术和水平，否则会颠倒医疗、教学和科研的关系，影响各类人才评价的客观性和准确性。因此要完善学术考核与评价体系，坚持德才兼备原则，完善以岗位职责为基础、以绩效目标

为核心、以能力业绩为导向的教师考核评价体系，使每个教师尽可能得到公正合理的评价，调动教师干事创业的积极性，激发教师工作活力。继续完善专业技术职务聘用办法，科学设定岗位申报标准，充分发挥专业技术职务聘用工作的正确导向作用。配合评价体系，进一步完善校内绩效工资分配制度改革，建立与岗位职责、工作业绩、实际贡献紧密联系和鼓励创新的分配机制，加大向优秀人才和关键岗位的倾斜力度，实现多劳多得、优绩优酬，充分发挥绩效工资的激励杠杆作用。

五、营造人才发展软环境

首先，就是思想上凝聚共识。地方高等医学院校应牢固树立"人才资源是第一资源"的理念，形成"人才投入是效益最大的投入""人才引进是最具价值的引进"的共识。其次，加强舆论宣传。形成尊重知识、尊重人才的良好环境，营造人才"进得来、留得住、用得上、干得好"的氛围。建立人才引进特区，积极聘请国内外知名专家学者来校担任客座（特聘）教授和学科带头人。同时，完善人才引进与队伍建设的激励政策，实施院系人才队伍建设目标责任制。加快引进人才信息库建设，整合专家学者、校友、学术团体、留学人员联谊会等各方面的信息和资源，建立人才信息收集、整理和利用的工作平台。

第五节 构建与区域经济社会发展互动的模式路径

高校与区域互动是社会经济、高校发展到一定历史阶段的必然产物。尽管从影响权重、与发展战略相关性分析的实证分析中看到"服务地方"的分值不高，就其原因本文也做了实事求是的分析。但是随着我国经济转型发展，产业升级改造，大学办学自主权力增大、新医改政策实施，特别是基层农村医疗卫生资源的缺乏，办学资源并不丰富的地方高等医学院校，其服务地方的职能会极大拓展，在服务地方中生存发展，也易于形成自己的办学特色。"图 5-12 地方高等医学院校生态决策树模型与 SWOT 分析法的联结图"是以战略定位为核心、以服务地方为目标而建立的；从发展战略可能性分析，服务地方是地方高校发展的基本点。服务地方"威斯康星思想"的核心在于坚持大学与社会共生存，社会需求是大学发展的动力，大学把经济发展作为目标，真正做到大学发展与社会经济协调发展[①]。区域互动是地方大学发展的方向和趋势、也是地方大学发展的基本点。

一、区域互动模式

地方高校与区域互动的主体主要包括地方高校、地方企业和地方政府，三者之间是一种相互依存、相互影响和相互发展的关系。互动主体都离不开外部环境，主体之间的协调发展程度影响着外部环境的优劣；同时，外部环境又为主体的发展提供经济支持及政策保障等条件，因而互动主体是高校与区域经济互动发展模式的重要考虑因素。就地方高等医学院校而言，与地方企业（医疗机构）、地方政府三者之间也是相互联系和有机整体。

目前社会上已经出现了多种地方高校与区域互动的模式，从高等教育在人才培养、科学研究、社会服务及文化传承与创新领域中发挥的作用来看，地方高等医学院校与区域互

---

① 赵长城.地方高校发展若干问题的思考[M].北京：中国经济出版社，2012：48.

动的发展模式可以分以下几种：一是人才输送型互动模式。地方高等医学院校利用其自身学科专业设置和办学特色，为社会培养应用型的医学及相关人才，从而实现医疗机构的人才队伍的健康发展。二是教育支持型互动模式。该互动模式以合作教育、培训支持为主要合作方式，利用互动主体各自的优势资源，以实现学校、医疗机构与政府之间的三赢。以温州医学院（2013年更名为温州医科大学）为例，2002年该校就建立了浙江省全科医师规范化培训中心，已对全省近万名医师进行了培训。三是科技转化型互动模式。该互动模式是以提高技术创新能力为宗旨，地方高等医学院校与医药企业合作，附属医院与医疗企业进行科研攻关，围绕本地区常见、多发重大疾病，发挥高等医学院校在医疗人才和预防诊治技术等方面的优势，组织实施联合攻关，加快推进新诊疗技术和新的临床实践成果。例如，温州医学院与地方政府合作成立"温莪术GAP基地"，并且配套建立了应用基础研究平台、药物中试基地和产业化平台[①]。四是合作发展型互动模式。该互动模式是以地方高等医学院校发展非直属附属医院为主。五是产学研综合型互动模式。该互动模式主要是把政府、高等院校、企业、医疗机构等作为核心和主体集合在一起，以产、学、研紧密结合为特征，以高新技术的转化利用为目标，实现深度合作，产出较高经济效益和社会效益。这种模式也是引导高校科技成果转化利用和服务区域经济社会的重要展现，是地方高等医学院校与区域互动合作的高级形式。

二、区域互动实施

近年来，我国一直在大力推行教育教学改革，特别是在深化中央部署高等院校教育教学改革时强调要完善协同育人机制，推进人才培养与社会需求间的协同，建设与企业、行业部门、科研院所共建共享的人才培养基地。地方高校要学习中央部属院校的实践经验，把发展地方经济作为高校发展的目标，提高高校人才的就业率，促进新技术新发明的成果转化。就地方医学院校而言，其发展更离不开区域经济的扶持，医学院校以医疗服务作为服务地方经济的重要途径，通过建设附属医院这一重要机构深化与区域社会经济的联系。地方医学院校和地方政府要在提高技术水平、促进科技转化、构建区域互动平台以及完善区域互动机制等方面加强区域互动的效果和效率。

（一）强化为区域经济服务的能力建设

1. 高校要树立主动服务的意识

地方高等医学院校与当地区域社会经济的互动是一种自觉的互动关系，地方高等医学院校主动与区域社会进行学术、文化以及医学技术的交流。首先从自身办学历史中寻找优势。要明确学校自身的办学理念，将其作为学校发展的一个重要战略，实现教学、科研模式和医疗模式向"服务型教育体系"转型[②]。应用型人才需求的时代背景要求高校要深刻认识自身发展的特殊性，转变办学理念，积极主动的适应高等教育大众化的需求，培养社会需要的应用型人才，突出高等院校的地方特色。其次，从地缘环境中寻找优势。地方高等医学院校所处的地缘环境决定了其需要满足社会需求，同时也决定着这类院校独特的社会资源和发展空间。地方高等医学院校作为专业性很强的高校，要改变闭门造车、纸上谈兵的局面，把服务社会，培养社会需要的医疗卫生人才与区域社会发展形成一个整体，这样

① 宿宝贵.关于加强对医学院校非直属附属医院建设的几点思考[J].中国高等医学教育，2006（4）：73-74.
② 林雷.地方高等医学院校服务地方研究[D].杭州：浙江大学，2011：43.

才能抓住自身发展的独特机会。

2．高校要提高学科专业水平

《国家中长期教育改革和发展规划纲要（2010-2020 年）》明确提出"高等教育"要全面提高质量，同时要充分发挥高校在国家创新体系中的重要作用，鼓励高校在知识创新、技术创新、国防科技创新和区域创新中作出贡献。由此可见，我国高等教育在未来的发展过程中将逐步从量的扩张变为质的提高，把科研水平作为评价高校综合实力的重要指标。地方高等医学院校相对综合大学来说规模较小，但却可以发挥决策快、行动快、调整快的优势，在学科专业设置和科研项目的选择上具有一定的灵活性。

地方高等医学院校以培养适应社会和经济发展的高级应用型人才为目标，在专业设置时就应该充分发挥地方高等医学院校的专业优势和特色，强化重点学科建设，重点发展服务和促进区域社会经济发展的相关专业，提高地方高等医学院校服务地方的能力。在发展重点学科的同时，还要注意根据社会需求和人才就业市场的变化，及时调整专业结构。当前医学院校基础医学类专业的招生数量相对过剩，所以目前医学院校要注意控制基础医学的办学规模，培养和发展本校现有学科优势和生长点的形成，优化学科专业结构，提升地方高等医学院校的整体办学水平。

医学生的培养重在实践，所以在课程设置时要注意根据"预防、医疗、保健、健康教育、康复、计划生育技术指导"社区卫生服务六位一体的服务要求，调整基础理论课和实践课的比例，制定合理的教学计划。地方高等医学院校要增加与社区卫生服务中心、乡镇卫生院的联系，设立学生实习点，提高医学生对常见病、地方病和传染病等疾病的诊疗能力，为地方基础医疗机构培养大批"下得去、用得上、留得住"的全科医生[①]。要注重道德素质的教育。医患矛盾目前是医疗体系中首要的人与人之间的问题，从医学院校的角度来看，要注重学生的医德教育，培养医学生的荣誉感和使命感，强化医学生的奉献精神。同时，地方高等医学院校要培养医学生主动服务的意识，首先就应该培养学生热爱医学、恪守医德的职业素养，提高医学生的社会责任感和荣誉感。学校可以通过搭建志愿服务平台、到实习基地进行见习实习等方式，让学生深入基层、了解病患，主动利用所学专业技能服务社会。

3．提高科技转化能力

地方高等医学院校要提高科技成果转化能力，就需要协调好地方高校与社会、市场及政府之间的关系，主动融入区域社会发展，与政府、企业共建产学研联合体。政府要鼓励高校与企业共建实验室、研发中心等平台，大力推动大学科技园建设，支持高校科技人员创办科技型企业。产学研联合体不仅有利于地方高等医学院校人才培养和科学研究的发展，还有利于企业生产技术的优化升级，从而带动区域经济协调发展。

地方高等医学院校的专业设置相对综合性大学而言比较单一，影响了与政府、企业的交流和融合。但地方高等医学院校完全可以依靠国内外院校现有的优势学科，利用研究课题或学科平台把不同学科的科研人员跨学校、跨地区结合起来，产生集聚效应[②]。地方高等医学院校要发挥孵化器的功能，充分了解当地医药相关企业的实际需要，从被动的找资金找市场到主动地与区域企业合作，成立交叉学科的研究所，加速高校科研成果转化成社会

---

①　金阿宁 . 中医学"卓越医生"培养模式研究 [D]. 长沙：中南大学，2013：46.

②　林雷 . 地方高等医学院校服务地方研究 [D]. 浙江大学，2011：68.

生产力。高校管理部门要充分发挥沟通桥梁作用，建立大学与企业之间的人才流动机制，让高校科技人才走出校园到医药企业中进行科学研究和合作，同时高校要积极吸纳企业科技人才到学校中进行学术交流，改善教师结构和加速技术更新。

（二）搭建便于区域互动的平台

1．政府提供政策支持

根据教育部 2014 年教育统计数据，全国共有 2529 所普通高等学校，其中有 1689 所地方普通高等学校，其中医药院校有 163 所（不包括综合大学医学院）[①]，这些地方普通高校是我国高等教育重要的组成部分，在服务区域经济发展、培养应用型人才、产业科技创新和研发等方面发挥着重要作用。在宏观调控方面，地方高校的发展和规划受政府各项政策的影响，政府的政策措施对高校与区域经济的互动起着沟通协调的作用。针对地方高校资金紧缺的情况，地方政府可以设立各类支持高校发展的基金，例如高等教育创新基金、区域发展支持基金、社会服务支持基金，促进地方高校与业界的广泛联系，加快科研成果的转化，为地方高校与区域经济的互动提供动力支持。

2．组建新型组织机构

为促进高校与区域社会的互动，高校、地方政府以及企业可以通过设立一些专门机构进行日常管理。政府可以尝试成立高校、企业、政府合作的发展协会，三者都可以派相关人员到协会任职，实现优势互补，取长补短。政府或企业可以设立基金委员会，筹措资金扶植科技创新项目，以奖学金的形式加强与高校的联系，使高校更好的融入到区域的经济发展，促进产学研的发展。地方高等医学院校可以成立专门机构，在师生医务员工专利申请和技术转化等方面进行管理；地方政府则可以成立高新技术产业孵化器或者孵化中心等，帮助地方高等医学院校寻找合作伙伴，加速高新技术和科技转化力度[②]。高校和企业都可以设立校企合作委员会，机构设置在高校或企业内，委员会成员由双方成员共同组成，校企委员会将在合作培养人才、促进学术文化交流等方面发挥重要作用。

三、区域互动机制

（一）外部保障机制

地方高等医学院校区域互动战略需要建立与地方社会、政府、企业的良性互动，实现高校的发展与市场需求、政府支持的合力效应。区域互动机制保障政府、企业和高校之间能进行有效的交流与互动，其中外部保障机制主要是从政府、企业等方面入手，重点探讨政府和企业如何保障区域互动的有效运行。第一，各地政府要出台促进地方高校与区域互动的各项优惠政策，包括财政扶持、加强知识产权保护以及减免税收等。通过这些经济和政策激励措施保障区域互动的正常进行。第二，充分发挥地方政府对发展本地区高等教育的积极性和主动性，实现地方政府与省共建地方高等学校的目的。同时，地方政府还要加强与医疗机构之间的联系，为地方高等医学院校的交流提供良好的社会环境，实现两者在科技、人才、创新等方面的合作和发展，从而促进区域社会的协调发展。第三，企业要重

① http//www.moe.edu.cn/s78/A03/moe_560/jytjsj_2014/2014_qg/201509/t20150901_204585.html[EB/OL]. [2015-8-1].

② 刘士祥，朱兵艳．地方高校融入区域发展机制与路径——基于国外高校政策与实践的视角 [J]．河北联合大学学报（社会科学版），2014（01）：73-76.

视产学研的助推效应，在专项经费投入与成果快速转化等方面，加强与高校的深层次合作，建设相对稳定的"教学—科研—实践"相结合的园区和实习基地，实现科研创新、人才培养与企业人才需求的对接。

（二）内部管理机制

地方高等医学院校服务地方既要有外部的环境与调控，更要有内在的管理与要求。要突破传统的管理框架，建立适应服务地方需求的内部管理体制。第一，要完善激励机制。地方高等医学院校在对教师及附属医院医务工作者进行职称晋升和有关奖励的评审时，可以把参与社会服务的工作按照一定的比例折合成工作量。同时高校要支持服务社会的相关课题，给予政策、资金、实验设施等方面的援助，并对科研成果推广的人员予以适当奖励。第二，在评价机制方面，要增加评价指标。高校对于科研成果的评价要从单纯的学术评价变为学术评价和社会评价相结合，把是否提高附属医院医疗水平、创新相关实验技术、促进社会经济发展作为评价科研项目的优劣的重要指标。此外，对于高校内部教育教学质量的评价也要增设社会服务指标，社会服务指标可以包括科研成果为社会提供咨询的效率、大学科技园的建设以及技术转让的经济效益等与区域互动相关的指标。第三，地方高等医学院校要平衡好教学、科研和社会服务之间的关系。附属医院是医学院校的组成部分，在附属医院工作的教师要提高学校教学的重视程度，协调好学校教学与附属医院工作之间的关系。同时，在职称评审时学校对附属医院工作人员也要提出有关教学和科研的相关要求，使地方高等医学院校的教师都能做到"教学相长"。

第六节　完善地方高等医学院校发展的基础环境

地方高等医学院校大多在地级市办学，与省市地方政府、卫生管理部门、教育管理部门等联系密切。从前边数据分析来看，对地方高等医学院校影响因素最大的除了自身战略定位外，就是地方政府的支持和国家教育卫生政策的支持。所以地方高等医学院校要实现自身的战略发展目标，不仅要依靠自己，还要向社会争取更多的办学资源，特别是国家要从多方面为地方高等医学院校的持续健康发展创造条件，这是地方高等医学院校谋求进一步发展的外部重要条件。从"图5-12 地方高等医学院校生态决策树模型与SWOT分析法的联结图"中可以看出，完善地方高等医学院校基础环境的战略举措属于垂直方向上的SO增长型战略。

一、将扶持地方高等医学院校的发展纳入我国高等教育发展的基本战略

地方高等医学院校在过去的历史岁月中，为国家培养了大批基层医生，为老百姓解除病痛，缓解"看病难"，促进国家医疗卫生事业发展做出了巨大的贡献。在新的发展时期，特别在全面建设小康社会的今天，赋予了地方高等医学院校新的发展内涵。没有全民健康，就没有全面小康。作为生产力中最为活跃的因素，人口素质的高低是一个国家竞争力的关键，而人的素质取决于健康的体魄与心理及良好的教育。2016年8月19日在北京召开的全国卫生与健康大会上，习近平总书记说，要把人民健康放在优先发展的战略地位，加快推进健康中国建设，努力全方位、全周期保障人民健康，为实现"两个一百年"奋斗目标、

实现中华民族伟大复兴的中国梦打下坚实健康基础。我国九亿多农民，要实现全民健康，就必须保障九亿多农民的健康，所以基层卫生的任务任重道远。地方高等医学院校无论从过去、现在还是未来，都是以培养面向地方、面向基层的医学人才为己任，在全面实现小康社会任务过程中占有十分重要的地位与作用。国家应重视地方高等医学院校发展的必要性和必然性，将发展地方高等医学院校全面纳入高等教育发展战略之中，提升地方高等医学院校在国家高等医学教育布局中的重要地位。从国家层面设立专项资金和特殊政策，支持地方高等医学院校的快速发展。同时建议教育、卫生管理部门在制定政策时，充分考虑地方高等医学院校的办学历史、专业属性和服务面向等特点，增大经费投入，以缓解这些高校普遍存在的办学资金紧张问题，提高其服务医疗卫生行业的能力和水平。例如，海南省将省农垦总医院作为海南医学院直管附属医院，就切实解决了海南医学院因临床教学资源不足而影响教学水平的问题。广东的高校债务已由政府全部"买单"，彻底解决了困扰高校的一大难题。

二、建立教育、卫生管理部门指导支持地方高等医学院校发展的新机制

地方高等医学院校主管部门一般是省卫生主管部门，但他们的精力和重点一般放在地市卫生管理和各大医院管理，对于高校考虑较少，涉及高校的发展、人才培养、科学研究等工作更多的是由省教育主管部门在实施。有时两个部门相互推诿，各自为政。应建立两部门沟通协调机制，定期研究解决地方高等医学院校发展面临的问题。国家、省卫生主管部门研究建立高等医学教育人才需求监测预报制度，定期发布医学人才培养与经济社会需求状况；国家、省教育主管部门定期公布高校各专业就业率，公布预警专业，引导高校及时设置和调整专业及专业方向。2016年3月1日《京华时报》报道：教育部网站发布消息称，为解决儿科医生荒问题，教育部将儿科学专业化教育前移，力争到2020年每省（区、市）至少有一所高校举办儿科学本科层次专业教育。于是，原国家卫生计生委和教育部将支持中国医科大学、温州医科大学、新乡医学院等8所高校举办儿科学本科专业，并将于今年7月起开始招收儿科学专业本科人才，这就是很好的政策导向。建立地方高等医学院校与所在地政府互相交流、互通信息的机制，鼓励卫生系统企事业单位为学校教学、科研等方面工作提供支持。如在人才培养方面畅通地方高等医学院校承担卫生管理干部、专业技术人员继续教育培训方面的工作渠道；在重点科研项目方面，适当向地方高等医学院校倾斜；人才引进方面，给予属地高校相同政策待遇。

三、建立科学的评价体系

各类大学排名和评价体系层出不穷，但是这些评价体系还不够科学、系统、严密，还不能达到促进大学办学特色形成的目的，普遍以规模和总量论英雄。往往只注重大学所得科研经费数量，而忽视大学教学科研人员的人均科研经费数量；往往用一把尺子，来衡量评价不同类型的学校。地方高等医学院校由于是单科性院校明显处于劣势，于是，许多高校走多学科化道路，在学科建设上大力扩展新学科，贪大求全，这种发展趋势愈演愈烈。例如，山东某医学院有42个专业，一多半是非医学专业。许多在传统学科方面具有优势的学校，也开始大举进军非主流学科和专业。建议国家应该重视这一现象的负面影响，组织力量开展研究，转变这种目标单一的总量式和规模式的评价模式，选取地方高等医学院校的

综合评价指标体系时，必须针对其自身的办学特色和办学实力，并兼顾其学术性和应用性，注重办学产出对区域的贡献和办学产出对医学发展的促进程度，把特色人才培养、学科水平和科研成果临床应用作为主要考核指标，鼓励高校发挥自身的传统和优势，办出特色，形成千校千面、百花齐放的局面。2016 年 8 月份，教育部颁布了《关于深化高校教师考核评价制度改革的指导意见》，将克服唯学历、唯职称、唯论文倾向，注重凭能力、实绩和贡献，分类评价教师，探索建立"代表性成果"评价机制，直指教师评价的多年顽疾，对广大教师将是福音。

四、完善地方高等医学院校发展需要的相关配套政策

在外部发展资源有限、高校之间竞争日益激烈的背景下，在人才引进、资源获取、生源质量提高、社会影响扩大等方面，地方高等医学院校的发展尤其受到多种因素的影响和制约。特别是西部边远地区和经济欠发达地区，高校发展处于窘迫境地。根据第三章 35 地方高等医学院校"十二五"发展战略规划文本分析，显示地方高等医学院校办学经费较为紧张、来源过于简单，西部医学院校尤为突出，东部 17 所高校中，只有 8 所认为办学经费紧张，占 47%；而西部 8 所院校中，有 6 所认为紧张，占 75%。经费来源主要是政府拨款和学费收入。需要政府在为各类高校提供公平政策空间的基础上，对地方高等医学院校给予最大程度的政策性支持。比如，在教育拨款上应更多地考虑医学教育的特点，学费标准补足地方下拨的生均经费与教育部直属高校的差额；各级和各类评估应更多地分类或分学科进行；高校办学中的其他竞争性资源应机会均等且适当地向地方高等医学院校倾斜；采取措施，偿还或按比例偿还地方高等医学院校扩建新校区的债务，例如山东省政府对省属高校实行化债奖补政策，很大程度缓解了高校债务；近期，山东省政府又出台高校基本建设银行贷款由政府财政贴息 50% 的规定。政府实行的住院医生规范化培训和订单式全科医生培养政策，涉及教育、卫生、财政、人力资源与社会保障以及医学院校等众多部门单位，任何一个环节没衔接好，都会影响工作全局，因此需要配套政策落地。在给予纵向支持的同时，还应采取积极的促进措施，鼓励地方高等医学院校之间开展多样化的横向交流与合作，优势互补，资源共享，以实现共同发展。上述诸多政策并非地方高等医学院校自身能够解决，也并非某一个与地方高等医学院校相关的特定部门能解决，必须在国家层面上做好顶层设计，建立一套灵活的政策机制，为地方高等医学院校的发展营造良好的发展空间。

第七章 结论与展望

随着经济社会的飞速发展和高等教育改革的不断深化，地方高等医学院校在经历我国高等教育大众化发展阶段的快速发展后，在推进我国经济社会进步和医疗卫生事业发展方面发挥着越来越重要的作用。近年来，随着我国医学教育模式转变、人口老龄化加速、疾病谱和死亡谱改变等情况的变化，以及新医改的推进、"健康中国"的建设，地方高等医学院校在我国高等医学教育和基层医疗卫生事业发展中扮演着愈来愈重要的角色。由于受地域、经济、政策等因素影响，地方高等医学院校发展面临着诸多问题与挑战。因此，研究地方高等医学院校发展战略，对于学校明确发展定位，制定科学发展战略，采取合理战略措施，使之健康持续发展，为促进我国经济社会发展和区域医疗卫生事业进步，具有重要理论指导意义和实践价值。

第一节 结论

本研究的结论主要体现在以下几个方面：

一、地方高等医学院校发展须遵循医学教育规律

医学教育是精英教育，有自己特殊的教育规律和特点。医生的服务对象是人，人命关天，责任重大，不仅需要高超的医疗技术，还要有人文情怀，因而对医生的人文素养提出更高要求；人的复杂性与整体性决定了医学体系的多元性，它有自然的、社会的、文化的和心理的多重特性，医学是多科融合的复合学科；医学教育成本较高，远远高出其他专业；医学教育具有很强的实践性，学生实验课、实践课时间要超过50%，四、五年级学生还要到附属医院（教学医院）见习一年、实习一年；医学教育课程多，周期较长；医学教育是终身教育，等等。因此，在高等教育大众化的今天，地方高等医学院校仍然应该坚持"精英教育"的理念，合理控制办学规模，适当增加经费投入，鼓励多元筹办经费，提高教育教学质量，做到规模、结构、质量和效益的协调发展。

二、地方高等医学院校发展受外部内部因素影响，而且影响因素各组成部分影响强度有差异

作为独特的组织，地方高等医学院校在发展过程中，既有来自外部经济社会政策制约、资源竞争带来的压力挑战，也有来自内部办学定位、办学条件、服务地方能力、治理体系等带来的问题，需要运用组织系统理论来科学分析，做出选择。大学的发展既是大学组织内部发展变革的结果，同时又是大学与外部发展条件和社会环境相互交流、相互作用、互动变革的结果。影响地方高等医学院校发展的外部因素包括宏观条件、外部竞争环境2个指标，再细分为经济社会基础、科技发展等6个方面；影响地方高等医学院校发展的内部因素包括战略定位、人才培养、学科建设与科研、服务地方、高层次人才与师资队伍、组织管理变革与大学文化等6个指标，再细分为办学理念、发展定位等17个方面。通过德尔菲

法、层次分析法、严格的信度与效度检验、实测、数据统计等实证研究，得出了地方高等医学院校发展影响因素权重系数、影响因素与发展战略相关性分析系数，其中影响权重得分最高、与学校发展战略相关性分析系数最高的是战略定位、高层次人才与师资队伍，最低的是组织变革管理与大学文化。结果显示，战略定位、高层次人才与师资队伍，对地方高等医学院校的发展影响最强；组织变革管理与大学文化对地方高等医学院校的发展影响最弱。

三、地方高等医学院校发展适用于 SO 增长型战略、ST 多元型战略，而不适用 WO 转型战略和 WT 收缩战略

基于质性分析、实证分析和普遍应用的高等教育大众化理论、系统组织理论、战略管理理论、资源依赖理论，本研究在地方高等医学院校发展战略测量量表的设计、建立、检验和实测的基础上，经过唯物辩证的统一性分析、可能性分析、特异性分析和功能性分析，提出了地方高等医学院校发展战略的水平决策树模型、垂直决策树模型和生态决策树模型。从实证数据的角度看，创新性的三大模型可以说是持之有据；从组织理论的角度看，创新性的三大模型可以说是言之成理。而更进一步，本研究在三大发展战略模型基础上发现：支持生态决策树模型的各项有效数据，也同时支持组织战略管理理论的 SWOT 分析模型。在地方高等医学院校影响因素的 8 个二级指标中的"宏观条件""外部竞争环境""人才培养""学科建设与科研""高层次人才与师资队伍"和"组织管理变革与大学文化"，就其实测影响权重和对学校发展战略的相关性分析系数而言，分别对应形成了地方高等医学院校的机会（O）、威胁（T）、优势（S）和劣势（W），与地方高等医学院校发展战略的实际管理情况存在着高度的一致性。基于此，本研究建立了以"战略定位"为核心、以"服务地方"为目标的生态决策树模型和组织发展战略 SWOT 分析模型的有机联结，并结合实际提出了"扬长避短""主动适应"的地方高等医学院校发展的两大战略，即可分布在生态决策树垂直方向、持续发展的增长型 SO 战略和分布在生态决策树水平方向上、可持续拓展的多元型 ST 战略，同时明确指出 WO 转型战略、WT 收缩战略属于避重就轻、规避风险的被动战略，不适用于作为地方高等医学院校发展战略规划。

四、地方高等医学院校应采取适合自己、针对性强的发展战略及措施

针对当前发展过程中存在的突出问题，地方高等医学院校应采取适合自己的行之有效的发展战略及措施加以解决。基于生态决策树模型与 SWOT 分析模型的有机联结、SO 与 ST 两大战略的具体化开展，本研究得出了地方高等医学院校发展战略及措施：适用 SO 增长型战略的有，科学确定地方高等医学院发展战略定位；完善地方高等医学院校基础环境。适用 ST 多元化战略的有，创新以医学精英教育模式改革为重点的医学人才培养体系；突出地方高等医学院校办学特色；建立"学科专业带头人＋团队"人才发展模式与"双师型"教师队伍建设的可持续发展机制；构建与区域经济社会发展互动的模式路径。该六项发展战略举措突出了以战略定位为核心、以服务地方为目标，以垂直方向上完善基础环境为外部要件，以水平方向上多元拓展、挖潜增效、突出特色为内部要件，从内外部两个角度圆满完成对地方高等医学院校发展战略的整体伸展和探索。

第二节 创新点

本研究的创新点主要体现在以下几个方面：

一、构建了地方高等医学院校发展影响因素指标体系和影响因素测量量表

本研究在对地方高等医学院校的历史回顾、发展环境、发展现状分析基础上，运用组织系统理论，论述了影响地方高等医学院校发展的外部因素、内部因素，运用专家访谈法、德尔菲法和层次分析法，创造性地构建了地方高等医学院校发展影响因素指标体系，其中包括8个二级指标、23个三级指标；并在此基础上，编制了具有74个测量题项的地方高等医学院校发展影响因素测量量表。通过严格信度效度检验、问卷实测、数据统计处理、综合分析与分类评估等环节，最终得出地方高等医学院校发展影响因素权重系数、与学校发展战略相关性分析系数，为制定地方高等医学院校发展战略提供了可靠的依据。影响因素指标体系和测量量表对分析地方高等医学院校发展影响因素具有很强的针对性、实用性、操作性。

二、建立了地方高等医学院校发展战略决策模型

在高等教育大众化理论、组织系统理论、战略管理理论、资源依赖理论分析和检验有效的质性分析、实证分析数据基础上，经过唯物辩证地统一性分析、可能性分析、特异性分析和功能性分析，本研究突破性、创新性地提出了水平决策树模型、垂直决策树模型和生态决策树模型。而更进一步，在三大发展战略模型基础上发现：支持生态决策树模型的各项有效数据，也同时支持组织战略管理的SWOT分析模型。因此，本研究建立了以"战略定位"为核心、以"服务地方"为目标的生态决策树模型和组织发展战略SWOT分析模型的有机联结，由此提出了适用地方高等医学院校发展的两大战略，即SO增长型战略和ST多元型战略。

三、提出了地方高等医学院校发展战略及措施

本研究基于生态决策树模型与SWOT分析模型的有机联结和SO、ST两大战略的具体化开展，提出了地方高等医学院校发展战略选择，以解决当前地方高等医学院校发展过程中存在的突出问题。发展战略及措施分别是：科学确定地方高等医学院发展战略定位，创新以医学精英教育模式改革为重点的医学人才培养体系，突出地方高等医学院校办学特色，建立"学科专业带头人＋团队"人才发展模式与"双师型"教师队伍建设的可持续发展机制，构建与区域经济社会发展互动的模式路径，完善地方高等医学院校基础环境。该六项发展战略举措突出了以战略定位为核心、以服务地方为目标，以垂直方向上完善基础环境为外部要件，以水平方向上多元拓展、挖潜增效、构建特色为内部要件，从内外部两个角度圆满完成对地方高等医学院校发展战略的整体伸展和探索。

第三节　不足与展望

　　地方高等医学院校发展战略题目较大，需要研究的内容很多，本研究仅从战略管理视角重点对地方高等医学院校发展的战略分析、战略形成内容作了一定研究，但对于地方高等医学院校发展的战略实施、战略评价等内容，由于本人精力和知识水平有限，本文没有涉及，有待于在今后的研究中进一步开展；在地方高等医学院校"十二五"发展战略规划文本分析、地方高等医学院校发展影响因素的实证分析中，本研究所选取的样本量和范围还不足，使得具体研究成果的应用性和实践性受到影响；另外，还缺乏与发达国家地区的比较研究，这些都有待于进一步完善。

参考文献

一、著作类

1．[美]珍妮·H·巴兰坦．美国教育社会学．刘慧珍译．北京：春秋出版社，2000．

2．[美]乔治·凯勒．大学战略与规划．别敦荣主译．青岛：中国海洋大学出版社，2005．

3．[美]亨利·明茨伯格等．战略历程—纵览战略管理学派．刘瑞红译．北京：机械工业出版社，2001．

4．[美]克拉克·克尔．高等教育不能回避历史—21世纪的问题．王承绪译．杭州：浙江教育出版社，2001．

5．[美]罗伯特·伯恩鲍姆．大学运行模式．别敦荣主译．青岛：中国海洋大学出版社，2003．

6．[美]伯顿·克拉克．高等教育系统—学术组织的跨国研究．王承绪，译．杭州：杭州大学出版社，1994．

7．[美]伯顿·克拉克．高等教育新论—多学科的研究．王承绪，等，译．杭州：浙江教育出版社，2001．

8．[美]克拉克·科尔．大学的功用．陈学飞译．南昌：江西教育出版社．2006．

9．胡守钧．社会共生论．上海：复旦大学出版社，2006．

10．刘向兵，李立国．大学战略管理导论．北京：中国人民大学出版社，2006．

11．陈明．现代大学战略管理．武汉：湖北人民出版社，2012．

12．卢晓中．现代高等教育发展的战略管理研究．北京：北京师范大学出版社，2015．

13．徐同文．区域大学的使命．北京：教育科学出版社，2004．

14．王守法．高等教育与区域经济发展研究．北京：经济科学出版社，2006．

15．赵长城．地方高校发展若干问题．北京：中国经济出版社，2010．

16．陈厚丰．中国高等学校分类与定位问题研究．长沙：湖南大学出版社，2004．

17．马陆亭．高等学校的分层与管理．广州：广东教育出版社，2004．

18．宣勇．大学组织结构研究．北京：高等教育出版社，2005．

19．别敦荣，杨德广．中国高等教育改革与发展30年．上海：上海教育出版社，2009．

20．大学战略规划与管理课题组．大学战略规划与管理．北京：高等教育出版社，2007．

21．董宝良．中国近现代高等教育史．武汉：华中科技大学出版社，2007．

22．和飞．地方大学办学理念研究．北京：高等教育出版社，2005．

23．贺金玉．中国地方新建本科院校的办学定位．北京：高等教育出版社，2009．

24．刘宝存．大学理念的传统与变革．北京：教育科学出版社，2007．

25．黄福涛．外国高等教育史．上海：上海教育出版社，2003．

26．孔繁敏，等．建设应用型大学之路．北京：北京大学出版社，2006．

27．刘献君．高等学校战略管理．北京：人民出版社，2008．

28．潘懋元．多学科观点的高等教育研究．上海：上海教育出版社，2001．

29．潘懋元．应用型人才培养的理论与实践．厦门：厦门大学出版社，2011．

30．王前新，刘欣．新建本科院校运行机制研究．北京：科学出版社，2007．

31．徐小洲，王家平．卓越与效益——大学重点发展战略研究．杭州：浙江教育出版社，2007．

32．宋承祥．高等教育内涵发展分析与研究——山东省高等教育中长期发展战略研究报告．北京：教育科学出版社，2009．

33．张维迎．大学的逻辑．北京：北京大学出版社，2004．

34．赵文华．高等教育系统论．桂林：广西师范大学出版社，2001．

35．邹晓东，陈劲．省部共建大学发展战略研究．杭州：浙江大学出版社，2008．

36．周光礼．中国院校研究案例（第一辑）．武汉：华中科技大学出版社，2011．

37．周光礼．中国院校研究案例（第二辑）．武汉：华中科技大学出版社，2011．

38．周光礼．中国院校研究案例（第三辑）．武汉：华中科技大学出版社，2011．

39．王占军．高等学校组织趋同机制研究．北京：北京师范大学出版社，2012．

40．唐守廉，王亚杰．行业特色型大学和区域经济社会发展互动机制的研究．北京：北京邮电大学出版社，2011．

41．李福华．大学治理与大学管理．北京：人民出版社，2012．

42．成思危．组织行为学．北京：北京师范大学出版社，2013．

43．徐辉，杨天平．大学特色发展论．重庆：重庆大学出版社，2011．

44．韩延明．大学理念论纲．北京：人民教育出版社，2003．

45．李家福．大学差异化发展研究．北京：中国人民大学出版社，2011．

46．张学文．大学理性研究．北京：北京师范大学出版社，2013．

47．周清明．创新型地方高校发展研究．北京：经济管理出版社，2013．

48．王云兰．后大众化阶段大学发展的审视与反思．北京：中国社会科学出版社，2012．

49．柯杨．21世纪中国医学教育改革再定位．北京：北京大学医学出版社，2014．

50．邱祥兴．高等医学教育管理的理论与实践．上海：上海医科大学出版社，1993．

51．白波．地方普通高等医学院校人才培养规格．青岛：中国海洋大学出版社，2008．

52．孙宝志．实用医学教育学．北京：人民卫生出版社，2011．

53．梅人朗．创建世界一流医科大学研究．上海：上海医科出版社，1994．

54．四川大学医学教育研究与发展中心．全球医学教育最低基本要求，北京：高等教育出版社，2002．

55．教育部高教司．中国高等医药教育改革与发展．北京：人民卫生出版社，2004．

56．孙宝志．高等医学教育人才培养改革研究与实践报告．北京：高等教育出版社，2006．

57．《中国医改发展报告》编撰委员会．中国医改发展报告（2009-2014）．北京：中国协和医科大学出版社，2015．

58．张伯礼，石鹏建．中医药高等发展战略研究．北京：中国中医药出版社，2013．

59．宋伟，韩梦杰．大学组织管理：结构、环境与文化．郑州：郑州大学出版社2013．

60．葛延风，贡森．中国医改—问题、根源、出路．北京：中国发展出版社，2007．

二、学位论文

1．高书国．教育战略规划研究．北京师范大学，2007．

2．魏海苓．战略管理与大学发展．华中科技大学，2007．

3．何超．大学战略管理研究．西南大学，2006．

4．邹晓平．地方院校战略规划的理论问题与个案分析．厦门大学，2006．

5．贺祖斌．中国高等教育系统的生态学分析．华中科技大学，2004．

6．季诚钧．大学组织属性与结构研究．华东师范大学，2004．

7．谢凌凌．新建本科院校"生态位战略"的构建、运行与评价．南京农业大学，2011．

8．郝进仕．新建地方本科院校发展战略与战略管理研究．华中科技大学，2010．

9．柳友荣．我国新建应用型本科院校发展研究．南京大学，2011．

10．田欣．高等医学院校发展规划问题的研究．南京大学，2010．

11．曾新华．地方高等医学院校服务地方研究—以赣南医学院为例，华中科技大学，2006．

12．林雷．地方高等医学院校服务地方研究．浙江大学，2011．

13．王娜．中俄五所师范大学战略规划文本比较研究．上海师范大学，2013．

14．迟景明．资源能力视角的大学组织创新模式研究．大连理工大学，2012．

15．孙钰．基于医学教育标准的本科医学人才培养研究—以X医学院为例．华东师范大学，2013．

16．王廷栋．基于区域特色文化的大学文化建设研究．西安科技大学，2010．

17．闫俊凤．我国行业特色高效发展战略研究．中国矿业大学，2014．

三、期刊论文

1．曹健．高校发展战略选择的影响因素—兼论TOWS矩阵和博弈论的应用．南京社会科学，2010（12）．

2．杨兴林．高校发展战略研究若干重要问题的思考．现代教育管理，2013（1）．

3．陆锦冲．顶层设计：高校有效管理的现实路径教育探索．2012（8）．

4．陈梦迁，曾宝成．地方高校特色发展战略议题管理探析．中国高教研究，2012（6）．

5．别敦荣．论高等学校发展战略及其制定．清华大学教育研究，2008（2）．

6．程勉中．对促进高校管理创新的思考．教育探索，2005（1）．

7．徐敦楷．高等学校发展规划的战略思考．中国高校研究，2003（4）．

8．刘献君．论高校战略管理．高等教育研究，2006（2）．

9．王生钰，郎永．地方高校特色的形成及发展．中国高等教育，2000（22）．

10．叶芃．论地方高校的特色化发展．中国高教研究，2003（10）．

11．刘明光．培育特色是地方高校立足与发展之本．江苏高教，2002（2）．

12．李中国．增强地市高校农村社会服务能力的对策与思路．山东师范大学学报（人文社会科学版），2005（1）．

13．眭一凡．对国家负责：大学必须牢记的使命．高等教育研究，2006（4）．

14．张新庆．医学院校STS教育模式探索．医学与哲学，2001（2）．

15．张应强．高等教育质量观与高等教育大众化进程．新华文摘，2001（12）．

16．高桂娟．现代大学制度演变的文化逻辑．高等教育研究，2004（5）．

17．季晓辉．试论独立设置的高等医学院校的发展战略．医学教育，2004（4）．

18．林爱华．新时期加快独立建制地方高等医学院校发展的对策思考．西北医学教育，2010（12）．

19．戎华刚．新时期地方高等医学院校的定位与发展战略．新乡医学院学报，2009（6）．

20．郑飞中．大众化背景下医学院校"院校研究"的发展现状与对策分析．医学与社会，2011（3）．

21．孔宇．浅析医学院校"战略管理"．卫生软科学，2008（8）．

22．郑存库．大众化背景下一般高校的区域化发展．黑龙江高教研究，2007（9）．

23．余丙南，柳友荣．高校治理的软法之维．中国高教研究，2012（6）．

24．翁细金．地方本科院校定位依赖及其对策建议——基于浙江省地方本科院"十二五"规划关于办学定位的分析．中国高教研究，2012（6）．

25．杨成梅．对地方高校服务地方经济社会发展的思考——以荆楚理工学院为例．荆楚理工学院学报，2011（1）．

26．陈蓉蓉，林雷．地方高校服务区域经济社会发展研究综述．经济师，2009（4）．

27．周应佳．地方高校服务地方经济社会发展的实践与探索．襄樊学院学报，2009（6）．

28．覃雯．广西地方高校服务地方经济社会发展存在的问题及对策思考．经济与社会发展，2010（5）．

29．曾诚，万学红．三套本科医学国际标准的比较．医学教育探索，2002（1）．

30．程伯基．对执行医学教育标准的思考．医学教育探索，2004（4）．

31．孙宝志．中国与美国医学课程详细比较及重要借鉴．医学教育，2002（4）．

32．赵子明，陈志勇，高加蓉．我国临床医学专业课程设置改革的现状趋势．西北医学教育，2003（4）．

33．胡民众．高校战略管理研究综述．江苏高教，2006（6）．

34．张艳敏．大学战略评估体系的理论构建．江苏高教．2010（5）．

35．杭晓平．关于高校发展规划的战略思考．苏州大学学报（哲学社会科学版），2006（5）．

36．庄国萍．新建地方本科院校发展战略的若干思考．理工高教研究，2007（4）．

37．任利剑．关于高校发展战略规划的几个问题——兼论高校的战略管理．江苏高教，2006（6）．

38．陈新忠，李忠云．我国研究型大学战略控制的现状、问题及其原因．清华大学教育研究，2007（2）．

39．郭必裕．对高校战略选择的过程分析．煤炭高等教育，2009（3）．

40．王赫然．论教育与科技发展的关系．北京市经济管理干部学院学报，1998（2）．

41．李欣．医疗科技发展对医学教育的影响．中国教育技术装备，2015（13）．

42．贾永堂．试析我国弱势高校的生源困境及出路．现代大学教育，2010（5）．

43．高德春．高校办学理念在新时代背景下的发展趋势研究．现代教育科学：高教研究，2009（5）．

44．向兴华，赵庆年．基于文本的我国高校发展目标定位研究．东北大学学报：社会科学版，2014，16（3）．

45．杨棉华，何萍．围绕医学教育国际标准 创新医学人才培养模式．中华医学教育杂志，2006，26（2）．

46．徐同文，房保俊．应用型：地方高校人才培养的必然选择．高等教育研究，2012（6）．

47．邓晶．我国人口老龄化背景下卫生需求研究．医院管理论坛，2012，29（3）．

48．郭玉婷，刘涛，康福信．深化高等医学教育教学方法改革的思考．中国高等医学教育，2008（11）．

49．施建明．医学教育实践教学改革的探索与思考．中国高等医学教育，2011（8）．

50．杨文莉，哈学军．新医学教育标准背景下的地方高等医科大学人才培养方案的修订与实施．中国高等医学教育，2011（1）．

51．朱庆双，张建，贾建国．以岗位胜任力为核心的临床实践能力培养模式的构建，医学教育管理，2016，12（1）．

52．李元元．持续抓好学科建设不断推进高校内涵式发展．中国高等教育 2013，（19）．

53．梁桂娥．民族院校科研与学科建设互动的共生范式选择．科技管理研究，2012，32（23）．

54．俞林伟．地方高等医学院校服务基层卫生人才培养的实践与思考．中国卫生事业管理，2011，28（8）．

55．王生龙．新乡地方高校与区域经济互动发展研究．管理学刊，2010，23（4）．

56．周洪利，李建航，蔡媛莉．高校科技创新团队组建的要素分析．高校教育管理，2008（2）．

57．魏晓卓，吴君民．高校科技创新团队建设的制约瓶颈与对策研究．江苏科技大学学报（社会科学版），2008，8（3）．

58．张晓旭．地方高校师资队伍建设与优化研究．国家教育行政学院学报，2014（4）．

59．李树峰．从"双师型"教师政策的演进看职业教育教师专业发展的定位．教师教育研究，2014，26（3）．

60．樊国康，李春平，杜勇．高等医学院校教学医院师资队伍建设探讨．中国高等医学教育，2008（2）．

61．周德俭．大学文化及其地方高校的大学文化建设特点与思考．高教论坛，2009（5）．

62．刘献君．论高校战略管理．高等教育研究，2006（2）．

63．王德炳．中国高等医学教育管理体制改革的思考与建议．医学教育，2005（2）．

64．厉岩，文历阳．我国高等医学教育结构的研究．中国高等医学教育，2012（1）．

65．蔡少芳．我国高等医学教育资源分布现状分析．医学与哲学，2015，36（12）．

66．谢阿娜，王维民．我国临床医学专业认证制度的建立与思考．中华医学教育杂志，2012，32（6）．

67．李云霞，雷国新．以科学发展观指导独立设置地方医学院校定位．医学教育探索，2006，5（6）．

68．杜友爱．地方本科医学院校的办学模式与实践研究．医学教育探索，2008，7（4）．

69．张爱民．"战略管理"概念的演进及其实质探析．理论界，2011（4）．

70．段志光．SCI 评价指标与地方医学院校的建设发展．医学与哲学，2015，35（1）．

71．曾冬梅．地方大学服务创新型区域建设的路径．高校教育管理，2011，5（1）．

72．顾永安．校地互动：地方高校科学发展的新思路．高等教育研究，2011（2）．

73．王生龙．新乡地方高校与区域经济互动发展研究．管理学刊，2010，23（4）．

74．李树峰．从"双师型"教师政策的演进看职业教育教师专业发展的定位．教师教育研究，2014，26（3）．

75．袁力．高等医学院校师资队伍建设现状及对策．中国高等医学教育，2009（2）．

76．许冬武．农村基层医学人才培养机制的研究与实践，教育研究，2015，422（3）．

77．刘松平．基于共生理论的区域经济与地方高校互动发展研究．当代教育论坛，2008（5）．

78．向兴华，赵庆年．基于文本的我国高校发展目标定位研究．东北大学学报（社会科学版），2014，16（3）．

79．王少媛，赵丽颖．高等学校特色发展规划存在的若干问题——基于辽宁省79所高校特色发展战略规划文本的分析．教育研究，2012，28（2）．

80．白宗颖，彭爱辉．共生理论视域下的大学职能．黑龙江高教研究，2014，238（2）．

81．张春爱．大学与社会共生：地方高校发展的必然选择．教学研究，2008，31（1）．

四、报纸

1．杨福家．大学的使命与文化内涵，学习时报，2007-8-27．

2．邬大光．增强科研能力推动协同创新．中国教育报，2011-05-08．

3．杨晨光．高校要以育人为本与各领域协同创新．中国教育报，2011-08-25．

4．郑莉．泰山医学院构建人才高地．大众日报，2015-06-26．

5．郑晋鸣．实力决定地位———所医学院校的追求与担当．光明日报，201-07-28．

五、外文

1．Hosmer，LaRue Tone．Academic Strategy．Ann Arbor：University of Michigan，1978.

2．Aue，Carolin；Herlitschka，Sabine Wissens chafts management：Zeits chrift für Innovation，2008，Jg.14.

3．Steven A.jornstad.Principal perspectives on implementing an externally developed compre- hensive school reform design.2001.

4．Tischler，Ilana Fried.How does leadership transition influence school change process? A case study，2004.

5．DJ.Teece.Dynamic Capabilities and Strategic Management.Strategic Management Journal，1997.

6．J.B.Barney，Looking inside for Competitive Advantage[J].Academy of Management Executive，Vol.9，No.4，1995.

7．Michael E.Porter，Competitive Strategy [M].New York，Free Press，1980.

8．J，Vernon Henderson，Zmark Shalizi.Geography and Development[R].NBER，Working Paper，2003（6）．

9．Birnbaum，Report.The End of Shared Governance：Looking Ahead or Looking Back [J].New Direction for Higher Education，2004（1）．

附　　录

附录一　55 所地方高等医学院校名称与所属地情况

学校名称	所在省市	学校名称	所在省市
首都医科大学	北京	南京医科大学	江苏
天津医科大学	天津	徐州医科大学	江苏
湖北医药学院	湖北	杭州医学院	浙江
河北医科大学	河北	温州医科大学	浙江
承德医学院	河北	安徽医科大学	安徽
新乡医学院	河南	皖南医学院	安徽
西安医学院	陕西	蚌埠医学院	安徽
山西医科大学	山西	厦门医学院	福建
长治医学院	山西	福建医科大学	福建
潍坊医学院	山东	赣南医学院	江西
泰山医学院	山东	广东医科大学	广东
济宁医学院	山东	南方医科大学	广东
齐鲁医药学院	山东	广州医科大学	广东
滨州医学院	山东	广西医科大学	广西
内蒙古医科大学	内蒙古	桂林医学院	广西
新疆医科大学	新疆	右江民族医学院	广西
宁夏医科大学	宁夏	川北医学院	四川
中国医科大学	辽宁	西南医科大学	四川
大连医科大学	辽宁	成都医学院	四川
锦州医科大学	辽宁	昆明医科大学	云南
辽宁何氏医学院	辽宁	海南医学院	海南
沈阳医学院	辽宁	贵州医科大学	贵州
吉林医药学院	吉林	遵义医学院	贵州
哈尔滨医科大学	黑龙江	重庆医科大学	重庆
牡丹江医学院	黑龙江	上海健康医学院	上海
齐齐哈尔医学院	黑龙江	湖南医药学院	湖南
西藏藏医学院	西藏	长沙医学院	湖南
甘肃医学院	甘肃		

附录二　地方高等医学院校发展影响因素衡量指标德尔菲问卷

（最终版）

尊敬的先生 / 女士：

您好，非常高兴您参与我们的德尔菲调查，本次调查旨在通过征求专家意见了解有哪些指标可以用于评价我国地方高等医学院校发展状况，以便在此基础上设计我国地方高等医学院校发展影响因素的指标体系。您是国内地方高等医学院校的领导及专家，您的意见对于我们设计这一评价体系具有重要意义。

请问：您认为下列因素作为衡量地方高等医学院校发展影响因素的重要性程度如何？请在您认为合适的重要性程度上对应的数字上打√号。感谢您的支持！

项　　目	不重要	不太重要	重要	比较重要	很重要
1 经济社会基础	1	2	3	4	5
2 科技发展	1	2	3	4	5
3 高等教育政策与卫生政策	1	2	3	4	5
4 地方政府的支持	1	2	3	4	5
5 高校所处地域环境	1	2	3	4	5
6 高校之间竞争环境	1	2	3	4	5
7 办学理念	1	2	3	4	5
8 发展定位	1	2	3	4	5
9 培养目标	1	2	3	4	5
10 培养模式	1	2	3	4	5
11 培养发案调整机制	1	2	3	4	5
12 学科建设	1	2	3	4	5
13 科技创新与成果转化	1	2	3	4	5
14 科研与学科互动机制	1	2	3	4	5
15 人才资源服务	1	2	3	4	5
16 科研医疗服务	1	2	3	4	5
17 文化服务	1	2	3	4	5
18 高校与对方互动机制	1	2	3	4	5
19 科技创新新团队	1	2	3	4	5
20 师资队伍	1	2	3	4	5
21 师资建设保障措施	1	2	3	4	5
22 组织管理变革	1	2	3	4	5
23 大学文化建设	1	2	3	4	5

除上述因素外，您认为还有哪些因素可以用来评价我国地方高等医学院校发展的影响因素，其重要程度如何？烦请补充说明。

附录三　地方高等医学院校发展影响因素量表

（最终版）

尊敬的专家、领导：

您好！我是北京师范大学 2011 级教育领导与管理专业的一名博士研究生。本问卷旨在对我博士论文中的部分内容进行调查研究。衷心希望得到您的支持与帮助！

祝您心情愉快，工作顺利！

第一部分：背景信息（请在相应的□内打√）

1. 您的性别：□男　　　□女
2. 您的年龄：□＜ 30 岁□ 31~35 岁□ 36~40 岁□ 41~45 岁□ 46~50 岁□ 51-55 岁 □＞ 56 岁
3. 您的职称：□正高　□副高　□中级　□初级　□其他，请注明：＿＿＿＿＿
4. 您的职务：□正厅级　□副厅　□正处级　□副处级　□科级　□其他，请注明：＿＿
5. 您受教育程度：□博士研究生　□博士　□硕士研究生　□硕士　□本科　□专科□其他
6. 您的工作领域：□行政管理工作　　□教学科研工作　□临床工作　□高教研究 □其他，请注明：＿＿＿＿＿
7. 您的工作年限：□ 10 年以下　　□ 10 ～ 20 年　　□ 20 年以上
8. 贵校是：□省属重点本科院校　　□省属本科院校　　□市属本科院校
9. 贵校是：□医科大学　　□医学院
10. 贵校最高是哪类学位授权：□博士学位授权　□硕士学位授权　□学士学位授权
11. 贵校所处经济区域属于：□东部地区　□中部地区　　□西部地区　□东北地区
12. 贵校的所在地（多选）：□直辖市□省会城市□地级市□发达城市□欠发达城市
13. 贵校所在地经济发展情况是：□很好　□良好　□一般　□较差
14. 贵校对所在地经济社会发展的贡献是：□很大　□较大　□一般　□较小
15. 贵校的本科专业数量是：
□＜ 10 个　□ 11~15 个　□ 16~20 个　□ 21~25 个　□ 26~30 个　□＞ 31 个
16. 贵校本科专业的学科覆盖面数量是：□≤ 3 个　□ 4~6 个　□ 7-9 个□≥ 10 个
17. 贵校的全日制学生规模是：□＜ 1 万人　□ 1 万 ~1.5 万人　□ 1.5 万 ~2 万人　□＞ 2 万人
16. 贵校直属附属医院数量：□ 1 所　□ 2 所　□ 3 所　□ 4 所　□ 5 所　□＞ 5 所
18. 贵校的办学特色在以下哪些方面尤为突出？（最多选 3 项）：
□办学理念特色□专业学科特色□人才培养特色□知识组织特色□产学研结合　□服务地方特色□大学文化特色□区域文化特色□其他（请注明）：＿＿＿＿＿＿＿

第二部分：影响地方高等医学院校发展因素测量

所有问题都采用五分制，选项中的 1、2、3、4、5，分别表示"非常不重要""不重要""重要""比较重要""非常重要"。请根据您的真实感受在表中相应的数字上涂色或打"√"

编号	地方高等医学院校发展影响因素	非常不重要	不重要	重要	比较重要	非常重要
1	全面建成小康社会的历史条件与时代要求	1	2	3	4	5
2	经济发展方式转变	1	2	3	4	5
3	科教兴国、人才强国战略与国家创新驱动战略实施	1	2	3	4	5
4	生物医学科学的发展	1	2	3	4	5
5	高等教育信息化和虚拟化技术应用	1	2	3	4	5
6	高等教育国际化和全球化政策实施	1	2	3	4	5
7	教育规划纲要全面实施	1	2	3	4	5
8	高等教育综合改革与地方本科院校转型发展	1	2	3	4	5
9	将地方高等医学院校建设纳入战略重点	1	2	3	4	5
10	医学教育质量化、标准化和专业认证要求	1	2	3	4	5
11	新医改政策实施	1	2	3	4	5
12	政府指导高校发展方向与转型升级战略	1	2	3	4	5
13	政府对高校政策支持与经费投入	1	2	3	4	5
14	政府的卫生人力资源的调控机制和供需报告	1	2	3	4	5
15	高校发展与区域经济发展水平的关系	1	3	3	4	5
16	高校发展与区域医疗资源需求关系	1	2	3	4	5
17	高校发展与区域历史文化特色关系	1	2	3	4	5
18	高校之间优质生源竞争	1	2	3	4	5
19	高校之间办学资源竞争	1	2	3	4	5
20	高校之间高水平人才竞争	1	2	3	4	5
21	高校之间社会声誉竞争	1	2	3	4	5
22	高校主要领导有敏锐战略思维和战略眼光	1	2	3	4	5
23	高校基于自身优势区域特点形成特色办学理念	1	2	3	4	5
24	高校发展思路符合国家发展形势、社会需求与医学教育发展规律	1	2	3	4	5
25	高校师生员工认同办学理念	1	2	3	4	5
26	高校发展目标定位明确	1	2	3	4	5
27	高校办学层次定位明确	1	2	3	4	5
28	高校专业学科定位明确	1	2	3	4	5
29	高校服务面向定位明确	1	2	3	4	5
30	高校人才培养规格定位明确	1	2	3	4	5
31	培养服务区域经济社会发展所需的应用型创新型人才	1	2	3	4	5
32	密切跟踪行业需求新态势，形成新的人才特色与优势	1	2	3	4	5
33	调整优化医学教育规模与结构	1	2	3	4	5

编号	地方高等医学院校发展影响因素	非常不重要	不重要	重要	比较重要	非常重要
34	适应新医学模式和国际医学教育标准	1	2	3	4	5
35	适应医教协同的医学人才培养模式	1	2	3	4	5
36	推动课程、教学方法、教学手段、教学评价改革	1	2	3	4	5
37	强化实践教学环节	1	2	3	4	5
38	完善教学质量监控评估体系	1	2	3	4	5
39	提高附属医院医教研协同水平	1	2	3	4	5
40	形成人才培养目标培养规格的动态调整机制	1	2	3	4	5
41	面向区域卫生需求强化岗位胜任能力培养机制	1	2	3	4	5
42	进一步凸显学科已有的行业特色、区域特色	1	2	3	4	5
43	围绕优势与重点学科，实现多学科的协调发展	1	2	3	4	5
44	以特色学科打造特色高校特色	1	2	3	4	5
45	适应区域医疗需求与人们健康需要培育新的学科优势	1	2	3	4	5
46	着力解决区域经济社会与医疗卫生发展中急需解决的科学技术难题	1	2	3	4	5
47	注重科研成果转化，开发新药和运用新技术	1	2	3	4	5
48	健全科研管理有效机制	1	2	3	4	5
49	促进科研教学与学科互动，增强高校核心竞争力	1	2	3	4	5
50	跟踪行业发展形成特色优势学科动态调整机制	1	2	3	4	5
51	为区域经济社会发展培养输出人才	1	2	3	4	5
52	为区域培训医药卫生专业人才	1	2	3	4	5
53	促进区域产学研医合作和协同创新	1	2	3	4	5
54	高校优势学科服务区域特色产业	1	2	3	4	5
55	高校附属医院提供区域高水平医疗服务	1	2	3	4	5
56	基于地域、高校办学历史形成的区域文化特色与大学文化特色融合	1	2	3	4	5
57	传播、普及医学与健康文明观念	1	2	3	4	5
58	发挥大学文化在区域经济社会发展的引领作用	1	2	3	4	5
59	加大共建力度、优化高校与行业互动模式	1	2	3	4	5
60	形成与行业之间长期稳定的合作机制	1	2	3	4	5
61	形成区域性经济、科技、卫生、教育之间相互促进的良性循环机制	1	2	3	4	5
62	培养引进使用高层次人才	1	2	3	4	5
63	围绕优势研究方向形成学术梯队合理的学术团队	1	2	3	4	5
64	提升学术团队的创新能力和科研水平	1	2	3	4	5
65	改善教师的年龄、职称、学历、学缘结构	1	2	3	4	5

编号	地方高等医学院校发展影响因素	非常不重要	不重要	重要	比较重要	非常重要
66	强化师资培训，提高教师专业发展能力	1	2	3	4	5
67	增加双师型教师，特别要提升附属医院教师临床教学能力	1	2	3	4	5
68	形成有效的人才使用、人才稳定运行机制	1	2	3	4	5
69	健全人才考核评价与激励约束机制	1	2	3	4	5
70	以大学章程建设为统领，健全规范有序制度体系	1	2	3	4	5
71	完善高校内部治理结构	1	2	3	4	5
72	深化高校管理体制改革	1	2	3	4	5
73	强化物质文化建设以实现环境育人	1	2	3	4	5
74	强化精神文化建设以实现精神育人	1	2	3	4	5
75	强化行为文化建设以实现导向育人	1	2	3	4	5
76	强化制度文化建设以实现管理育人	1	2	3	4	5

后　记

本书是在我北京师范大学博士论文基础上略加增删修改而成的。自己大学毕业后一直在地方高等医学院校从事教育与管理工作，但攻读博士的念头一直闪烁，终于在 2011 年如愿实现。面对做学问的专注与艰辛，面对公务繁重的学校党办（校办）工作，自己往往心有余而力不足。但有幸得到众人的鼎力相助，才得以完成论文。感恩之心，永存心间。

首先感谢我的博士生导师刘复兴教授。恩师师德高尚、知识精深、治学严谨、待人和亲。恩师总是无微不至地指导我、帮助我、启迪我，从论文的选题，到论文的修改，无不凝聚着导师的心血。特别是在我论文写作彷徨、灰心时，恩师给了我学习奋进的动力，激励我砥砺前行。博士论文答辩通过后，恩师又鼓励我把论文编辑出书。无论是做人还是做事，恩师是学生我一生尊敬和追随的典范。

感谢我工作单位潍坊医学院原党委书记石增立教授，石书记对高等医学教育有很深造诣，对论文的独到见解和有力指正，令我受益匪浅。

感谢刘宝存、周海涛、杜育红、苏君阳、许燕、陈娟、赵世奎、马健生、王志锋、邓友超、周光礼、徐建平、刘水云等教授对我论文的指导和帮助，才使论文得到专家认可。

感谢石中英、褚宏启、李奇、毛亚庆、余雅风、郑新蓉、李家永、余凯、徐志勇、鲍传友、宋萑等诸多师长的言传身教，使我受益终生。

感谢潍坊医学院、徐州医科大学、滨州医学院、泰山医学院、济宁医学院、南京医科大学、天津医科大学、海南医学院、遵义医学院、温州医科大学、新疆医学大学、遵义医学院、齐齐哈尔医学院等地方高等医学院校的校领导、专家和同仁，他们欣然接受我的访谈和问卷调查。

感谢李顺赋、王素珍、周建裕、吴炳义、王春萍、吕军诚、石福艳，在论文的研究方法和数据分析方面，给予了热情指导和无私帮助，使我的论文得以丰满厚实。

感谢王世群、李笃武、王玉良、成敏、卢国华、尹文强、张增国、吴周强、尹承良、赵建辉等我的同事和朋友们，他们提供了无私的帮助。

感谢我的学生隋学强、李金运、敬霞，从问卷的发放收集、到数据的分析整理，直至论文的最后完成，均得益于他们真诚的帮助。

特别要感谢我的爱人张云香女士，作为潍坊市人民医院病理科主任，她不仅顶着沉重的工作压力和医疗风险，还要照顾参加高考的儿子和罹患癌症的老父亲，正是她的理解、支持与付出，才使我克服困难，集中精力，完成学业。我的成功有她的一半！我博士学位的获得和本书的出版，也为儿子做出榜样——只要坚持不懈，梦想总是可以实现的！